Kohlhammer

Die Autoren

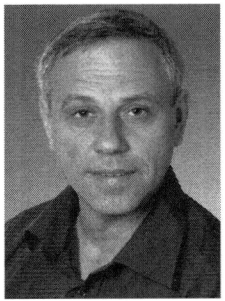

Prof. Dr. Thomas Boggatz, Professor für klinische Pflege, Technische Hochschule Deggendorf.

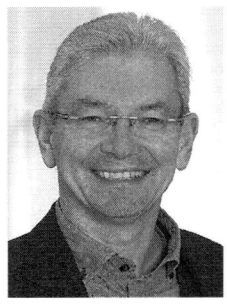

Prof. Dr. Hermann Brandenburg, Professor für Gerontologische Pflege, Vinzenz Pallotti University, Vallendar.

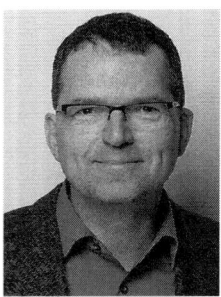

Prof. Dr. Manfred Schnabel, Professor für Gemeindenahe Pflege, Evangelische Hochschule Ludwigsburg.

Thomas Boggatz/Hermann Brandenburg/
Manfred Schnabel

Demenz

Ein kritischer Blick auf Deutungen,
Pflegekonzepte und Settings

Verlag W. Kohlhammer

Dieses Werk einschließlich aller seiner Teile ist urheberrechtlich geschützt. Jede Verwendung außerhalb der engen Grenzen des Urheberrechts ist ohne Zustimmung des Verlags unzulässig und strafbar. Das gilt insbesondere für Vervielfältigungen, Übersetzungen, Mikroverfilmungen und für die Einspeicherung und Verarbeitung in elektronischen Systemen.

Die Wiedergabe von Warenbezeichnungen, Handelsnamen und sonstigen Kennzeichen in diesem Buch berechtigt nicht zu der Annahme, dass diese von jedermann frei benutzt werden dürfen. Vielmehr kann es sich auch dann um eingetragene Warenzeichen oder sonstige geschützte Kennzeichen handeln, wenn sie nicht eigens als solche gekennzeichnet sind.

Es konnten nicht alle Rechtsinhaber von Abbildungen ermittelt werden. Sollte dem Verlag gegenüber der Nachweis der Rechtsinhaberschaft geführt werden, wird das branchenübliche Honorar nachträglich gezahlt.

Dieses Werk enthält Hinweise/Links zu externen Websites Dritter, auf deren Inhalt der Verlag keinen Einfluss hat und die der Haftung der jeweiligen Seitenanbieter oder -betreiber unterliegen. Zum Zeitpunkt der Verlinkung wurden die externen Websites auf mögliche Rechtsverstöße überprüft und dabei keine Rechtsverletzung festgestellt. Ohne konkrete Hinweise auf eine solche Rechtsverletzung ist eine permanente inhaltliche Kontrolle der verlinkten Seiten nicht zumutbar. Sollten jedoch Rechtsverletzungen bekannt werden, werden die betroffenen externen Links soweit möglich unverzüglich entfernt.

1. Auflage 2022

Alle Rechte vorbehalten
© W. Kohlhammer GmbH, Stuttgart
Gesamtherstellung: W. Kohlhammer GmbH, Stuttgart

Print:
ISBN 978-3-17-039286-1

E-Book-Formate:
pdf: ISBN 978-3-17-039287-8
epub: ISBN 978-3-17-039288-5

Inhalt

Einleitung 7
Thomas Boggatz, Manfred Schnabel, Hermann Brandenburg

    Literatur 11

1   **Kritische Ontologie der Demenz** 13
    Manfred Schnabel

    1.1   Einleitung 13
    1.2   Ontologie der Demenz 14
            1.2.1   Krankheit als naturwissenschaftliches Erkenntnisobjekt 15
            1.2.2   Krankheit als Funktionsstörung 21
            1.2.3   Krankheit, Leid und soziale Unterstützung 23
            Erstes Fazit 25
    1.3   Epistemologie 26
            1.3.1   Gedächtnistests 27
            1.3.2   Bildgebende Verfahren 28
            1.3.3   Neurochemische Biomarker 29
            Zweites Fazit 30
    1.4   Historische Konjunkturen der Alzheimer-Demenz 31
            1.4.1   Die Entdeckung 32
            1.4.2   Die Medikalisierung des Alters 34
            1.4.3   Die Medikalisierung der Demenz 35
            1.4.4   Die Demenz als bürgerschaftliches Projekt 37
            Drittes Fazit 37
    1.5   Demenz-Diskurse 38
            1.5.1   Verlust und Korrektur – der »Defizit-Diskurs« 39
            1.5.2   Sorge, Emanzipation und das gute Leben – der
                      »person-zentrierte Diskurs« 41
            1.5.3   Wirklichkeiten der Demenz 43
            Viertes Fazit 47
    Literatur 49

2   **Expertengespräch: Demenzdiskurse – vom Nutzen der Verunsicherung** ... 54

3   **Konzepte zur Pflege und Betreuung von Menschen mit Demenz:
Theorie – Methode – Kritik** 67
    Thomas Boggatz

	3.1	Einleitung	67
	3.2	Validation nach Feil und nach Richard	69
		3.2.1 Theorie	69
		3.2.2 Methode	71
		3.2.3 Kritik	73
	3.3	Das psychobiographische Modell nach Böhm	77
		3.3.1 Theorie	77
		3.3.2 Methode	80
		3.3.3 Kritik	81
	3.4	Person-zentrierte Pflege nach Kitwood	83
		3.4.1 Theorie	83
		3.4.2 Methode	85
		3.4.3 Kritik	88
	3.5	Das mäeutische Pflegemodell nach van der Kooij	93
		3.5.1 Theorie	93
		3.5.2 Methode	94
		3.5.3 Kritik	97
	3.6	Fazit	98
		Literatur	102
4		**Expertengespräch: Pflege- und Betreuungskonzepte für Menschen mit Demenz – Eine Inszenierung von Authentizität?**	**104**
5		**Settings für die Pflege von Menschen mit Demenz**	**115**
		Hermann Brandenburg, Volker Fenchel, Manfred Borutta, Ruth Ketzer	
	5.1	Einleitung	115
	5.2	Pflegebedürftigkeit und Demenz im Alter – Die aktuelle Situation	117
	5.3	Pflegesettings	118
		5.3.1 Das häusliche Setting	121
		Erstes Zwischenfazit	128
		5.3.2 Das stationäre Setting	129
		Zweites Zwischenfazit	135
	5.4	Theorie und Praxis: Wie und warum funktionieren die Settings?	136
		5.4.1 Settings als »triviale« Systeme	137
		5.4.2 Die Settings als autopoetische Systeme	139
		5.4.3 Interventionen in komplexen Systemen	141
		Drittes Zwischenfazit	144
	5.5	Plädoyer für eine Theoriebildung in der Pflege alter Menschen	145
	5.6	Abschluss	149
		Literatur	149
6		**Expertengespräch: Settings in der Versorgung von Menschen mit Demenz – machen sie einen Unterschied?**	**156**

Schlusswort **169**
Manfred Schnabel, Thomas Boggatz, Hermann Brandenburg

Einleitung

Thomas Boggatz, Manfred Schnabel, Hermann Brandenburg

Deutungen der Demenz

In dem Fernsehfilm »Die Auslöschung« des österreichischen Regisseurs Nikolaus Leytner (2013) wird die Geschichte eines verwitweten Professors für Kunstgeschichte erzählt, der an einer Alzheimer-Demenz erkrankt. Zunehmend von Vergesslichkeit geplagt, besorgt er sich schließlich Gift, das er zu nehmen gedenkt, wenn sein Zustand nicht länger erträglich ist. Seine Lebensgefährtin muss mit ansehen, wie er zunehmend pflegebedürftig wird, bis dass er vollständig auf fremde Hilfe angewiesen ist und selbst die Fähigkeit zu sprechen verliert. Eines Abends mischt sie das Gift, das sie aufbewahrt hat, in einen Grießbrei, den er ohne zu zögern isst, sodass er stirbt.

Das Motiv für diesen assistierten Suizid ist aus einem Klassiker der Filmgeschichte bekannt. In »Einer flog über das Kuckucksnest« von Milos Forman (1975), der auf dem gleichnamigen Roman von Ken Kesey (1972) basiert, wird ein straffällig gewordener Häftling in eine Nervenheilanstalt eingewiesen, da er eine psychiatrische Erkrankung vortäuscht, um dem Arbeitsdienst im Gefängnis zu entgehen. Er erlebt mit, wie die übrigen Patienten durch eine repressive Behandlung hospitalisiert und entmündigt werden und ermutigt diese zum Widerstand gegen das psychiatrische System. Als der Konflikt zwischen Patienten und Personal eskaliert, versucht er die leitende Stationsschwester zu erwürgen, wird jedoch von den übrigen Pflegekräften überwältigt. Um seinen Widerstand endgültig zu brechen, wird er einer Lobotomie[1] unterzogen, und sein Körper kehrt als geistlose Hülle auf die Station zurück. In der letzten Szene wird er von einem vermeintlich taubstummen Mitpatienten mit den Worten »Ich gehe nicht ohne Dich, so lasse ich Dich nicht hier!« erstickt, bevor dieser die vergitterten Fenster der Anstalt zerbricht und als einziger Patient entflieht.

Während Geistlosigkeit bzw. Demenz in »Die Auslöschung« die Folge einer degenerativen Erkrankung ist, ist es in »Einer flog über das Kuckucksnest« ein repressives System, das seine Kontrolle über den Patienten durch einen chirurgischen Eingriff gewinnt und auf diese Weise dessen Person auslöscht. In beiden Filmen ist die Rettung der zerstörten Person jedoch die gleiche: die Tötung des Patienten. Der Tod des Körpers scheint dabei ein Weg in die Freiheit zu sein. Der Geist, der im Körper zugrunde ging, wird durch dessen Ende wieder hergestellt. Beide Filme huldigen damit einem platonischen Mythos. Wenn der Körper das Grab der Seele ist (Platon: Gorgias 493a2-3), muss umgekehrt das Begraben des Körpers zu einer Befreiung der Seele führen.

In dem Film »Die Auslöschung« findet der Verlust des Geistes jedoch auf einer fundamentaleren Ebene statt. War es in »Einer flog über das Kuckucksnest« ein repressives System, das nur mit externer Gewalt den Frei-

---

[1] Eine neurochirurgische Operation, bei der die Nervenbahnen zwischen Thalamus und Frontallappen sowie Teile der grauen Substanz durchtrennt werden.

heitsdrang der Hauptfigur zu bändigen vermochte, und war deren Tod eine Befreiung von äußerem Zwang, der nur so lange bestand, wie das System Gewalt über den Körper ausüben konnte, so vollzieht sich in »Die Auslöschung« eine Vernichtung der Person von innen heraus. Es ist der Körper selbst, der die Person abstreift, um als eine geistlose Hülle zurückzubleiben. Die Kränkung, die dem Geist auf diese Weise durch den Körper widerfährt, ist dabei umso größer, da es sich hier nicht um einen gewaltbereiten Sträfling handelt, sondern um einen Mann von Geist, einen Träger und Repräsentanten der geistigen Kultur, die durch die Demenz zu einer Fassade wird, hinter der sich kein Geist, sondern nur neurobiologische Prozesse verbergen. Nach Kopernikus, dessen Entdeckung den Menschen aus dem Zentrum des Universums verstieß, nach Darwin, demzufolge die Menschheit von tierischen Vorfahren abstammt, und nach Freud, der den Menschen mit der Einsicht konfrontierte, dass sich ein großer Teil des Seelenlebens der Kontrolle des Bewusstsein entzieht und dass damit »das Ich nicht Herr sei in seinem eigenen Haus«, scheint Alzheimers Entdeckung der Beta-Amyloid-Plaques in den Zwischenzellräumen des Gehirns die vierte große Kränkung des Selbstbilds der Menschheit zu sein. Geist wäre damit nichts weiter als ein Epiphänomen und seine Befreiung vom Körper ein Mythos, der nur noch im Film weiterlebt.

Das Fatale an dieser Kränkung ist, dass derjenige, der eine Heilung seines Geistes von der Krankheit Alzheimer wünscht, das geistlose Fundament der biochemischen Prozesse als letzte Wirklichkeit anerkennen muss, denn nur unter dieser Annahme kann einer medikamentösen Behandlung ein Effekt zugesprochen werden. Geist ist mithin durch Medikamente nur heilbar, wenn es ihn als solchen gar nicht gibt. Alternativ kann man versuchen, die Existenz des Geistes zu retten und ihm eine eigenständige Wirklichkeit zusprechen, die unabhängig von neurobiologischen Prozessen ist – was angesichts der bislang fehlenden Behandlungserfolge nicht weiter schwierig ist. In diesem Fall ist es – wie im Film »Einer flog über das Kuckucksnest« – das Verhalten der sozialen Umwelt (ihre maligne Sozialpsychologie, wie Tom Kitwood (2016), einer der bekanntesten Vertreter dieser Sichtweise, es bezeichnet), welches das Erscheinungsbild der Demenz erst erzeugt. Eine derartige Rettung des Geistes müsste allerdings konsequenterweise auf die Option einer medikamentösen Behandlung verzichten, was jedoch in der Praxis bei der Versorgung von Menschen mit Demenz nicht der Fall ist.

Es gibt damit mindestens zwei Deutungen der Demenz, die sich zwar widersprechen, in der Praxis jedoch koexistieren. Eine abschließende Antwort auf die Frage, was Demenz eigentlich ist, bieten sie beide nicht und eine Lösung des Problems ist damit nicht in Sicht. Warum aber ist Demenz überhaupt ein Problem? Beide Deutungen gehen davon aus, dass eine Beeinträchtigung des Geistes vorliegt – entweder durch eine Störung neurobiologischer Prozesse oder durch das depersonalisierende Verhalten der sozialen Umwelt. Könnte Demenz nicht aber auch die Lösung eines Problems sein? Könnte sie nicht als eine Befreiung des Körpers vom Geist gesehen werden – eine Befreiung von gesellschaftlichen Zwängen und Konventionen, denen sich der Geist im Verlaufe seiner Bildung unterworfen hat? Dies wäre eine weitere Deutung des Phänomens Demenz, und in der aktuellen Diskussion wird diese auch tatsächlich angeboten (vgl. Wißmann & Gronemeyer 2008).

Inhalt und Aufbau dieses Buchs

Angesichts dieser ungelösten Fragen ist die Vielzahl an Publikationen, die zum Thema Demenz erschienen sind, nicht weiter verwunderlich. Dabei mag es überflüssig erscheinen, dieser Vielzahl nun eine weitere Publikation hinzuzufügen. Es ist allerdings nicht die Absicht dieses Buches, ein weiteres Deutungsangebot zur Demenz zu unterbreiten oder die vorhandenen Konzepte zum Umgang mit Menschen mit Demenz um weitere Deutungen und Konzepte zu ergänzen. Es geht dem Autorenteam vielmehr darum, einen Schritt zurückzutreten und den Diskurs zur Demenz sowie die damit verbundenen Praktiken distanziert zu betrachten. Ein Abstand zu festgefahrenen Diskursen und Praktiken erlaubt es vielleicht, den Blick für neue Perspektiven zu öffnen.

Da es das Anliegen dieses Buches ist, etablierte Sichtweisen in Frage zu stellen, widmet sich das erste Kapitel den empirischen und normativen Grundlagen des aktuellen Bildes der Demenz. In Anlehnung an eine poststrukturalistische Sichtweise betreibt Manfred Schnabel dabei eine *Kritische Ontologie der Demenz* (▶ Kap. 1), »die das scheinbar obligatorisch Gegebene als kontingentes Produkt eines machtindizierten Herstellungsprozesses betrachtet, den es zu entschlüsseln gilt«. Dabei rekonstruiert er die wechselhafte Geschichte des Diskurses zur Demenz, der trotz einer Dominanz des medizinischen Blicks zwischen einer medizinischen und einer psycho-sozialen Erklärungsperspektive schwankt, deren jeweilige Konjunktur von technischen, politischen und zeitgeschichtlichen Entwicklungen abhängig ist. Von Manfred Schnabel wird dabei die antagonistische Logik aufgedeckt, die den sich widersprechenden, diskursiven Konstruktionen zu Grunde liegt: Um im Wahren zu sein, benötigt jede Konstruktion ihr Gegenbild. Konkurrierende Deutungsangebote zur Demenz gewinnen Form und Überzeugungskraft aus der offensiven Abgrenzung gegenüber den jeweils verworfenen Interpretationen. Strebt man in der medizinischen Sichtweise nach einer Heilung der Demenz, kommt das Einnehmen der psycho-sozialen Perspektive einem Verzicht auf medizinischen Fortschritt gleich, strebt man in der psychosozialen Sichtweise nach einer positiven Arbeit an der Person, kann die Medikalisierung der Demenz nichts anderes als maligne Sozialpsychologie sein.

Thomas Boggatz beschäftigt sich mit den Versuchen der Rettung des Person-Seins von Menschen mit Demenz und der Frage ihrer praktischen Umsetzbarkeit (▶ Kap. 3). Untersucht werden dabei die Validation nach Feil und nach Richard, das psychobiographische Modell von Böhm, die person-zentrierte Pflege nach Kitwood und die Mäeutik von van der Kooij. All diesen *Konzepten* geht es um den originären Beitrag, den die Pflege beim Umgang mit Demenz leisten kann. Daher beziehen sie explizit oder implizit Position gegen eine rein medizinische Sichtweise, und es wird zum einen zu fragen sein, inwieweit ihnen die Loslösung von der medizinischen Perspektive auf das Problem gelingt, zum anderen wird zu klären sein, inwieweit sie nicht der Utopie einer authentischen, interpersonalen Begegnung im Sinne Martin Bubers (1983) verfallen, die ein quasi bedingungsloses Sich-Einlassen auf den Menschen mit Demenz erforderlich macht. Empirische Befunde zur Implementierung derartiger Konzepte werfen die Frage auf, ob solche Implementierungsversuche nicht zu einer Überforderung der Pflegenden führen, die nur dann zu vermeiden ist, wenn die Empathie, die die Pflegenden den Menschen mit Demenz zeigen sollen, nur vorgetäuscht und die Authentizität in der Begegnung mit ihnen nicht echt ist.

Hermann Brandenburg und Kolleginnen[2] untersuchen schließlich die *Settings zur Versorgung und Betreuung von Menschen mit De-*

---

2 Texte sollten lesbar und verständlich sein, dazu muss auch die Sprache beitragen. Allerdings bildet sie auch Aspekte der Wirklichkeit ab bzw. schafft neue »Wirklichkeiten«. Wir werden daher überwiegend – sofern keine neutrale Form möglich ist (oder die männliche Form angemessen ist) – die weibliche Form benutzen. Sie schließt, sofern nicht anders genannt, alle weiteren Geschlechtsformen mit ein.

menz, deren Entstehung im Zusammenhang mit den diskursiven Konstruktionen und den mit ihnen verbundenen Praktiken zu sehen ist ▶ Kap. 5). Settings können dabei als Materialisierung von Konzepten und als Gehäuse von sozialen Praktiken gesehen werden. Demenz lässt sich damit insgesamt im Sinne eines Dispositivs verstehen. Ein Dispositiv ist nach Foucault ein »heterogenes Ensemble, das Diskurse, Institutionen, architekturale Einrichtungen, reglementierende Entscheidungen, Gesetze, administrative Maßnahmen, wissenschaftliche Aussagen, philosophische, moralische oder philanthropische Lehrsätze, kurz: Gesagtes ebenso wohl wie Ungesagtes umfasst« (Foucault, 1978, S. 119). Diese Elemente bestehen dabei nicht unabhängig voneinander, vielmehr ist das Dispositiv »das Netz, das zwischen diesen Elementen geknüpft werden kann«. Auf diese Weise entsteht »eine Art von Formation, deren Hauptfunktion zu einem gegebenen historischen Zeitpunkt darin besteht, auf einen Notstand zu antworten. Das Dispositiv hat also eine vorwiegend strategische Funktion« (ebd.). Der Notstand, um den es in diesem Fall geht, ist die Zunahme von Menschen mit Demenz. Da die Formation, die als Antwort auf diesen Notstand entsteht, nicht zentral gesteuert ist, überrascht es auch nicht, dass die Settings, mit denen man versucht, auf Demenz zu reagieren, genau so wenig einheitlich sind wie die Praktiken und Diskurse. Ähnlich wie bei den diskursiven Konstruktionen zur Demenz lassen sich auch hier zwei gegensätzliche Ansätze beobachten: Pflege im primären sozialen Bezugssystem Familie, das auf einer emotionalen Basis beruht, und Pflege in Institutionen, die einer zweckrationalen Ordnung folgen, in der Emotionen keine wesentliche Rolle spielen. Es ist dabei fraglich, ob Diskurse und Settings in einem geradlinigen Verhältnis zueinanderstehen, so dass institutionelle Pflege automatisch zu einer Depersonalisierung der Pflegebedürftigen und einer Medikalisierung von Demenz führt, während familiäre Pflege per se mit einer bedingungslosen Anerkennung des Person-Seins der Betroffenen korrespondiert. Zu fragen wäre vielmehr, ob nicht auch ein depersonalisierender Umgang in Familien zu finden ist, und ob nicht auch eine positive Arbeit an der Person in Pflegeeinrichtungen möglich ist. Emotionale Verbundenheit mit zweckrationaler Verrichtungsorientierung im Rahmen der institutionellen Pflege vereinbaren zu wollen, scheint aus einer systemtheoretischen Perspektive zwar einerseits eine unauflösbare Paradoxie zu sein, kann aber andererseits im Sinne der Theorie des professionalisierten Handelns nach Oevermann (1996) als Antinomie gesehen werden, die im Handlungsfeld der Pflege angelegt ist und die – sofern sie nicht in den Raum des Nicht-Besprechbaren verbannt wird – der Pflege erst den Charakter einer Profession verleiht.

Den Autoren der hier versammelten Beiträge kommt es dabei darauf an, die Perspektive, die sie selber zu diesen Fragen einnehmen, wiederum zur Diskussion zu stellen. Daher schließt sich an jedes Kapitel eine Diskussion mit anderen Experten und Expertinnen zum Inhalt des Kapitels an. Die konträren Ansichten, die dabei zur Sprache kommen, können in der Diskussion vielleicht zu einer Synthese finden, die neue Einsichten erlaubt, sie fordern jedoch in jedem Fall den Leser dazu auf, seine eigene Position zu beziehen.

Literatur

Buber M. (1983). Ich und Du. Ditzingen: Reclam

Foucault M (1978). Dispositive der Macht. Über Sexualität, Wissen und Wahrheit. Berlin: Merve.

Kesey K (1972). Einer flog über das Kuckucksnest. Frankfurt a. M.: März.

Kitwood T (2016). Demenz. 7. Aufl., Bern: Hogrefe.

Oevermann U (1996). Theoretische Skizze einer revidierten Theorie professionalisierten Handelns. In: Combe A & Helsper W (Hrsg.) Pädagogische Professionalität. Untersuchungen zum Typus pädagogischen Handelns. Frankfurt a. M.: Suhrkamp, S. 70–182.

Wißmann P & Gromeyer R (2008). Demenz und Zivilgesellschaft – eine Streitschrift. Frankfurt am Main: Mabuse.

1 Kritische Ontologie der Demenz

Manfred Schnabel

Zusammenfassung

Der erste Teil dieses Kapitels beschäftigt sich mit dem Krankheitskonzept der Demenz. Zunächst werden medizinphilosophische Argumente zur Existenz von Krankheitsentitäten und davon ausgehend zum Krankheitsstatus der Demenz referiert und kritisch besprochen. Im Anschluss werden die wissenschaftlichen Methoden zur Entdeckung und Bestimmung einer Demenz bzgl. ihrer Möglichkeiten und Grenzen einer Analyse unterzogen. Durch einen Blick in die jüngere Geschichte der Demenzforschung werden schließlich die Kontingenz von Demenzdeutungen und ihre Wechselwirkung mit gesamtgesellschaftlichen Relevanzen offengelegt. Dass dieser Deutungsprozess bis heute nicht abgeschlossen ist, wird im letzten Teil durch eine Darstellung der aktuellen Auseinandersetzung um den Status der Demenz in wissenschaftlichen und zivilgesellschaftlichen Debatten dargelegt. Das Kapitel endet mit einer Darstellung der Wirkungen solcher Demenz-Deutungen auf Betroffene, Angehörige sowie professionelle Helferinnen und Forschende.

1.1 Einleitung

Modelle für die pflegerische Versorgung demenzbetroffener Menschen transportieren Leitideen zum Wesen demenzieller Veränderungen. Ihre Problembeschreibungen und Lösungsvorschläge beziehen ihre Logik aus spezifischen Annahmen zu den Ursachen und Folgen der Demenz. Dabei gilt nach wie vor das biomedizinische Modell[3] als Leitbild (vgl. z. B. Panke-Kochinke et al. 2015). Unterstellt man, dass dieses Modell nicht alternativlos ist, muss eine kritische Besprechung demenzbezogener Pflegekonzepte mit der Infragestellung ihrer Prämissen beginnen. Das im westlichen Kulturkreis etablierte Bild der Demenz als Hirnerkrankung ist darum näher zu betrachten, ebenso die Idee, dass den demenzbedingten Herausforderungen vordringlich mit therapeutischen Interventionen zu begegnen ist. Die folgende Analyse folgt damit dem Programm einer »kritischen Ontologie«. Gemeint ist eine kritisch-analytische Haltung, die das scheinbar obligatorisch Gegebene als kontingentes Produkt eines machtindizierten Herstellungsprozesses betrachtet, den es zu entschlüsseln gilt (Foucault 2005a). Ziel ist es, das Wissen und die Praktiken rund um die

---

3 Der Begriff Biomedizin bezeichnet eine Perspektive, die Menschen als ausschließlich biologische Organismen auffasst und ihre Krankheiten entsprechend auf Störungen der Biologie zurückführt. Krankheiten gelten als rein innerkörperliche Phänomene, die mit den Methoden der Naturwissenschaften beschrieben, erklärt und behandelt werden können (Hurrelmann & Richter 2016).

Demenz nicht auf ihre Evidenz oder Wirksamkeit, sondern auf ihre Funktionalität innerhalb der gegebenen gesellschaftlichen Verhältnisse zu befragen. Diese kritische Betrachtung ist freilich weder Selbstzweck noch erschöpft sie sich in der Diskreditierung des biomedizinischen Modells. Vielmehr soll dargestellt werden, dass die den Modellen zugrundliegenden Prämissen nicht uneingeschränkt gültig und damit für Wissenschaft und Praxis auch nicht alternativlos sind.

Die Untersuchung bedient sich poststrukturalistischer Begriffe und Theorieangebote.[4] Sie vollzieht sich in vier Schritten. Zunächst wird grundsätzlich die Frage nach der wissenschaftlichen Validität einer Unterscheidung von Krankheit und Gesundheit sowie nach den damit verbundenen Konsequenzen gestellt. Daran anschließend werden die Methoden kritisch hinterfragt, mit denen in Wissenschaft und medizinischer Praxis Erkenntnisse zur Alzheimer-Demenz gewonnen werden. Nach dieser Relativierung des naturwissenschaftlichen Blicks werden schließlich alternative Deutungen zur Entstehung und Etablierung eines biologischen Demenzbildes angeboten. Zunächst wird die Geschichte der Medikalisierung der Altersdemenz in einer historisch-genealogischen Perspektive erzählt. Ziel ist es, die Interdependenzen biowissenschaftlicher und anderer Erklärungsmodelle mit technischen, politischen und zeitgeschichtlichen Entwicklungen herauszustellen. Abschließend wird anhand einer Reihe aktueller Diskursanalysen dargelegt, wie neue Deutungen der Demenz in gesellschaftlichen Debatten hergestellt und alte verteidigt werden. Dabei wird einerseits die Kontingenz von Leitideen und andererseits ihre politische Dimension offengelegt.

Wenn im Folgenden ohne weitere Konkretisierung von Demenz gesprochen wird, ist damit immer die Demenz im Alter gemeint. Auf eine der offiziellen Nosologie folgende Benennung unterschiedlicher Formen und Varianten von Demenz wird dabei, sofern nicht ausdrücklich die Geschichte oder die Diagnostik der Alzheimer-Demenz besprochen wird, zumeist verzichtet. Die wissenschaftliche Etikettierung von auffälligen Phänomenen ist bereits Teil ihrer Wirklichkeit und daher in einer kritischen Analyse mit Vorsicht zu betrachten.

1.2 Ontologie der Demenz

Die Begriffe Gesundheit und Krankheit sind Schlüsselbegriffe des Gesundheitssystems und in den meisten Kulturkreisen auch Grundlage für das Selbstverständnis und den Handlungsrahmen medizinischer Berufe. Gesundheit als zu erreichendes oder zu erhaltendes Gut gibt medizinischen Handlungen eine Richtung vor, das Vorliegen von Krankheit legitimiert medizinische Eingriffe (Hucklenbroich 2012, Paul 2006a). Nur wenn menschliche Zustände »offiziell« als behandlungswürdig gelten, ist der Einsatz von Ressourcen zu ihrer Behandlung konsensfähig. Somit ist die sichere Unterscheidung zwischen gesunden und pathologischen Zuständen von zentraler Bedeutung für die Medizin und für das sie tragende Gesundheitssystem. Der Umgang mit Demenz bildet hier keine Ausnahme. Plausibilität und Legitimität medizinischer Interventionen im Bereich der Demenz sind an die

---

4 Eine gute Einführung in poststrukturalistische Grundbegriffe und ihre Verwendung in den Sozialwissenschaften bietet der Sammelband von Moebius und Reckwitz (2008). Eine Übersicht über die Rezeption poststrukturalistischen Denkens in der Pflegewissenschaft findet man z. B. bei Friesacher (2008).

Prämisse geknüpft, sie sei eine von einer »gesunden« Alterung klar unterscheidbare und somit pathologische Entwicklung.[5]

Worauf beruht aber nun diese Unterscheidung? Letztlich stellt die Diagnose einer Erkrankung immer die Feststellung einer Abweichung von einem als normal angenommenen Zustand dar. Gesundheit entspricht somit einer Norm, Krankheit ist dagegen eine Normverletzung (Romfeld 2015, Schramme 2012). Mit dieser Aussage wird freilich sofort die Frage relevant, anhand welcher Messlatte ein Zustand zunächst als »normal« identifiziert werden kann. Diese einfach erscheinende und von den Praktikern medizinischer Berufe kaum je gestellte Frage erweist sich allerdings als schwer zu beantworten. Ob Gesundheit und Krankheit überhaupt objektiv fassbare Kategorien darstellen, die mit den Instrumenten der empirischen Wissenschaften gemessen und bewertet werden können oder ob sie im Kern auf einer sozialen Bewertung beruhen und somit einer naturwissenschaftlichen Prüfung enthoben sind, ist z. B. strittig (Schramme).[6] Dabei gilt vor allem die Beschreibung und Behandlung psychischer Erkrankungen als anfällig für den Einfluss impliziter Normen und Werthaltungen (Fangerau 2006). Grund ist, dass Ihnen häufig ein organischer Befund fehlt bzw. nicht mit der gleichen Eindeutigkeit wie bei somatischen Erkrankungen auszumachen ist (Frances 2013, Romfeld 2015). Die Alzheimer-Krankheit mag wegen ihrer als charakteristisch geltenden neuropathologischen Krankheitszeichen als Ausnahme gelten; allerdings fehlt auch hier der letzte Beweis für den Zusammenhang von Befunden und dem klinischen Bild der senilen Demenz. Die Ätiologie der Alzheimer-Erkrankung ist nach wie vor nicht abschließend geklärt (Gutzmann & Pantel 2019).

Im Folgenden sollen drei zur Unterscheidung von gesunden und pathologischen Zuständen regelmäßig ins Feld geführte Argumentationslinien kurz erläutert und kritisch besprochen werden. Konkret geht es um die naturwissenschaftliche Evidenz von Krankheitsbeschreibungen, um den Funktionsverlust, den Krankheiten bewirken und schließlich um die soziale Schutzfunktion, die mit einer Diagnose verbunden ist. Die Aussagen verdanken sich der komplexen interdisziplinären Debatte zum Wesen von Krankheit und Gesundheit, erheben aber nicht den Anspruch, diese umfassend abzubilden.[7]

1.2.1 Krankheit als naturwissenschaftliches Erkenntnisobjekt

Eine erste Argumentationslinie für den Status von Krankheiten als eigenständige Tatbestände gründet sich auf das naturwissenschaftliche Paradigma und sein Postulat einer kausalen Ordnung aller empirisch fassbaren Phänomene. Alle Erscheinungen der dinglichen Welt gelten als rational erklärbar und physikalisch messbar (Slezák 2012). In dieser Perspektive werden die physiologischen Prozesse des

---

5 Vertreter der biomedizinischen Demenzforschung verweisen vielleicht deshalb regelmäßig mit einer gewissen Vehemenz auf den Krankheitscharakter der Demenz (z. B. Gutzmann & Pantel 2019; Pantel 2017).
6 Die Frage nach dem Wesen der Krankheit teilt die Zunft der Medizinphilosophie in zwei Lager: Die »Naturalisten« vertreten das naturwissenschaftliche Paradigma. Sie verstehen Krankheiten als messbare und daher objektive Tatsachen (deskriptiver Krankheitsbegriff). Die »Normativisten« vertreten dagegen eine eher geisteswissenschaftliche Perspektive und sehen Krankheiten als soziale Konstruktionen (evaluativer Krankheitsbegriff) (Bittner et al. 2011; Schramme 2012).

7 Einen guten Überblick über die philosophische Diskussion bieten Lenz (2018) und Schramme (2012), über die Medizinphilosophie Borck (2016), über die Soziologie von Gesundheit und Krankheit Richter und Hurrelmann (2016) und über die sozialwissenschaftliche Psychiatriekritik Dittmar (2013).

Organismus als Ausdruck einer funktionalen Anpassung an eine gegebene Umwelt verstanden. Körperliche und psychische Phänomene sind somit durch ihren Zweck erklärbar. Dabei wird unterstellt, dass die statistisch regelhafte und somit »normale« Ausstattung des Körpers zweckhaft ist und daher als »gesund« gelten kann. Abweichungen vom Standarddesign unterlaufen dagegen seine Funktionalität und können daher als Fehlfunktion bzw. als Krankheiten betrachtet werden. Um gesunde von krankhaften Zuständen zu unterscheiden, ist folglich Wissen über die dem Überleben dienenden und daher physiologischen Funktionen des menschlichen Körpers oder zumindest über die Normalverteilung von Körperformen und -funktionen erforderlich (Nesse 2012). Dieses Wissen ist nach Ansicht der Befürworter dieser als »naturalistisch« bezeichneten Perspektive heute vorhanden. Die Fülle der gewonnenen und in einem mehr als ein Jahrhundert währenden Prozess der wissenschaftlichen Auseinandersetzung validierten Befunde gelten als hinreichend sichere Grundlage für die Unterscheidung von gesunden und kranken Zuständen und als Beleg für die Gültigkeit der biomedizinischen Perspektive (Hucklenbroich 2012). Dass es dennoch nach wie vor Wissenslücken gäbe, sei kein Makel der Biomedizin, sondern Wesensbestandteil aller empirischen Wissenschaften (Hucklenbroich 2018, Lyre 2018).

Normalität bzw. Krankheit gelten folglich als statistische Größen, die anhand der Referenzgrößen biologische Funktionalität und Normalverteilung bestimmt werden können (Boorse 2012). Weil die Ermittlung von Normalität und Abweichung auf messbaren und daher objektiven Tatbeständen beruht, kann sie nach Boorse, einem prominenten Vertreter dieser Perspektive, ohne Bezugnahme auf ein Wertesystem vollzogen werden (ebd.). Dass die individuelle und gesellschaftliche Bewertung von krankhaften Zuständen auch normativen Charakter habe, wird zwar nicht bestritten, der auf wissenschaftlichem Wege gewonnene Begriff der Krankheit dürfe aber nicht mit seiner Bewertung durch den Einzelnen oder die Gesellschaft verwechselt werden (Hucklenbroich 2012, Nesse 2012).

Auch in der Diskussion um den Status der Demenz wird die in Jahrzehnten der Forschung gewonnene Fülle, Qualität und Komplexität wissenschaftlicher Erkenntnisse zu ihrer Pathologie und Ätiologie häufig als Beleg für die Validität ihrer biomedizinischen Einordnung angeführt. Sven Lind, ein bekannter Fürsprecher der naturalistischen Position, weist der Biomedizin sogar die Position der Leitwissenschaft bei allen demenzbezogenen Fragen zu (2004). Aber auch wenn die Fortschritte der Biomedizin evident sind, erscheint der Rekurs auf die Erfolge der naturwissenschaftlichen Methode dennoch als unzureichende Immunisierung gegen Kritik. Dafür lassen sich mehrere Gründe anführen:

Grenzen der Statistik

Ein erster Einwand richtet sich gegen das Konzept der Normalverteilung von Eigenschaften als objektive Bestimmungsgröße für Gesundheit und Krankheit. Der kritische Punkt ist hier die Festlegung der Grenze, ab der eine Norm als verletzt gelten kann. Statistische Verfahren alleine sind Kritikern zufolge hier nicht hilfreich. Aus einer Fülle an Daten lassen sich zwar Mittelwerte für unterschiedlich ausgeprägte Phänomene wie IQ, Blutwerte, Körpergewicht oder Sexualverhalten errechnen – angesichts der Fülle an individuellen Ausprägungen des Menschlichen wird sich aber kaum ein Individuum zu jeder Zeit seines Lebens genau in dieser Mitte befinden (Frances 2014). Abweichungen sind also normal. Es muss folglich immer noch die Frage geklärt werden, ab welcher Position auf der glockenförmigen Normalverteilungskurve eine Abweichung, z. B. ein unterdurchschnittlicher Intelligenzquotient oder eine überdurchschnittliche Körpergröße, noch tolerabel ist bzw. wann sie als pathologisch gelten kann. Ein Krankheitswert könnte hier Orientierung geben, allerdings fehlt er den Normverletzungen häufig oder ist zumindest umstritten. Dies gilt bereits für die Bestimmung »normaler« Cholesterin- oder Blutdruckwerte und in besonderer Weise für die Festlegung einer »normalen« Sexualität oder einer »normalen« Trauerzeit nach dem Verlust einer nahestehenden Person (ebd., Maio 2017).[8] Eine Bestimmung der Grenze zwischen dem Spektrum des Normalen und dem Pathologischen ist somit durch Statistik alleine nicht möglich. Benötigt wird ein externes inhaltliches Kriterium zur Bewertung der festgestellten Abweichungen (Bobbert 2012). Die Entscheidung bleibt somit letztlich eine normative Festlegung und damit offen für Auslegungen.

Tatsächlich ist durch Studien gut belegt, dass die Festlegung oder Verschiebung der Grenzen zwischen den Sphären des Normalen und des Abnormen häufig Ausdruck gesellschaftlicher Konventionen und Normalitätsvorstellungen ist (s. u.). In Zeiten eines zunehmend marktförmig organisierten Gesundheitswesens werden außerdem wirtschaftliche Interessen bei der Verhandlung von Krankheitsbildern bedeutsam[9]. Hinzu kommen politische Steuerungsinteressen oder die Interessen der von Krankheit Betroffenen bzw. ihrer politisch agierenden Organisationen.[10] Krankheiten sind somit (auch) Produkte eines Aushandlungsprozesses zwischen unterschiedlichen gesellschaftlichen Akteuren und Interessenslagen.

Auch bei der Zuordnung der senilen Demenz zum Morbus Alzheimer spielten soziale Faktoren eine gewichtige Rolle (ausführlich ▶ Kap. 1.3). Ob Desorientierung im Alter normal oder krankhaft ist, lässt sich somit auch bei der Demenz nicht nur durch eine objektive Abgrenzung von einem »gesunden« Alter bestimmen. Im Gegenteil, angesichts der Häufigkeit der Demenz im Alter müsste der kognitive Abbau eigentlich als Normalzustand gelten (vgl. dazu Förstl 2012). Die Bestimmung von Mittelwerten und die daran anknüpfende Einordnung von Befunden als normal oder pathologisch sind somit zwei unterschiedliche Dinge. Statistische Verfahren ermöglichen es zwar, aus einer Fülle von Daten eine Verteilungskurve zu ermitteln – eine Aussage über die Bewertung von Abweichungen erlauben sie aber nicht. »*Die Glockenkurve offenbart uns viel über die Verteilung von allem Möglichen (...), aber sie gibt uns nicht vor, wo das Normale endet und das Abnormale beginnt.*« (Frances 2014, S. 31)

Subjektbezogenheit von Krankheit

Ein weiteres Argument gegen den objektiven Status von Krankheiten ist der Umstand, dass sich jedes Krankheitsgeschehen notwendigerweise in einem Individuum manifestieren

---

8 Letztere wurde z. B. in der letzten Revision des DSM-V auf zwei Wochen gekürzt. Wer darüber hinaus um ein verstorbenes Familienmitglied oder einen Lebenspartner trauert, kann als psychisch krank gelten. Kritiker sehen darin eine Form der Medikalisierung der Trauer (Frances 2013).

9 Gut dokumentiert sind z. B. die wirtschaftlichen Verbindungen zwischen Pharmaherstellern und den Autorinnen und Autoren von Diagnosemanualen (Schmidt 2018) und medizinischen Leitlinien (Stolze 2011). Auch vollzieht sich die Mehrzahl der klinischen Studien unter finanzieller Beteiligung der Pharmaindustrie (Fangerau 2006). Kritisch betrachtet erfolgen Erforschung und Bestimmung von Erkrankungen somit durch Personen, die wirtschaftlich mit den finanziellen Nutznießern ihrer Arbeit verbunden sind.

10 Der Einfluss von Betroffenenverbänden auf die Durchsetzung von Krankheitsbildern ist u. a. für den Alkoholismus, die posttraumatische Belastungsstörungen oder auch die senile Demenz gut belegt (Conrad & Leiter 2004, Kehl 2008, Fox 2000). Für Betroffene hat die offizielle Anerkennung ihres Leidens als Krankheit zwei Vorteile: Einmal bringt sie Entlastung vom Makel der persönlichen Schuld, zum anderen den Anschluss an staatliche Unterstützungsprogramme.

muss, um überhaupt sinnvoll als Erkrankungen gefasst werden zu können. Krankheiten haben im Moment des Krankseins somit immer ein »subjektives« Element. Das bedeutet im Umkehrschluss – ein wenig überspitzt formuliert – dass Krankheiten außerhalb des kranken Individuums nicht existieren (Schramme 2012). Arthrose oder Herzinsuffizienz haben keine Existenz aus eigenem Recht; sie bedürfen menschlicher Gelenke oder Herzen, anhand deren Zustand sie als Krankheit beschrieben werden können. Selbst Infektionskrankheiten bilden hier nur bedingt eine Ausnahme, auch wenn die Existenz von pathogenen Keimen außerhalb des menschlichen Organismus kaum bestritten werden kann. Ob ein Mensch aber infiziert wird und im Falle einer Infektion Symptome entwickelt, bleibt von einer Reihe individueller Resilienz- und Risikofaktoren abhängig (ebd.). Neben biologischen Faktoren spielen hier – wie bei Erkrankungen allgemein – auch Persönlichkeit, Einkommensstatus, soziale Position, Bildungsgrad oder Lebensstil eine Rolle. Auch für Covid-19 ist dieser Zusammenhang belegt (Hobel et al. 2021). Wegen der großen Spannbreite der von Menschen mitgebrachten biologischen, sozialen oder biografischen Voraussetzungen fallen Anfälligkeit, Verlauf, Konsequenzen und persönliche Wertung einer Erkrankung höchst unterschiedlich aus (Engelhardt 2012, Maio 2017). Wenn Krankheiten aber als individuelle Phänomene begriffen werden, sind der Verallgemeinerung von Krankheitszeichen Grenzen gesetzt. Das subjektive Element von Krankheit steht daher nach Ansicht einiger Medizintheoretikerinnen einer umfassenden objektiven Fundierung der Begriffe Krankheit und Gesundheit entgegen (Paul 2006b, Schmidt-Wilke 2003).

Aufforderungscharakter des Krankheitsbegriffs

Auch die im Krankheitsbegriff implizite Handlungsaufforderung gilt als Argument gegen die Naturalisierung und Objektivierung von Krankheiten. Sie unterstreicht den oben bereits angeklungenen normativen Charakter des Krankheitsbegriffs. Wie schon erläutert, bedeutet die Feststellung einer Erkrankung, ein gegebenes körperliches oder psychisches Phänomen als Abweichung von einem als physiologisch geltenden und daher normalen Zustand zu definieren. Damit ist zudem implizit die Möglichkeit der Behandlung bzw. Korrektur verbunden. Für die als krank bezeichneten Betroffenen kann man annehmen, dass sie ihr Defizit als negatives Faktum anerkennen und die in Aussicht gestellte Korrektur einfordern. Gleiches gilt für die sie inkludierenden Sozialsysteme. Der Begriff der Krankheit erzeugt folglich Erwartungen und Handlungszwänge (Engelhardt 2012, Kipke 2012). Heilungswünsche müssen befriedigt, Fehlzeiten am Arbeitsplatz entschuldigt und entstandene Kosten gegenüber den Leistungsträgern legitimiert werden (Paul 2006c). Die Diagnose einer Erkrankung ist deshalb in kritischer Perspektive kein objektiver naturwissenschaftlicher Erkenntnisprozess, sondern Teil der gesellschaftlichen Strategie zum Umgang mit normverletzenden oder leidverursachenden Phänomenen. Ziel der Diagnose ist daher auch nicht die Suche nach der »Wahrheit« des Einzelfalls, sondern seine Subsumption in die Liste der bereits als behandlungswürdig anerkannten und entsprechend alimentierten Beeinträchtigungen (ebd.). »*... in der Medizin steht die Suche nach Wissen hinter der Therapiebedürftigkeit erst an zweiter Stelle*« (Borck 2016, S. 18). Folgt man dieser Argumentation, dann besteht die Funktion von Nosologien folglich auch nicht in der objektiven Beschreibung von »Krankheitsentitäten«. Vielmehr bilden sie einen in Politik und Fachwelt etablierten Rahmen, dem individuelle Fälle zugeordnet und einer als wissenschaftlich begründet geltenden Behandlung zugeführt werden können (ebd., Paul 2006c).

In dieser Perspektive sind Krankheiten folglich keine Naturphänomene, die ähnlich wie Pflanzen oder Planeten unabhängig von menschlichen Interessen existieren und objektiv vermessen werden können. Krankheitsdefinitionen erfüllen vielmehr eine soziale Funktion. Der soziale Charakter des Krankseins geht der biowissenschaftlichen Einordnung von Krankheiten voraus. Anders ausgedrückt ist »*Kranksein (…) nicht ein natürliches kulturelles Epiphänomen von Krankheit, sondern Krankheit ist ein kulturelles Epiphänomen von Kranksein*« (Schmidt-Wilke 2003, S. 83).

Wissenschaft und Kultur

Ein letzter Einwand soll etwas ausführlicher besprochen werden: Der Rekurs auf wissenschaftliche Befunde als Beleg für die Existenz objektiver Krankheitsentitäten jenseits ihrer gesellschaftlichen Bewertung transportiert die implizite Prämisse, dass der Wissenschaftsbetrieb wertneutral und folglich frei von politischen und wirtschaftlichen Interessen sowie unbeeinflusst von den Werten und Normen in einer gegebenen Gesellschaft sei. Dass die Wissenschaft inklusive der Medizin in Forschung und Praxis aber *Teil* gesellschaftlicher Machtkonstellationen und Wertesysteme ist und diese durch ihr Tun stabilisiert und reproduziert, ist durch viele Studien belegt (s. u.). Die biowissenschaftliche Klassifizierung pathologischer Phänomene vollzog (und vollzieht) sich stets im Kontext der Problematisierung von Zuständen, Personen oder Gruppen auf der Basis bestehender gesellschaftlicher Verhältnisse. Wie die folgenden Beispiele zeigen, folgen die wissenschaftlichen Erklärungen für die beanstandeten Störungen zwar wechselnden zeitgenössischen Strömungen und wissenschaftlichen Moden; das grundlegende normative Gerüst bei der Beurteilung von normalen und abweichenden Zuständen und die dahinter wirkende Machtstruktur bleiben aber gleich:

- So galt z. B. Masturbation vom 18. bis ins frühe 20. Jahrhundert als schwerwiegende Erkrankung, die unbehandelt zu Verdauungsstörungen, Impotenz, Schwindsucht, »geistiger Zerrüttung« oder »Hirnerweichung« führen kann. Kritisch betrachtet wurde die kirchliche Verurteilung dieser nicht auf Reproduktion zielenden und daher »gottlosen« Sexualpraktik von Medizinern übernommen und naturwissenschaftlich reformuliert. Die pathologische Verschwendung von Samen wurde zunächst humoralpathologisch (als Störung des Säftegleichgewichts), dann neurologisch (als Suchterscheinung) und schließlich eugenisch (als Ausdruck genetischer Degeneration) gedeutet (Ritzmann 2018).
- Psychiatrische Frauenleiden (dazu gehörten auch »wollüstige« Erregung oder sexuelle Phantasien) wurden bis ins frühe 20. Jahrhundert von der noch ausschließlich männlichen Medizin grundsätzlich auf die naturgegebene Unvollkommenheit des weiblichen Körpers zurückgeführt (Shorter 1989). Die naturwissenschaftliche Erklärung der als Fakt angenommenen weiblichen Schwäche folgte dabei den gerade gültigen Leitideen der medizinischen Wissenschaft. Frauenleiden wurden als Irritation der Nervenbahnen durch den Uterus, als Fehlfunktion der Ovarien oder ganz allgemein als Resultat der als anfällig erachteten psychischen Konstitution der Frau erachtet (ebd., Honegger 1989).
- In ähnlicher Weise wurde die Ätiologie von Altersgebrechen parallel zur Verfeinerung naturwissenschaftlicher Messmethoden und Bezugsgrößen erst als Erschöpfung der Organe, später als Verfall der Gewebe und schließlich als Folge der Zellalterung erklärt (von Kondratowitz 1989). Die inhärente Prämisse, dass Alter vor allem Abbau und Funktionsverlust bedeutet, bleibt in den wechselnden Erklärungsmustern konstant.
- Der schlechte Gesundheitsstatus großer Teile des Industrieproletariats zu Zeiten des Frühkapitalismus wurde aus Sicht der dem Bürgertum entstammenden Mediziner auf das unmoralische Verhalten der Arbeiter und ihren zügellosen Lebenswan-

del zurückgeführt. Den Vorstellungen der Zeit folgend wurde Gesundheit als Effekt eines maßvollen, fleißigen und vor allem moralisch einwandfreien Lebens betrachtet, Krankheit dagegen als Produkt einer moralischen Verfehlung (Labisch 1992).
- Ein letztes, in die Gegenwart reichendes Beispiel für den Einfluss gesellschaftlicher Normen auf die Bewertung menschlicher Phänomene ist die Medikalisierung der Homosexualität und anderer in den Augen früherer Gesellschaften »perverser« Sexualpraktiken. Homosexualität galt lange als todeswürdige Sünde. Im Zeitalter der Wissenschaften wird sie zur Geisteskrankheit. Eine negative Bewertung ist freilich beiden Interpretationen inhärent. Als Ursache wurden von Biowissenschaftlern je nach Profession und Zeitgeschmack eine Hormonstörung vor der Geburt, eine zu starke Bindung an die Mutter oder zuletzt eine genetische Veranlagung angenommen (Sigusch 2010). Keine dieser Theorien ließen sich wissenschaftlich erhärten. Auch die Pathologisierung der Homosexualität kann somit als Ausdruck einer Verstetigung gesellschaftlicher Normen mit Mitteln der Biowissenschaft betrachtet werden.

In den genannten Beispielen sind es die kulturellen Muster einer bürgerlichen Werteordnung, die wissenschaftlichen Beobachtungen eine Form geben – Vorstellungen über die Stellung der Geschlechter, den Wert alter und unproduktiver Menschen oder die moralische Überhöhung von Sauberkeit und Anstand. Wissenschaftliche Erklärungen widerlegen nicht etwa derartige vortheoretische Annahmen, sie verleihen ihnen vielmehr Plausibilität. Wiedersprüche einer sich als modern und aufgeklärt verstehenden Gesellschaft, z. B. konflikthafte Ungleichheitsverhältnisse zwischen Männern und Frauen, Jungen und Alten oder Besitzenden und Abhängigen werden einer säkularen Deutung und rationalen Bearbeitung zugänglich gemacht (Labisch 1989). Wissenschaft wird also nicht in einem wertfreien Raum praktiziert, sondern von gesellschaftlichen Wertmaßstäben gerahmt. Dieser Werterahmen formt die Erklärungsmodelle der Forschenden und damit ihren Blick auf die fokussierten biologischen oder psychischen Phänomene. Er produziert Definitionen von Krankheit, die anschlussfähig an vorherrschende kulturelle Vorstellungen von Krankheit und Gesundheit sind und deshalb innerhalb und außerhalb der Wissenschaft Akzeptanz finden (Paul 2006a, Ritzmann 2018). Die biomedizinische Wissenschaft ebenso wie die medizinische Praxis ist somit mehrfach vom »Sozialen« affiziert. Biowissenschaftliche Theorien liefern anschlussfähige Erklärungen für störende soziale Phänomene; kulturelle Vorstellungen über behandlungswürdige Zustände prägen das Aufgabenfeld medizinischer Berufe und verschaffen ihren Handlungen Legitimität. Dabei sind, wie die genannten Beispiele zeigen, sowohl die kulturellen Muster zur Bewertung von störenden Phänomenen wie auch die innerhalb der Wissenschaften verwendeten Erklärungsmodelle historisch kontingent.

Einen rein naturalistischen Krankheitsbegriff kann es folglich nicht geben (Maio 2017). Für die Beurteilung der Legitimität medizinischer Interventionen reicht Naturwissenschaft daher auch nicht aus. Die populäre Unterscheidung zwischen *disease* (Krankheit als Fakt) und *illness* (Kranksein als subjektives Erleben) ist irreführend, zumindest, wenn Subjektivität nur im Erleben von Erkrankungen, nicht aber in ihrer wissenschaftlichen Beschreibung gesehen wird (Beck 2011, Lanzerath 2008). Die Vermessung und Klassifizierung eines menschlichen Zustandes ist stets in einen kulturellen Kontext eingelassen, der mit den Instrumenten der Naturwissenschaften nicht fassbar ist. Die von den Befürwortern der naturalistischen Perspektive vorgeschlagene Trennung zwischen einer zwar fehlbaren, aber dennoch strikt rationalen und der Wahrheit verpflichteten Wissenschaft und der Gesellschaft, in der sie Anwendung findet, ist daher nicht möglich. Auch die in der Argumentation implizite Annahme einer gradlinigen Entwicklung zu immer profunderen Erkenntnissen erscheint angesichts der historischen Kontingenz von Erkenntnisformen als unterkomplex (vgl. auch Borck 2016).

Natürlich können die oben angesprochenen Krankheitstheorien heute als krude und längst überholt gelten. Die darin zum Ausdruck kommende Vermischung von Medizin, Moral und Machtinteressen erscheint aus der Perspektive der Gegenwart allzu offensichtlich. An der Kontextabhängigkeit jeglicher Wissensproduktion ändert das aber aus der hier gewählten kritisch-ontologischen Perspektive nichts. Die Klassifizierung von Erkrankungen, die als sinnvoll erachteten therapeutischen Ansätze und das zur Plausibilisierung herangezogene Wissen sind – mit Foucault gesprochen – Teil eines Dispositivs, eines Sets aus Praktiken und Diskursen auf der Basis gesamtgesellschaftlich gültiger Narrative (2003a). Das uns heutige Praktiken der Wissensproduktion und -anwendung im Vergleich mit früheren Entgleisungen modern und aufgeklärt erscheinen, liegt demnach nicht (nur) an der Überlegenheit unseres Wissens, sondern auch an einem durch eben dieses Wissen bereits fokussierten Blick. Insofern ist es gewiss nicht ausgeschlossen, dass aktuell gültige (wenn auch bereits umstrittene) Krankheitsbilder wie ADHS, SAD (Social Anxiety Disorder) oder senile Demenz irgendwann als zeittypische Verirrungen erkannt und aufgegeben werden.

1.2.2 Krankheit als Funktionsstörung

Eine andere Argumentationsfigur zur Unterscheidung von normalen und pathologischen Zuständen stellt im weitesten Sinne auf nachteilige Funktionsstörungen ab, die bestimmte Zustände für die betroffenen Personen bedeuten und sie von gesunden und daher auch nicht benachteiligten Personen unterscheiden. Ein solcher Nachteil kann zunächst ganz allgemein in der verringerten Überlebenswahrscheinlichkeit funktionsgestörter Individuen gesehen werden. Wer aufgrund von signifikanten Unterschieden in der körperlichen oder psychischen Ausstattung eine im Vergleich zu nicht beeinträchtigten Personen kürzere Lebensspanne aufweist (bei Nichtbehandlung der Beeinträchtigung), kann demnach als krank gelten (Hucklenbroich 2018). Von einer Krankheit kann auch dann gesprochen werden, wenn ein Mensch seinen im Lebenszusammenhang »üblicherweise« anstehenden Aufgaben wegen des Ausfalls »normalerweise« verfügbarer Körperfunktionen nicht mehr gewachsen ist. Der Funktionsverlust muss für Einzelne oder die »Gattung« außerdem hinreichend relevant sein, um gerechtfertigt als »krank« bezeichnet werden zu können (Wakefield 2012). Nesse betrachtet aus einer evolutionsbiologischen Perspektive argumentierend z. B. solche Zustände als pathologisch, die den Reproduktionserfolg der Betroffenen beeinträchtigen (2012, vgl auch Hucklenbroich 2018). Weil die Gesetze der Evolution universell sind, so Nesse, sei auch die Feststellung eines krankheitsbedingten Reproduktionsnachteils letztlich wertfrei und unbeeinflusst von sozialen Erwägungen zu treffen (2012). Andere Autoren nennen auch soziale oder persönliche Aspekte als Kriterien für krankheitswerte Verluste. Genannt werden Einschränkungen in der Fähigkeit zum sozialen Zusammenleben (Hucklenbroich 2018) oder die Nichterfüllung essenzieller Bedürfnisse wie Sicherheit, Partizipation oder Selbstverwirklichung (Gelhaus 2012). Einem Vorschlag Nordenfelts zufolge können außerdem solche Funktionsverluste als pathologisch gelten, die die Handlungsfähigkeit beeinträchtigen und so zum Verfehlen wesentlicher Ziele führen (2012a). Dazu zählt er neben dem Erhalt des Lebens auch die Realisierung eines zufriedenstellenden und glücklichen Daseins (ebd., Nordenfelt 2012b). Nicht der Funktionsverlust als solches, sondern seine Auswirkung auf Lebensqualität und Wohlergehen wären demnach ausschlaggebend für die Feststellung einer Erkrankung (ebd.).

Den Krankheitsbegriff an den negativen Konsequenzen einer Abweichung festzumachen, hat Nesse zufolge außerdem den Vorteil, dass massenhaft auftretende und somit eigentlich »normale« Phänomene wie die Altersdemenz als krankhaft betrachtet werden können (2012). Zwar ist sie aufgrund ihrer Häufigkeit kaum als Abweichung von der Norm zu fassen; weil sie für die Betroffenen aber eine Funktionseinschränkung darstellt, ist sie dennoch als pathologisches Phänomen zu betrachten (ebd.).

Das der Verlust von Fähigkeiten und Funktionen i. d. R. einen Nachteil bedeutet und von den Betroffenen negativ erlebt wird, ist gewiss unstrittig. Die offizielle Anerkennung eines nachtteiligen »Defektes« ist in der gegebenen sozialstaatlichen Praxis zudem die Voraussetzung für die Freistellung von Pflichten und den Anspruch auf Transferleistungen. Dennoch lassen sich auch hier Einwände formulieren:

Unterstützung vs. Ausgrenzung

Als problematisch kann zunächst gelten, dass sich bei alleiniger Betrachtung von Fähigkeits- und Funktionsverlusten der Krankheitsbegriff enorm ausdehnen lässt. Alle mit Verlusten »normaler« Funktionalität einhergehenden Zustände, vom Alter bis zur Behinderung, wären dann eindeutig als krankhafte Zustände einzusortieren. Befürworter dieser Perspektive sehen darin einen Vorteil, weil sie mit der Anerkennung des Krankheitsstatus eines Leidens auch einen Anspruch auf Unterstützung verbinden, der Kreis der unterstützungsberechtigten Personen also mit jeder Erweiterung des Krankheitsbegriffs steigt (Nordenfelt 2012a). Ob ein Kriterium wie Krankheit oder Funktionsverlust aber geeignet ist, alte oder behinderte Menschen zu vergesellschaften

oder ob die darin zum Ausdruck kommende negativ konnotierte Defizitperspektive sie nicht eher von den Gesunden abgrenzt und damit ausgrenzt, ist zu diskutieren.[11] Hinzu kommt, dass nicht jedes problemverursachende Phänomen automatisch als unterstützungswürdig gilt. Das lange politische Ringen um die Anerkennung demenztypischer Fähigkeitsverluste in der Pflegeversicherung ist ein Beispiel dafür.

Problematischer Utilitarismus

Wenn Funktionalität als Unterscheidungskriterium zwischen krank und gesund gesetzt wird, muss außerdem geklärt werden, welche Funktionen im Leben eigentlich »normal« sind. Die oben besprochenen Vorschläge beantworten dies durch das implizite Postulat eines Zieles oder Zweckes, den ein Mensch im Verlauf seines Lebens zu erfüllen hat. Normalität und Abweichung werden an der gelungenen oder misslungenen Erreichung dieses Zieles gemessen (Maio 2017, Slezák 2012). Ziel ist je nach Konzept die Erhaltung der Art, das Überleben des Einzelnen oder das Erreichen persönlicher Ziele und persönlichen Glücks. Anzumerken ist hier, dass die genannten Kriterien weder universelle Gültigkeit beanspruchen können noch objektiv begründbar sind. Glück, Wohlergehen und die Verwirklichung von Zielen sind vielmehr typische normative Konzepte einer modernen und individualisierten Gesellschaft. Menschen anderer Epochen oder Kulturkreise würden sie als Kriterien eines sinnhaften und daher gesunden Lebens vermutlich weniger plausibel erscheinen. Selbst die

---

11 Argumente gegen die Ausgrenzung von Demenzbetroffenen und für die Errichtung einer »demenzfreundlichen« Gesellschaft findet man im deutschen Diskurs z. B. bei Gronemeyer (2013) oder Wißmann/Gronemeyer (2008).

Idee des Arterhalts durch fortgesetzte Reproduktion ist letztlich ein normatives Konzept, zumindest wenn der Erhalt der eigenen Art unreflektiert als wünschenswert betrachtet wird (Engelhardt 2012, Ringkamp 2018).[12] Als moralische Wesen können Menschen in Bezug auf ihre eigene Art aber durchaus andere als »naturgegebene« Ziele verfolgen. Als Maßnahme gegen Überbevölkerung und Naturverbrauch können sie z. B. ihre Reproduktion bewusst einschränken (Bobbert 2012).

Funktionalität an positiv konnotierten Zielen festzumachen ist zudem nicht ohne Risiko für »funktionslos« gewordene Personen. Dies zumindest, wenn im Umkehrschluss ein sinnhaftes Leben an die Fähigkeit zur Verfolgung von Zielen geknüpft wird. Eine der zentralen Fragen in der Debatte um den Status von schwer demenzbetroffenen Menschen ist deshalb, ob der Wert einer Person unabhängig von Beeinträchtigungen bedingungslos gilt oder ob er – wie dies von einigen utilitaristischen Ethikern vertreten wird – z. B. an ihre Fähigkeit zu freien Entscheidungen oder zukunftsorientierten Planungen zu binden ist (vgl. Fuchs 2020, Schockenhof & Wetzstein 2013). Versteht man Entscheidungsfähigkeit als Funktion der Person, liefert die Anerkennung eines Funktionsverlustes ggf. die Vorlage zur Aberkennung des Personenstatus.

---

12 Problematisch ist der Bezug auf den Arterhalt freilich auch deswegen, weil unter dieser Prämisse z. B. alte Menschen als krank gelten müssten, da sie abseits der Reproduktionszyklen stehen und daher keinen »Zweck« mehr erfüllen. Nesse kontert dieses Argument mit dem Hinweis auf die Hilfeleistungen, mit denen Menschen in höherem Lebensalter ihre noch reproduktionsfähige Verwandtschaft unterstützen können. Selbst nicht mehr reproduktionsfähig können sie doch Andere beim Erhalt der Art unterstützen (Nesse 2012). Der hier zum Ausdruck kommende Utilitarismus liefert freilich seinerseits Ansatzpunkte für Kritik.

1.2 Ontologie der Demenz

Technisierung von Gesundheit und Krankheit

Ein Letztes: Krankheit als Funktionsverlust mit Auswirkungen auf menschliche Ziele zu beschreiben leistet in kritischer Perspektive einem techniklastigen Verständnis von Krankheit und Gesundheit Vorschub. Gesundheit wäre dann nicht als umfassendes Wohlbefinden oder Abwesenheit von Krankheit zu betrachten, sondern mit einer prinzipiellen »Reparaturfähigkeit« gleichzusetzen. Umgedreht gerät alles zur Krankheit, was prinzipiell repariert werden könnte, aber nicht repariert wird (Bittner et. al. 2011). Wenn z. B. eine Frau nach der Menopause mithilfe ihrer in jüngeren Jahren entnommenen und konservierten Eizellen wieder »fruchtbar« werden kann (falls Fruchtbarkeit als Ziel gelten kann), müsste der vorangegangene Zustand der Unfruchtbarkeit als krankhaft gewertet werden. Zwar ist er Teil des natürlichen Lebenszyklus, aber dennoch prinzipiell behebbar und somit bei Nichtbehandlung als pathologisch einzuordnen. Die Grenze zwischen Gesundheit und Krankheit wird so zu einer Frage des technisch Machbaren (ebd.).

1.2.3 Krankheit, Leid und soziale Unterstützung

Eine letzte hier zu besprechende Argumentationslinie fokussiert die soziale Unterstützung, die mit dem Konzept der Krankheit verbunden wird. Die Anerkennung eines Zustandes als »krank« bedeutet demnach zugleich die Anerkennung des Leides und der Not der Betroffenen. Daraus kann wiederum ein solider Anspruch auf Hilfe abgeleitet werden. Solide deshalb, weil viele Autorinnen und Autoren in der Bereitschaft zu helfen eine anthropologische Vorbedingung menschlicher Gesellschaften sehen, kranke Menschen deshalb verlässlich auf Unterstützung zählen können. Gelhaus zufolge stellt Krankheit ähnlich wie Hunger und Durst die archaische Form einer Notsituation dar, die weitegehend unbelastet von religiösen und kulturellen Einflüssen Hilfsbereitschaft erzeugen kann (2012). Krankheit wird dabei als Einschränkung von objektiven Grundbedürfnissen verstanden, wozu wiederum das Überleben, ein aktives Leben, geistige Gesundheit und Autonomie gezählt werden (ebd.). Auch Hucklenbroich sieht in Vulnerabilität und Krankheitsanfälligkeit Grundprinzipien des Menschseins, den Wunsch zu heilen wiederum als anthropologische Konstante menschlicher Gesellschaften (2018). Unabhängig vom limitierenden Einfluss des Wissens und der technischen Fähigkeiten einer gegebenen Gesellschaft gilt ihm das ärztliche Handeln als Versuch, der Vulnerabilität der menschlichen Existenz so gut es geht gerecht zu werden (ebd.).

Neben dieser anthropologischen Argumentationslinie lässt sich die Notwendigkeit sozialer Unterstützung im Krankheitsfall auch mit der sozialstaatlichen Verantwortung für die Kompensation anerkannter Beeinträchtigungen begründen. Wenn Krankheiten Handlungsräume und Teilhabechancen der Betroffenen beschränken, stellen sie nach deutschem Recht eine Beschneidung ihrer Grundrechte dar. Daraus entsteht ein Auftrag zur Kompensation ihrer Beeinträchtigungen durch sozialstaatliche Institutionen.

Auch diese Argumentationsfiguren sind in der aktuellen Debatte um den Status der Demenz populär, vor allem bei den Befürwortern einer fortgesetzten Biomedikalisierung der Demenz. Fällt der Krankheitsstatus der Demenz, so das Argument, erlischt auch der Anspruch der Betroffenen auf Unterstützung (z. B. Lützau-Hohlbein & Schönhof 2010). Auch das Recht demenzbetroffener Menschen auf Selbstbestimmung und Teilhabe wird häufig als Argument für eine konsequente Diagnose und Behandlung demenzbedingter Fähigkeitsverluste verwendet. Nur wer im Rahmen des Möglichen geistig intakt ist, so wird angeführt, könne sein Anrecht auf Teilhabe auch wahrnehmen (z. B. Lehr 2010).

Dass Endlichkeit zum Menschen gehört und dass Menschen in Gemeinschaften leben, die mit der Hinfälligkeit ihrer Mitglieder umzugehen haben, soll hier nicht diskutiert werden. Dennoch ist auch dieses im Kern gewiss ernstzunehmende Argument differenziert zu betrachten.

Erlebtes Leid und Kulturen des Helfens

Zunächst erscheint die Annahme einer Direktverbindung von einer naturhaften menschlichen Anfälligkeit auf eine helfende Reaktion durch die Gemeinschaft als zumindest unterkomplex. Selbst wenn Hilfsbereitschaft ein anthropologisches Prinzip sein sollte, bleibt die Anerkennung oder Aberkennung bestimmter Hilfsbedarfe zumindest anteilig sozial bedingt. Dies gilt besonders in Bezug auf eher unscharfe Phänomene wie Krankheiten. Für den Bereich der psychiatrischen Diagnosen ist z. B. gut bekannt, dass diese starken länder- und kulturspezifischen Schwankungen unterliegen. Schizophrenie wird in den USA doppelt so häufig diagnostiziert wie in Europa (Finzen 2018). Innerhalb der USA wird sie wiederum bei Farbigen häufiger diagnostiziert als bei Weißen. Grund dafür sind Frances zufolge keine objektiven Unterschiede in der Biologie schwarzer oder weißer Patientinnen und Patienten, sondern ausschließlich Vorurteile und mangelnde Sensibilität für kulturelle Differenzen im Gesundheitswesen (2014).[13]

Auch die Aufmerksamkeit für das Problem der Demenz war kein Selbstläufer. Das Interesse wächst erst mit der Erfahrung und Problematisierung einer wachsenden Zahl alterserkrankter Menschen im Zuge des demografischen Wandels (▶ Kap. 1.4.2). Das Leid der Betroffenen alleine reichte nicht aus, um den

---

13 Ähnliche länderspezifische Unterschiede in der Diagnosestellung sind z. B. auch für ADHS gut dokumentiert (ebd., Shachak et al. 2011).

Weg für höherrangige medizinische oder soziale Interventionen freizumachen. Das Leid mag engagierten Fachleuten und Laien auch vor dem Bedeutungszuwachs der Demenz nicht gleichgültig gewesen sein; es erscheint aber dennoch als zu einfach, helfendes Handeln als autonom und von der gesellschaftlichen Ebene unabhängig zu betrachten. Eine einfache Verbindung zwischen erlebtem Leid und seiner Diagnose und Behandlung gibt es in kritischer Perspektive nicht. Unterschiedliche Gesellschaften sind unterschiedlich sensibel (bzw. unsensibel) für die körperlichen und psychischen Belange ihrer Bürgerinnen und Bürger. Letztlich ist es neben biologischen Befunden immer auch das gesamtgesellschaftliche Interesse an der Korrektur gesundheitlicher Probleme, das medizinische Interventionen rechtfertigt (Paul 2006b).

Stigmatisierung und Entfremdung

Ein weiterer Einwand: auch wenn die Anerkennung einer Beeinträchtigung erfolgt ist, muss dies nicht automatisch positive Effekte für die Betroffenen nach sich ziehen. Die Anerkennung eines Hilfebedarfs bedeutet gleichzeitig die Anerkennung einer Abweichung. Als krank oder behindert eingestuft zu werden birgt stets das Risiko der Stigmatisierung (Romfeld 2015). Für Beeinträchtigungen, die wie Demenz den Verlust der Selbstbestimmtheit bedeuten können – ein im westlichen Kulturkreis hochgeschätztes Gut – gilt dies in besonderer Weise (Maio 2015). Dass Demenzbetroffene in ihrem Umfeld tatsächlich pauschale Disqualifizierung und soziale Ausgrenzung erfahren, ist durch Studien belegt (▶ Kap. 1.5.3).

Kritikern zufolge verleitet der durch den Krankheitsstatus der Betroffenen legitimierte biomedizinische Zugriff auf die Altersdemenz zudem zu der Erwartung, eine Lösung der demenzbezogenen Aufgaben müsse auch durch biologische Strategien herbeigeführt werden (z. B. Schockenhof & Wetzstein 2013). Die Anerkennung eines Krankheitsbildes Demenz scheint die Zuständigkeiten ausreichend genug zu klären, um zivilgesellschaftliche Kräfte von ihrer Verantwortung zu entbinden. Dieses Vertrauen in die Erklärungskraft und Lösungskompetenz der Medizin habe zu einer Vernachlässigung alternativer, nicht medizinischer Lösungsansätze beigetragen (ebd.). Auf den Punkt gebracht trägt die Medikalisierung der Demenz demnach dazu bei, die Betroffenen der Gemeinschaft zu entfremden und sie von solidarischen Hilfsbeziehungen in ihrem sozialen Umfeld abzuschneiden. Folgt man dieser Argumentation, würde die Anerkennung der Demenz als Krankheit nicht mehr Hilfe, sondern weniger Hilfe bedeuten – zumal die Reichweite biomedizinischer Interventionen bei Demenz stark limitiert ist.

Erstes Fazit

Viele der hier vorgestellten Argumentationslinien für die valide Unterscheidung von gesunden und krankhaften Zuständen rekurrieren auf die eine oder andere Weise auf als gegeben erachtete und daher implizit als unstrittig betrachtete Tatbestände. Je nach Provenienz sind es die anthropologischen Konstanten menschlicher Gemeinschaften, die Gesetze der Natur oder die objektiven Verfahren der Naturwissenschaften, die als Bezugspunkte dienen. Die Argumente prolongieren damit die Idee einer vom menschlichen Willen unabhängigen Natur, deren Gesetzmäßigkeiten und Sachzwänge eine Realität jenseits der kulturellen und technischen Gegebenheiten einer menschlichen Gemeinschaft darstellen. Entsprechend werden sie als wertneutrale und objektive Ansatzpunkte sowohl für die Biowissenschaften wie auch für die Formen organisierter Unterstützung gewertet. Wie gezeigt wurde, ist aber die Gestalt wissenschaftlicher Konzepte und helfender Praktiken innerhalb historisch-kultureller Rahmungen veränderlich.

Das Herausstellen der historischen Kontingenz von Krankheitsvorstellungen ist freilich nicht mit einem umfassenden kulturellen Relativismus zu verwechseln. Es geht nicht darum, die Existenz von Erkrankungen nur durch den Verweis auf die mit ihrer Definition verbundenen Wertvorstellungen, Machtinteressen und Verdienstmöglichkeiten zu erklären und sie damit letztlich als biologische Phänomene zum Verschwinden zu bringen (auch wenn einige Erkrankungen tatsächlich auf diese Weise verschwunden sind). Dies würde weder dem erlebten Leid der Betroffenen noch den sozialpolitischen Interessen der Gesellschaft gerecht werden. Paul zufolge würde eine weitreichende Ignoranz gegenüber der »Materialität« von Erkrankungen, sei es im Gewebe oder im menschlichen Verhalten, zudem einer unkontrollierten Ausdehnung von Krankheitsdefinitionen Vorschub leisten (2006b). Dennoch – wegen seiner weitreichenden Implikationen muss sich das Etikett »Erkrankung« eine kritische Reflexion seiner Prämissen gefallen lassen. Diagnosen können eine tiefe Zäsur im Leben der Betroffenen darstellen, häufig mit negativen Konsequenzen. Für die Demenz, die mit dem Verlust des Selbst gleichgesetzt wird, gilt dies in besonderem Maße. Darüber hinaus haben Diagnosen gesamtgesellschaftliche Wirkungen. Die Aussagen der Biomedizin hinterlassen einen viel tieferen Eindruck außerhalb der wissenschaftlichen Gemeinschaft als z. B. solche der Physik oder der Chemie. Grund ist ihr Gegenstand und ihre abgehobene Position. »*Biowissenschaftliche Forschung unterscheidet im Licht ihrer naturalisierenden Forschungsagenda, (...) in welcher Form morgen menschliches Leben begriffen und behandelbar wird*« (Borck 2016, S. 39).

Auch die gesellschaftliche Wahrnehmung und Bearbeitung der Demenz ist seit Jahrzehnten biomedizinisch geprägt. Trotz der seit Jahrzehnten immer wieder erneuerten Kritik an dieser Perspektive wird Demenz in der öffentlichen Wahrnehmung nach wie vor überwiegend als organisch bedingte Erkrankung besprochen (Grebe 2019). Auch genießen medizinische Ansätze noch immer größere Aufmerksamkeit als alternative Lösungskonzepte, ihren Unzulänglichkeiten bei der Erklärung und Behandlung der Altersdemenz zum Trotz (ebd.). Im folgenden Kapitel soll darum der Frage nachgegangen werden, worauf die biomedizinische Bestimmung der Demenz eigentlich beruht. Nach der Frage nach dem Wesen von Krankheiten geht es nun um die Güte der Methoden, mit denen Wissen über Demenz erzeugt wird. Auch hier folgt die Argumentation einer kritischen Intention.

1.3 Epistemologie

Die Demenzdiagnostik ist eine Syndromdiagnose (DGPPN & DGN 2016, S. 30). Gesucht wird nicht nach einer einzelnen Ursache (die zumindest bei der Alzheimer-Demenz unbekannt ist), sondern nach einem Set an Symptomen, die in der Gesamtschau die Diagnose Demenz rechtfertigen. Dazu zählen nach dem ICD-10 vor allem die Beeinträchtigung höherer kortikaler Funktionen, einschließlich Gedächtnis, Denken, Orientierung etc. sowie ggf. begleitend auftretende Veränderungen der emotionalen Kontrolle, des Sozialverhaltens oder der Motivation. Als charakteristisch für die Alzheimer-Krankheit gelten darüber hinaus spezifische neuropathologische und neurochemische Merkmale (ebd.). Zuverlässige Marker gibt es allerdings nicht. Deshalb kann i. d. R. nur die Diagnose einer klinisch-wahrscheinlichen Alzheimer-Erkrankung gestellt werden (Schmidtke & Otto 2017).

Die Instrumente zur Abklärung des Demenzsyndroms und der speziellen Krankheitszeichen der Alzheimer-Krankheit sind vielfältig. Sie umfassen neben Anamnese und Fremdanamnese auch neuropsychologische Tests zur Erfassung von Gedächtnis- oder Denkstörungen, Blut- und Liquoranalysen zum Nachweis von Biomarkern für degenerative Prozesse oder bildgebende Verfahren zur Abklärung von Gewebeverlusten oder vaskulären Läsionen (Schmidtke & Otto 2017). Die abschließende Diagnose beruht auf der Zusammenschau der solcherart gesammelten Befunde. Wegen der Unklarheiten im Krankheitsbild erlaubt nicht ein einzelner Wert, sondern erst das Gesamtbild eine Abgrenzung der Symptomatik gegenüber anderen Erkrankungen und die Bestimmung der vermutlich vorliegenden Demenzform (DGPPN & DGN 2016). Die Güte der medizinischen Diagnose liegt somit in der Vielfalt der betrachteten Aspekte.

Das folgende Kapitel beinhaltet erkenntnistheoretische, methodologische und ethische Kritikpunkte an der diagnostischen Praxis. Die Untersuchung konzentriert sich dabei auf Beispiele aus den Bereichen der neurophysiologischen Tests, insbesondere der Gedächtnistests, der bildgebenden Verfahren und der neurochemischen Biomarker-Diagnostik.

1.3.1 Gedächtnistests

Das Ziel neuropsychiatrischer Tests in der Demenzdiagnostik ist Jahn zufolge die Herstellung eines Zusammenhangs zwischen abweichenden Verhaltensweisen der Probanden und Störungen ihrer Hirnfunktionen (2017). In der Demenz-Diagnostik kommen hierfür Kurz-Tests wie der Mini-Mental-Status-Test oder der Uhrentest sowie aufwendigere Testbatterien wie der CERAD zum Einsatz (ebd.). Wegen der besonderen Bedeutung von Gedächtnisstörungen als Marker für demenzielle Erkrankungen spielt die Überprüfung von Gedächtnisfunktionen dabei eine besondere Rolle (ebd., Beck 2011).

Gedächtnistests folgen der Prämisse, dass Gedächtnisfunktionen ähnlich wie die Funktionen einer Niere oder Lunge quantifiziert werden können (Kehl 2011). Dem naturwissenschaftlichen Forschungsparadigma folgend, werden Einsichten in die Funktionsweise des Gedächtnisses darum durch experimentelle Versuchsanordnungen in einer artifiziellen Laborsituation gewonnen. Erst dadurch werden Gedächtnisleistungen jenseits subjektiver Faktoren vergleichbar und so für diagnostische Zwecke verwertbar. Subjektive Faktoren des Erinnerns müssen dagegen konsequent ausgeblendet werden. Kritisch betrachtet nehmen aber eben diese individuellen Faktoren, z. B. Bildungsniveau, Sprachfähigkeit, kultureller Hintergrund oder einfach nur die Tagesform der getesteten Individuen Einfluss auf ihr Abschneiden im Test (Kehl 2008). Sie auszublenden bedeutet folglich, falsche oder zumindest verfälschte Ergebnisse zu erzielen.

Kritisiert wird auch die forschungsleitende Idee der biowissenschaftlichen Gedächtnisforschung, es gäbe unterschiedliche und klar voneinander abgrenzbare Gedächtnissysteme mit jeweils spezifischen Funktionen (Kehl 2011). Diesem Konzept folgend sieht es die Forschung als ihre primäre Aufgabe an – so die Kritik – diese Systeme durch Teststrategien zu erkunden und zu vermessen (Roedinger 1990). Wenn dabei unerwartete Ergebnisse generiert werden, werden diese als Hinweis auf neue, noch unentdeckte Aspekte des Gedächtnisses gewertet (ebd.). So verfahrend konnten während der letzten Jahrzehnte eine Vielzahl von Gedächtniskonstrukten (nach einer Zählung im Jahr 2007 waren es bereits 256) beschrieben werden (Kehl 2011). Die Testung trägt somit dazu bei, das Modell zu bestätigen und weiter auszudifferenzieren. Kritisch betrachtet kann also von einer wirklichkeitskonstituierenden Ko-Produktion von Gedächtniskonstrukten durch Gedächtnistests gesprochen werden (ebd.). Dabei wird die wissenschaftliche Validität des zugrundeliegenden Modells, die Idee eines aus differenten Subsystemen bestehenden Gedächtnisses, auch von prominenten Gedächtnisforschern in Frage gestellt (Roedinger 1990).

Gedächtnisleistungen mit Hirnfunktionen gleichzusetzen gilt Kritikern zudem als starke Vereinfachung. Das Gedächtnis hat demnach auch eine leibliche Komponente, es umfasst biografisch erworbene und inkorporierte Erfahrungen, Gewohnheiten, Handlungsmuster und Fähigkeiten. Dieses Leibgedächtnis ist situativ verfügbar, ohne dass der Geist darüber reflektieren muss. Bei Demenzbetroffenen bleibt es länger erhalten als kognitive Erinnerungen (Fuchs 2020). Auch bei bestehenden kognitiven Einbußen bleibt den Betroffenen ein Gefühl des eigenen Leibes und seines Platzes in einem gegebenen Umfeld (ebd.). Die im klinischen Kontext üblichen Gedächtnistests sind für dieses intuitive Leibgedächtnis allerdings nicht sensibel. Sie machen im Gegenteil die Fähigkeit, aus der leiblich erfahrbaren Situation herauszutreten und das Selbst abstrakt zeitlich und räumlich zu verorten, zum Gegenstand der Untersuchung (Fuchs 2020).

1.3.2 Bildgebende Verfahren

Aufwendige bildgebende Verfahren wie Computer- oder Kernspintomografie zielen auf die Darstellung demenzspezifischer Gewebeschäden oder Stoffwechselprozesse. Sie gelten für die Diagnose, Differentialdiagnose und Klassifikation von demenziellen Prozessen als obligatorisch (Smekal & Mielke 2017). Gemeinsames Prinzip der unterschiedlichen Verfahren ist die Aufzeichnung von »Projektionen« (ebd.) des untersuchten Organs in Form digitaler Datensätze. Die so gewonnenen Bilder sind also keine Fotografien des Gehirns, sondern das Ergebnis komplexer Berechnungen (Feuerstein 2015, S. 74, Slezák 2012). Die Ergebnisse werden abschließend farbig codiert und auf eine standardisierte Gehirnoberfläche übertragen (ebd., Smekal & Mielke 2017). Die genannten Verfahren visualisieren folglich nicht Strukturen oder Vorgänge im Gehirn, sondern lediglich die dazu generierten, bereinigten und statistisch aufbereiteten Messdaten. Sie zeigen auch nicht den Schädel des Probanden, sondern lediglich eine schädelförmige Projektionsfläche. Insofern sind sie, ein Bonmot von Felix Hasler aufgreifend, im Wortsinn »*bildgebende Verfahren*« (2013, S. 43).

Daraus folgt nun freilich, dass die solcherart entstandenen Bilder deutlich abstrakter und somit auch interpretationsoffener sind als z. B. die Röntgenaufnahme eines gebrochenen Armes. Mit der Notwendigkeit der Interpretation wächst aber auch der Einfluss sozialer Faktoren auf die Deutung des Bildes. Variationen in der technischen Ausstattung oder auch in den Erwartungen, Kompetenzen oder Finanzierungszwängen der Untersucherinnen führen zu einer hohen Inhomogenität der Versuchsanordnungen und zu einer großen Streuung der Ergebnisse. In Verbindung mit der natürlicherweise hohen Variationsbreite von Hirnaktivitäten zwischen unterschiedlichen Probanden führt dies dazu, dass sich die generierten Bilder zweier Patienten kaum gleichen, auch wenn deren angenommene Grunderkrankung dieselbe ist (Grawe 2004; Hasler 2013). Naturwissenschaftliche Messmethoden liefern somit »*kein Abbild psychischer Vorgänge, sondern lediglich den Stoff für Interpretationen*« (Feuerstein 2015, S. 79).

Die apparativ erzeugten Bilder zeigen zudem nicht das Gehirn in seiner Komplexität, sondern lediglich ein den technischen Sachzwängen des Verfahrens geschuldetes und daher deutlich reduziertes Bild (Feuerstein 2015, Fuchs 2020). So muss bei einem Verfahren wie der funktionellen Magnetresonanztomografie die Grundaktivität des Gehirns zunächst herausgerechnet werden, um überhaupt verwertbare Ergebnisse erzielen zu können. Ohne diese Bereinigung ließen sich die sehr dezenten lokalen Aktivitäten in den fokussierten Arealen gar nicht darstellen

(Fuchs 2017). Aufgrund dieser massiven Komplexitätsreduktion kann aber nicht sicher entschieden werden, ob eine messbare Reaktion tatsächlich die Folge eines Stimulus ist oder ob sie ggf. nur ein Echo ganz anderer Prozesse außerhalb des Aufmerksamkeitsfokus darstellt (Fuchs 2020, Slezák 2012). Bildgebende Verfahren liefern somit zwar Einblicke in neurochemische Vorgänge oder anatomische Besonderheiten, erlauben aufgrund ihrer Unschärfe aber noch keine wissenschaftliche valide Aussage zu kausalen Zusammenhängen zwischen den gemessenen Phänomenen und den Organisationsstrukturen des Gehirns (Hasler 2013). Das schränkt ihre Aussagekraft auch bei der Suche nach biologischen Korrelaten psychischer Erkrankungen ein. Die Versuche, psychiatrische Krankheitsbilder wie Schizophrenie, Depression oder ADHS mittels Hirnscans zu entschlüsseln, stehen deshalb in der Kritik (Karsch 2011, Slezák 2012).

Auch für die Alzheimer-Krankheit werden typische Stoffwechselveränderungen beschrieben. Bildgebende Verfahren können metabolische Defizite und die Ansammlung von Amyloid-ß in der Hirnrinde sichtbar machen (Perneczky et al. 2017). Allerdings stehen die gemessenen Veränderungen nicht immer in Zusammenhang mit einer klinisch manifesten Demenz (ebd.). Bezogen auf das Amyloid-ß ist zudem strittig, welche Rolle es bei Entstehung des Krankheitsbildes spielt bzw. ob es überhaupt als Krankheitszeichen gelten kann (Whitehouse & George 2014).

1.3.3 Neurochemische Biomarker

Zu den Biomarkern für Demenz zählen u. a. Gentests und neurochemische Blut- und Liquoranalysen. Gentests dienen der Bestimmung von spezifischen genetischen Dispositionen, die als Risikofaktor für die Alzheimer-Krankheit eingestuft werden. Dazu zählen vor allem bestimmte Ausprägungen des ApoE-Gens. Die Spezifität der Tests ist allerdings gering, weshalb sie in der gemeinsamen S3-Leitlinie »Demenzen« von DGPPN und DGN keine Empfehlung erhalten (DGPPN & DGN 2016). Liquoruntersuchungen interessieren sich für Anzeichen einer Neurodegeneration, insbesondere für einen Nachweis von Amyloid-ß und Tau-Protein, den Bausteinen der als Krankheitszeichen der Alzheimer-Krankheit geltenden Plaques und Neurofibrillen. Auch sie sind als Diagnosekriterium nicht unumstritten, gelten aber zumindest als geeignet, im Verbund mit anderen Befunden zur diagnostischen Abgrenzung einer primären Demenzerkrankung von anderen Ursachen für ein demenzielles Syndrom beizutragen (ebd., Wiltfang & Benninghoff 2017).

Neurochemische Demenzbiomarker lassen sich bereits im symptomfreien Vorstadium der Alzheimer-Krankheit, also ggf. Jahre vor der Manifestation einer Demenz nachweisen. Mit ihrer Bestimmung wird deshalb auch die Hoffnung verbunden, zukünftig bereits früh in den pathologischen Prozess eingreifen und die Alzheimer-Krankheit vor der Entstehung irreversibler neuronaler Schäden aufhalten zu können (Pantel 2017). Problematisch ist allerdings, dass die bisher verfügbaren Tests keine ausreichend validen Ergebnisse liefern, um eine sichere Diagnose oder Prognose stellen zu können. Grund ist, dass zum einen keine allgemeingültigen Grenzwerte für die einzelnen Parameter existieren und somit keine Klarheit darüber herrscht, welche Werte eigentlich als »normal« gelten können. Auch sind die erhobenen Befunde nicht immer eindeutig und vor allem nicht spezifisch für die Alzheimer-Krankheit (ebd., DGPPN & DGN 2016). Es stellt sich also die Frage, ob eine Konfrontation von noch unbeeinträchtigten Personen mit einer unsicheren Demenz-Diagnose gerechtfertigt ist. Dies auch deshalb, weil eine wirkungsvolle Therapie nach wie vor fehlt. Zwischen dem Wunsch zur frühen Intervention und der Fähigkeit dazu klafft bislang eine große Lücke.

Noch grundsätzlicher ist die basale Prämisse der Biomarker-Forschung infrage zu stellen, zumindest soweit sie auf die Messung von Amyloid-ß und Tau-Proteinen abzielt. Der Ansatz folgt der etablierten Lehrmeinung, die Alzheimer-Krankheit beruhe im Wesentlichen auf einer Amyloid-Kaskade, weshalb sie auch anhand der Amyloid-ß-Werte im Liquor bestimmt werden kann (vgl. Jessen 2019, Gutzmann & Pantel 2019). Die lange Zeit paradigmatische Amyloid-Hypothese der Alzheimer-Demenz steht allerdings heute in der Kritik. Zum einen konnte ein Beweis für den Zusammenhang von Amyloid-Ablagerungen und Neurodegeneration noch nicht erbracht werden. Weiterhin haben alle gegen das Amyloid-ß gerichteten pharmakologischen Therapieversuche bis heute keine überzeugenden Ergebnisse geliefert (Pantel 2017). Auch lassen sich bei 20–30 % der Personen mit den typischen klinischen Anzeichen einer Alzheimer-Demenz keine der als typisch geltenden Amyloid-Plaques nachweisen (Jessen 2019). Umgekehrt findet man sie in den Gehirnen von Personen, die zu Lebzeiten keinerlei klinische Symptome aufwiesen, mitunter in große Zahl.[14] Wenn aber Amyloid-ß keinen exklusiven Bezug zur Ätiologie der Demenz besitzt bzw. wenn dieser zumindest unklar ist, kann der Nachweis seiner Akkumulation kaum als diagnostisches Kriterium für die Alzheimer-Krankheit gewertet werden.

kommenden biologischen Reduktionismus als grundsätzlich problematisch. Zum einen wird die subjektive Ebene des Erlebens der Probanden komplett ignoriert, ihre vielfältigen sozialen Beziehungen werden im Bemühen um saubere Daten sogar konsequent ausgeblendet (Fuchs 2020). Versteht man Krankheit aber als ein auch sozial bedingtes Phänomen, können biologische Funde alleine (von Problemen ihrer Deutung einmal abgesehen) keine umfassende und befriedigende Erklärung für sie bieten (Slezák 2012).[15] Zweitens beruht die Suche nach messbaren biologischen Abweichungen zur Erklärung von Erkrankungen zwingend auf der Prämisse, dass ihr Fehlen normal ist und die vorhandene Abweichung somit die Erkrankung markiert (ebd.). Mit dieser Prämisse handelt man sich allerding die bereits oben (▶ Kap. 1.2.1) besprochenen methodologischen Probleme der Grenzziehung zwischen normalen und abweichenden Zuständen ein.

Die Interpretation der Altersdemenz als abgrenzbare Erkrankung steht also, sofern sie sich auf die geschilderten Diagnoseverfahren stützt, auf unsicheren Füßen. Die methodischen Probleme von Gedächtnistests oder bildgebenden Verfahren werden auch innerhalb der Biowissenschaften diskutiert (vgl. z. B. Jahn 2017, Pantel 2017). Auch ist es Konsens, dass das biomedizinische Konzept der Alzheimer-Krankheit lückenhaft ist. In-

Zweites Fazit

Die Idee, mentale Phänomene wie z. B. eine depressive Verstimmung oder auch Verhaltensauffälligkeiten bei Demenz auf messbare biologische Korrelate kausal zurückführen zu können, gilt wegen des darin zum Ausdruck

---

14 Nachgewiesen wurde dieses Phänomen u. a. durch die berühmte »Nonnenstudie« des Epidemiologen David A. Snowdon.

15 Fuchs zufolge handelt es sich bei der Gleichsetzung von kognitiven Funktionen mit ihrer biologischen Basis ohnehin um einen Kategorienfehler (2020). Nicht ein Netz an Neuronen produziert Bewusstseinsprozesse, so Fuchs, sondern Bewusstseinsprozesse bilden Netzwerke von Neuronen. Das Gehirn kann Erfahrungen aufnehmen, sie aber nicht erzeugen (2017). Deshalb liefern bildgebender Verfahren keinen hinreichenden Beweis für eine primär biologische Basis des Bewusstseins. Fuchs zufolge zeigen sie zwar die physiologischen Grundlagen von Bewusstseinsprozessen, dürften aber nicht mit dem Denken bzw. Erinnern an sich verwechselt werden (2017).

teressanterweise ist diese Diskussion keinesfalls neu. Sie beginnt im Gegenteil bereits mit Alzheimers Erstbeschreibung vor über hundert Jahren (Lock 2008). Dabei erweisen sich die Ansatzpunkte der Kritik als erstaunlich beständig. So wurde das Unspezifische der Krankheitszeichen, z. B. ihr Auftauchen auch bei anderen Hirnerkrankungen oder ihr unklarer Beitrag zum Krankheitsgeschehen, bereits zu Alzheimers Lebzeiten als Argument gegen die Plaques und Fibrillen als primäre Kennzeichen einer spezifischen Demenzerkrankung ins Feld geführt (Irmak 2002). Diese Unsicherheiten und Widersprüche hat das biopathologische Konzept der Alzheimer-Demenz bis heute nicht abschütteln können. Zwar haben Jahrzehnte der Forschung eine Reihe bemerkenswerter Befunde generiert, deren Ursache und Zusammenwirken aber bislang nicht ergründen können. Hinzu kommen die Misserfolge bei der Suche nach einem Heilmittel oder einer wirksamen Prävention. Somit wird die Frage nach dem Grund für die Beständigkeit eines Krankheitskonzeptes, das weder eindeutig ist noch zur Entwicklung eines Heilmittels geführt hat, relevant. Eine Erklärung dafür liefert ein Blick in die Geschichte.

1.4 Historische Konjunkturen der Alzheimer-Demenz

Die Demenz ist ein vertrauter Begleiter der Menschheit. Kognitive Abbauprozesse im Alter wurden zu allen Zeiten beschrieben und den vorherrschenden Wissensordnungen und Glaubenssystemen gemäß gedeutet (Schäfer & Karenberg 2005). Das Konzept der Altersdemenz als eigenständige Krankheit ist dagegen vergleichsweise neu. Nach allgemeiner Auffassung nimmt es seinen Anfang mit Alois Alzheimers Erstbeschreibung der nach ihm benannten und zunächst als juvenile Form betrachteten Demenzerkrankung im Jahr 1906. Dieses Ereignis wird häufig als die Initialzündung eines stringenten Forschungsprozesses stilisiert (Ines 2014). Der Prozess verläuft allerdings weniger gradlinig, als die Legende es nahelegt. Die kurze Geschichte der Alzheimer-Forschung ist von Phasen weitgehender Ignoranz und hektischer Betriebsamkeit, von wechselnden politischen Strategien und von wissenschaftlichen Kurswechseln geprägt. Sie hat zudem – zumindest bezüglich der großen Fragen – wenig Zählbares vorzuweisen. Auch nach mehr als 100 Jahren der wissenschaftlichen Examination konnten weder die Ätiologie der Alzheimer-Demenz geklärt noch das Versprechen auf Heilung eingelöst werden. Die Geschichte der Alzheimer-Forschung kann somit nicht durch die ausschließliche Betrachtung ihrer wissenschaftlichen Ergebnisse verstanden werden. Aus der Perspektive einer kritischen Ontologie stellt sich vielmehr die Frage nach den Bedingungen, unter denen ein unfertiges Krankheitskonstrukt zyklisch Bedeutung gewinnt und verliert und nach den Transformationen, die es dabei durchläuft. Anders formuliert geht es um eine »Genealogie« der Demenz.

Das Konzept der Genealogie wird hier im Anschluss an Michel Foucault verwendet (z. B. 1992). Es lässt sich als Forschungsperspektive zur Beschreibung des historischen Wechselverhältnisses von Problemstellungen, Machtstrukturen und Wissensformen beschreiben. Eine Genealogie sucht nicht nach dem Ursprung eines Phänomens, sondern untersucht die Bedingungen seines Erscheinens und Fortbestehens (ebd.). Die Frage ist nicht, wo ein spezifisches Wissen, z. B. zur Hirnkrankheit Demenz, seinen Anfang nimmt, sondern warum es zu einer bestimmten Zeit akzeptabel war. In genealogischer Perspektive werden Neuerungen in der wissenschaftlichen Betrachtungsweise der Demenz (oder anderer Phänomene) somit nicht als eigenständige Entwicklungen einer wissenschaftlichen Disziplin gewertet, sondern »ganzheitlich« betrachtet. Sie werden mit gesellschaftlichen Prozessen auf unterschiedlichen Ebenen in Verbindung gebracht. Als Motor für das Entstehen und die Durchsetzung neuen Wissens gelten dabei vor allem krisenhafte Entwicklungen. Die Frage ist, welche zeitspezifischen Verwerfungen (z. B. der demografische und epidemiologische Wandel) etablierte gesellschaftliche Praktiken entwerten und neue Lösungsstrategien und daran anknüpfende Wissensbestände hervorbringen. Es wird also unterstellt, dass sich der wissenschaftliche Diskurs nicht (nur) aus sich selbst heraus entwickelt, sondern auch als Folge veränderter Rahmenbedingungen und wechselnder Funktionsanforderungen an das von ihm generierte Wissen. Demenz und andere vermeintlich naturwissenschaftlich fundierte Phänomene erhalten damit eine soziale Komponente. Ihre Existenz wird mit den Optionen und Entscheidungen in Verbindung gebracht, die sie innerhalb der Beziehungsnetze zwischen Individuen, Gruppen oder Institutionen generieren (vgl. ebd.). Das Krankheitskonzept der Demenz wird nach den Antworten befragt, die es in seiner jeweiligen Form auf zeitspezifische Herausforderungen geben konnte. Damit ist ein kritischer Impuls verbunden. Der häufig unreflektierten Annahme einer den Dingen innewohnenden Kohärenz wird die Analyse ihrer Entstehungsgeschichte entgegengesetzt. Als »Tatsachen« gesetzte und damit einem kritischen Zugriff entzogene Sachverhalte werden einer kritischen Reflexion wieder zugänglich gemacht. Die Analyse erschöpft sich freilich nicht in der Ergründung der Vergangenheit, sondern dient dem Verständnis der Gegenwart. Die Fokussierung historischer Veränderungen und Brüche von Wissensbeständen und Paradigmen trägt zur Erklärung gegenwärtiger Deutungen und Deutungskämpfe bei. Ihre Aufdeckung dient der kritischen Bewertung aktuellen Wissens und unhinterfragter Gewissheiten (Saar 2003).

Eine genealogische Perspektive unterstellt somit, dass Entwicklungen in der wissenschaftlichen Erforschung der Alzheimer-Demenz sich nicht nur der internen biowissenschaftlichen Debatte verdanken, sondern mit größeren zeitgeschichtlichen Veränderungen korrespondieren. Sie fragt nach den Handlungsoptionen, die ein wissenschaftliches Modell innerhalb der jeweils gegebenen kulturellen und politischen Rahmungen ermöglicht bzw. nach den veränderten Handlungsanforderungen, denen es gerecht werden muss. Wie nun gezeigt werden soll, erscheinen die Wendepunkte der Demenzforschung am Schnittpunkt gesellschaftlicher Krisen, politischer Veränderungen und technischer Innovationen. Sie markieren Zeiten der Unsicherheit und des Umbruchs.

1.4.1 Die Entdeckung

Alois Alzheimer gilt als Entdecker der nach ihm benannten demenziellen Erkrankung. Obwohl er selbst eher skeptisch bzgl. der Reichweite seines Befundes blieb, wird seine Erstbeschreibung häufig als Entdeckung eines neuen Krankheitsbildes und als Startpunkt der medizinischen Auseinandersetzung damit gewürdigt (z. B. Nuland 1994). Weder sein Fund noch seine wissenschaftliche Rezeption stehen genealogisch betrachtet aber für sich; sie müssen vielmehr im Zusammenhang mit den forschungspragmatischen und forschungspolitischen Bedingungen der deutschen Psychiatrie im frühen 20. Jahrhundert und mit ihrer sozialpolitischen Rahmung betrachtet werden. Drei Punkte gelten historischen Analysen zufolge hier als maßgeblich: Zunächst hatte die medizinische Forschung in Deutschland einen ausgeprägten histologischen Schwerpunkt. Dank der Güte der vor allem in Deutschland verfügbaren optischen

Geräte der Firmen Zeiss und Leitz war die Mikroskopie weit entwickelt und das Präparieren und Einfärben von Gewebeproben integraler Bestandteil der ärztlichen Ausbildung (Dillmann 2000, Nuland 1994). Weil man Mikroskope hatte, so könnte man überspitzt sagen, mussten Krankheitsursachen auch im Gewebe verortet und mikroskopisch sichtbar gemacht werden. Damit zusammenhängend wurden zweitens geistige Störungen in Deutschland kompromissloser als andernorts auf hirnorganische Defekte zurückgeführt. Sie zu klassifizieren und ihre Ätiologie anhand spezifischer Defekte nachzuzeichnen galt als Königsweg der klinischen Forschung (Dillmann 2000). Drittens mag auch der Schulenstreit zwischen den Vertretern einer biologischen Psychiatrie und der aufkommenden Psychoanalyse eine Rolle gespielt haben. Freuds Vorschlag, psychische Störungen mit kindlichen Traumata in Verbindung zu bringen, stand um die Jahrhundertwende in krassem Widerspruch zum Paradigma einer biologischen Ätiologie psychischer Erkrankungen (Shorter 2003). Der von Alzheimer hergestellte Zusammenhang zwischen hirnorganischen Veränderungen und psychiatrischen Symptomen war für die biologische Psychiatrie – so wird vermutet – ein willkommenes Argument zur Stärkung ihrer Position (Lock 2008, Maurer & Maurer 2000).

Man darf nicht vergessen, dass der Zusammenhang zwischen den als pathologisch betrachteten Funden und einer Demenzerkrankung von Alzheimer nur vermutet wurde. Längst nicht alle ihrer Kollegen stimmten dieser Interpretation zu. Der frühe Alzheimer-Diskurs konstituiert sich also nicht auf der Basis eines unstrittigen Befundes oder eines breiten Konsenses in der Forschergemeinde. Genealogisch betrachtet verdankt er sich dem Zusammenspiel eines biologischen Leitbildes, dem davon angeleiteten Forschungsinteresse, einer histologischen Forschungspraxis, den dadurch geschaffenen Sicht- und Erkenntnisweisen sowie den Beziehungsgeflechten und Machtstrukturen der Forschergemeinde innerhalb eines umkämpften Forschungsfeldes. Die Alzheimer-Demenz wurde – so verstanden – nicht »entdeckt«, sondern durch das institutionelle Setting der zeitgenössischen Medizin hervorgebracht. Für ihren »Durchbruch« war das allerdings noch zu wenig. Tatsächlich erweckte Alzheimers Entdeckung zu seinen Lebzeiten kaum Aufmerksamkeit (Maurer & Maurer 2000). Als Grund für dieses anfängliche Desinteresse gilt einmal die Ähnlichkeit der von Alzheimer beschriebenen Krankheit mit der seit jeher wohlbekannten, damals aber noch nicht als pathologisch geltenden senilen Demenz (Dillmann 2000). Alzheimers Krankheit geriet dadurch in die Nähe altersbedingter Beeinträchtigungen, für die zu interessieren die Medizin noch keinen Auftrag hatte. Altersgebrechen galten zudem als schicksalshaft, therapieresistent und wegen ihrer schwierigen Abgrenzbarkeit gegenüber physiologischen Alterungsprozessen als wissenschaftlich unergiebig (Irmak 2002). Auch sprach das schon früh diskutierte Missverhältnis zwischen klinischer Symptomatik und histologischem Befund gegen ein eindeutig über die Befundlage definiertes Krankheitsbild (ebd., Holstein 2000). Alzheimers Demenz war schwer zu klassifizieren und daher kaum anschlussfähig an die fachinternen Diskurse seiner Zeit. Wie bereits erwähnt, zielten diese vor allem darauf ab, die psychiatrische Medizin durch den eindeutigen Nachweis biologischer Defekte naturwissenschaftlich zu etablieren (Porter 2007). Dass das verhaltene Interesse der Fachwelt an Alzheimers Befund zudem über vier Jahrzehnte anhielt, hat Lock zufolge außerdem mit dem anfänglichen Desinteresse der Pharmaindustrie zu tun (2008). Diese war zunächst nur an vaskulären Demenzformen interessiert. Hier versprach man sich Chancen auf eine zukünftige pharmazeutische Therapie. Eine Behandlung der Altersdemenz galt dagegen als hoffnungslos, ihre Erforschung daher als wenig rentabel (ebd.).

Was zu Alzheimers Lebzeiten fehlte, war ein Anlass für eine Problematisierung der von ihm beschriebenen Erkrankung. Das Alzheimers Befund Jahrzehnte später vom Mainstream der psychiatrischen Forschung wiederentdeckt wird, liegt deshalb auch nicht an der späten Einsicht in die Güte seiner Beobachtung – diese bleibt bis heute widersprüchlich. Vielmehr sind es gesamtgesellschaftliche Entwicklungen, die dem Problem der Demenz Dringlichkeit verleihen und so das medizinische Konzept anschlussfähig an politische und wissenschaftliche Programme machen.

1.4.2 Die Medikalisierung des Alters

Als wichtigster Grund für das wachsende Interesse an der senilen Demenz kann wohl die ambivalente Problematisierung des Alters im Zuge des demografischen Wandels gelten. Bereits in den 1920er Jahren beginnen Bevölkerungswissenschaftler damit, rückläufige Geburtenzahlen und einen langsamen Anstieg des Altenanteils an der Gesamtbevölkerung als drohende Überalterung der Gesellschaft zu interpretieren (Irmak 2002, Holstein 2000). Vor allem die mit dem Alter assoziierten gesundheitlichen Beeinträchtigungen werden nun mit Sorge betrachtet. Der schon bekannte »epidemiologische Übergang«, der Rückgang infektiöser bei gleichzeitigem Anstieg chronischer Erkrankungen, wird mit der Erfahrung einer alternden Bevölkerung verknüpft und als drohende »geriatrische Katastrophe« problematisiert (von Kondratowitz 2012).

Neben der Problematisierung des »kranken Alters« ist die erste Hälfte des 20. Jahrhunderts aber auch von einer differenzierteren Betrachtung der Altersphase in Wissenschaft und Politik und dem Versuch, sie aufzuwerten geprägt (Holstein 2000). Die als schicksalshaft geltende Gleichzeitigkeit von Alter mit Krankheit bzw. Alter und Demenz wird von einem Teil der Forschergemeinde zurückgewiesen. Der lange vorherrschende therapeutische Nihilismus gegenüber alten Menschen wird von Medizinern und Sozialwissenschaftlern als organisierte Altersdiskriminierung skandalisiert, die Entwicklung von Behandlungsmöglichkeiten für alterskorrelierte Erkrankungen stattdessen mit Nachdruck gefordert. Unterstützt wird dieser neue Optimismus durch einen Paradigmenwechsel in Hirnforschung und Psychiatrie. Nicht zuletzt wegen geringer Erfolge bei der Suche nach der Biopathologie psychischer Störungen öffnen sie sich einer psychosozialen Sichtweise auf ihren Gegenstand (Irmak 2002, Shorter 2003). Das biologische Bild psychischer Erkrankungen wird durch eine multikausale, auch soziale Faktoren berücksichtigende Ätiologie, ergänzt. Auch Rollenverlust, Ausgrenzung oder Stigmatisierung werden nun eine Rolle bei der Entstehung von Demenz und anderen psychischen Erkrankungen zugesprochen. In Opposition zum stoischen Defizitmodell früherer Zeiten beginnen Psychologen, Sozialwissenschaftler und Mediziner damit, die prinzipielle Formbarkeit des alternden Gehirns und seine natürliche Widerstandskraft zu betonen (Ballenger 2008, Holstein 2000). Dadurch öffnen sich Optionen. Versteht man die Altersdemenz als Folge verlorenen Lebenssinns, können Maßnahmen zur finanziellen und kulturellen Aufwertung des Alters als präventive Gegenmaßnahmen implementiert werden (Ballenger 2008). Es entstehen Handlungsmöglichkeiten für alte Menschen, neue Forschungsfelder für die Altersforschung und Anschlüsse für eine im demografischen Wandel unter Handlungsdruck geratene Politik.

Das Interesse an der senilen Demenz ist somit kein Selbstläufer. Erst der zunehmend als Bedrohung thematisierte Alterswandel macht das Alter sichtbar und steigert die Nachfrage nach altersspezifischen Forschungsergebnissen. Die unscharfe Korrelation zwischen organischen Befunden und manifesten Symptomen, ein zu Alzheimers Lebzeiten als Schwachstelle des biologischen Demenz-Konzeptes erachtetes Phänomen, wird nun als Hinweis auf die Plastizität des menschlichen Gehirns und als Ansatzpunkt für präventive Interventionen genommen. War die Unschärfe des Krankheitsbildes für eine biologisch orientierte und nach eindeutiger Klassifizierung krankhafter Prozesse strebende Medizin ein Ausschlusskriterium, gilt sie unter veränderten gesellschaftlichen Rahmenbedingungen als Ansporn für eine Intensivierung der Forschung. Somit ist weniger die Qualität wissenschaftlicher Befunde (denen es in Bezug auf die Alzheimer-Demenz nach wie vor an Eindeutigkeit fehlte) als vielmehr ihre Anschlussfähigkeit an gesellschaftliche Probleme und politische Programme für ihre Rezeption verantwortlich. Das bedeutet freilich nicht, dass biologische Befunde Politik hervorbringen oder dass Wissenschaft als bloßer Agent der Politik funktionieren könnte. Vielmehr sind beide Systeme als Teil der gleichen diskursiven Wissensordnung aufeinander bezogen (vgl. Kap. 1.5).

1.4.3 Die Medikalisierung der Demenz

Während die 1920er Jahre als Beginn der Problematisierung des Alters gelten, können die 1960er und 1970er Jahre als Schlüsselepoche für das heutige biopathologische Bild der Demenz betrachtet werden. In dieser Dekade vollzieht sich eine Rückkehr der Hirnforschung zu einem strikt biologischen Paradigma der Altersdemenz. Auslöser für diese Entwicklung sind zunächst technische Innovationen. So erlaubte z. B. die Einführung des Elektronenmikroskops neue Einsichten in die Struktur der Alzheimer-Plaques und trieb ihre molekulare Entschlüsselung voran. Auch die Entdeckung des cholinergen Defizits im Hirnstoffwechsel der Betroffenen fällt in diese Zeit. Diese neuen Befunde unterstützten eine wieder stark biologisch geprägte Sicht auf die Demenz (Ballenger 2008). Sie weckten zudem erstmals die Hoffnung, Demenzen nicht nur vorbeugen, sondern heilen zu können. Allerdings wäre es auch hier zu einfach, diese Entwicklungen als ausreichend für die Entstehung einer neuen Leitidee zu betrachten. Der Zusammenhang zwischen den bekannten Plaques und Fibrillen und den neuentdeckten neurochemischen Veränderungen blieb (und bleibt bis heute) unklar (ebd.). Die Entschlüsselung der molekularen Struktur der Amyloid-Plaques beantwortet noch keine Fragen zu ihrer Entstehung oder ihrer Rolle im Krankheitsprozess. Ohne genaue Kenntnis der Ursachen und Wirkungen der Plaques kann aber ein Grundproblem der Altersdemenz, nämlich die Unterscheidung zwischen pathologischen und physiologischen Altersveränderungen, nicht gelöst werden. Einen zwingenden naturwissenschaftlichen Beweis für die Pathologie der Demenz oder gar eine Heilmethode lieferten somit auch die neuen Einsichten nicht. Auch hier kann also angenommen werden, dass andere, der Wissenschaft äußerliche Bewegungen hinzukommen mussten, um dem neuen Deutungsangebot zur Durchsetzung zu verhelfen. Tatsächlich gibt es dazu eine Reihe von Vorschlägen:

Zunächst fallen die Entdeckungen in eine Zeit, in der der bereits als Stabilitätsrisiko etablierte demografische Wandel noch einmal deutlich an Dynamik zulegt. Die Zuwachsraten der über 65-Jährigen beginnen die Wachstumsraten jüngerer Kohorten zu überrunden. Während die Zahl an Demenzbetroffenen ohnehin bereits stetig steigt, etabliert sich in den westlichen Ländern eine zukünftige Risikogruppe als am schnellsten wachsende Bevölkerungsschicht. Damit gewinnt auch die Debatte über den drohenden Kollaps der Gesundheitssysteme an Intensität (Whitehouse & George 2009). Als Reaktion darauf werden zunächst in den USA, später weltweit altersbezogene Forschungsinstitute gegründet und großzügig alimentiert. Auch die Alzheimer-Gesellschaften entstehen in diesem Kontext. Damit treten einflussreiche Streiter für eine kurative Lösung auf den Plan. Befreit vom Stigma des Alters und der Hoffnungslosigkeit wird die Demenz zu einem lösbaren

Problem, für dessen Bearbeitung man Politik und Gesellschaft in die Pflicht nehmen kann. Nicht zuletzt die Lobbyarbeit der Alzheimer-Gesellschaften trug wesentlich zu einer Institutionalisierung des Demenz-Diskurses unter biologischem Vorzeichen bei (Fox 2000, Nuland 1994).

Weiterhin gelten die mit der Neudefinition der Altersdemenz verbundenen finanziellen Anreize als treibende Kraft ihrer Medikalisierung. Die Entdeckung einer möglicherweise heilbaren Erkrankung hinter der senilen Demenz erleichterte es den Neurowissenschaften, Fördermittel für ihre Forschungsprogramme einzufordern (Holstein 2000, Nuland 1994). Dies vor allem angesichts der düsteren Prognosen bzgl. steigender Betroffenenzahlen. Die Entdeckung neurochemischer Veränderungen schuf außerdem Anschlüsse an die pharmazeutische Industrie. Das cholinerge Defizit lieferte ihr einen Ansatzpunkt für die Entwicklung und Erprobung von Medikamenten und zudem die Aussicht auf einen Absatzmarkt (Dillmann 2000). Andere, einer Heilungsmöglichkeit widersprechende Aspekte, z. B. die ebenfalls schon in den 1970er Jahren bekannte genetische Disposition der Demenz, blieben dagegen lange unbeachtet (Lock 2008).

Die Kontextbedingungen für die Neuformierung des biologischen Paradigmas sind damit aber noch nicht erschöpfend beschrieben: Die bisher genannten Entwicklungen vollziehen sich außerdem vor dem Horizont wirtschaftlicher und sozialpolitischer Umbrüche. Die 1970er Jahre markieren das Ende einer langen und stabilen Phase des Wirtschaftswachstums und den Beginn einer bis heute anhaltenden Legitimationskrise westlicher Wohlfahrtstaaten (Gottweis et. al 2004). Neoliberale Forderungen nach mehr Markt und weniger Staat gewinnen gegenüber älteren Modellen einer sozialstaatlichen Vollversorgung an Gewicht (Fox 2000). Klassische sozialstaatliche Lösungen wie die in den Jahrzehnten zuvor aufgelegten staatlichen Förderprogramme für alte Menschen erschienen nun als zu teuer und waren zudem kaum markttauglich. Eine kostengünstige und zudem marktförmige Lösung versprach dagegen die Förderung der biomedizinischen Forschung. Zum einen galten die Kosten gegenüber einer pflegerischen Versorgung als langfristig geringer und zudem besser kalkulierbar (ebd.). Zum anderen kann die Förderung der Medikamentenentwicklung als eine Form der Privatisierung des Demenzrisikos und damit als zutiefst neoliberale Politikstrategie betrachtet werden. Die Demenz wird zu einer Angelegenheit von Angebot und Nachfrage. Gestützt auf das neue Bild der Demenz als behandelbare Hirnkrankheit verlangen Betroffene, Familien und ihre Interessenvertretungen nicht mehr nach staatlicher Fürsorge, sondern nach medizinischer Behandlung (ebd.). Die dafür benötigten Medikamente werden, stimuliert durch eine staatliche Förderung, von privatgewerblichen Unternehmen aus der Pharmabranche produziert und vermarktet.

Die zwar umstrittene, zu dieser Zeit aber noch gültige Unterscheidung zwischen einer nichtpathologischen Altersdemenz und dem Konzept der Alzheimer-Krankheit wurde konsequenterweise am Ende der 1970er Jahre aufgegeben. Eine als Altersschicksal verstandene Demenz war kaum anschlussfähig an ein optimistisches Heilsversprechen und die darauf gegründeten Politik- und Forschungsprogramme (Ballenger 2008). Da die Demenz nach wie vor weder wirklich verstanden wurde noch geheilt werden konnte, erklärt sich die Rückkehr zu einem strikt biomedizinischen Paradigma in den 1970er Jahren einmal mehr durch die Anschlussfähigkeit des Konzeptes an zeitspezifische Diskurse und strukturelle Veränderungen. Die Medikalisierung der Demenz ist funktional in einer Gesellschaft, die dem wachsenden Druck des demografischen Wandels vor dem Hintergrund einer Sozialstaatsdebatte begegnen muss. Das Versprechen auf Heilung genügt, um Handlungsoptionen für verschiedene gesellschaftliche Gruppen zu generieren und die Demenzproblematik einer in der gegebenen sozialpolitischen Rahmung als rational geltenden Bearbeitung zuzuführen.

1.4.4 Die Demenz als bürgerschaftliches Projekt

Die meisten historischen Analysen zur Geschichte der Alzheimer-Demenz enden mit der Etablierung des biomedizinischen Modells der senilen Demenz in den späten 1970er Jahren. Es gibt aber freilich keinen Grund anzunehmen, dass die Deutungsgeschichte der Altersdemenz mit ihrer Neudefinition als Krankheit an ein Ende gekommen ist. Im Gegenteil, während der letzten Jahre wird die Kritik am biologischen Paradigma wieder lauter (z. B. Wißmann & Gronemeyer 2008) und alternative Versorgungskonzepte jenseits biomedizinischer Behandlungspfade werden mit öffentlichen Mitteln gefördert und praktisch erprobt (z. B. Demenzfreundliche Kommunen). Nach der jahrzehntelangen Vorherrschaft eines kompromisslosen biomedizinischen Modells werden multikausale, auch soziale Aspekte integrierende Krankheitsmodelle auch innerhalb der biomedizinischen Forschergemeinde wieder salonfähig (z. B. Gutzmann & Pantel 2019). Grund dafür dürfte zum einen das hartnäckige Scheitern bei der Klärung der Ätiologie der Demenz und der Suche nach Heilmitteln sein. Auch das im Zuge dieser Misserfolge deutlich abgekühlte Engagement der Pharmaindustrie mag eine Rolle spielen (Vogt 2021). Das biomedizinische Modell gerät damit sowohl bzgl. seines Heilsversprechens wie seines wirtschaftlichen Potentials unter Legitimationsdruck. Darüber hinaus lassen sich auch hier Verbindungen zu neuen sozialstaatlichen Leitlinien herstellen. Der lauter werdende Ruf nach mehr zivilgesellschaftlicher Verantwortung in der Sorge um Demenzbetroffene passt gut zu einem von vielen Analystinnen beschriebenen Kurswechsel der Sozialpolitik in Richtung eines die bürgerschaftliche Eigenverantwortung fördernden Sozialstaates (z. B. Lessenich 2008, van Dyk & Haubner 2021). An die Stelle staatlicher Sorge bei sozialen Schwierigkeiten tritt demnach zunehmend eine staatlich geschaffene Ermöglichungsstruktur für bürgerliche Selbstsorge (ebd.). Den Herausforderungen der Demenz soll auch durch eine Mobilisierung des Human- und Sozialkapitals der Bürgerinnen und Bürger begegnet werden.

Gemeinhin wird die sozialstaatliche Emphase für bürgerschaftliche Selbstverantwortung bei gleichzeitigem Rückzug aus umfänglichen Versorgungsmodellen mit dem zunehmenden Druck im globalen Wettbewerb in Verbindung gebracht (Gottweis et al. 2004). Unter dem Primat der Wettbewerbsfähigkeit im Zeichen globalisierter Märkte sollen Sozial- und Gesundheitssysteme teilprivatisiert und verschlankt werden. Selbstverantwortung und bürgerschaftliche Eigeninitiative bei der Wahrnehmung sozialstaatlicher Aufgaben gelten als ein Mittel dazu. Diesen heute so prominenten Leitideen lassen sich die neuen Ansätze zur Demenzsorge problemlos zuordnen (Schnabel & Hülsken-Gießler 2018). Prominente internationale Projekte wie die »demenzfreundlichen Kommunen« oder »Hearing the Voice« (Radzey 2009) betonen z. B. die soziale Wurzel der Demenzproblematik und reklamieren eine gesamtgesellschaftliche Verantwortung für ihre Behebung. Ähnlich wie in den psychosozialen Modellen der ersten Hälfte des 20. Jahrhunderts werden Exklusion und Stigmatisierung als Hauptproblem der Demenz gewertet, zwar weniger bezüglich ihrer Ätiologie, wohl aber mit Blick auf die Bearbeitung der damit verbundenen Probleme. Diese Interpretation wäre allerdings durch weitere Forschung noch zu validieren.

Drittes Fazit

Auch wenn die hier getroffene Auswahl an Einflussfaktoren auf den Demenz-Diskurs zweifellos eine starke Vereinfachung darstellt, sind die Hinweise auf Korrespondenzen zwischen den Interpretationsmustern der Demenz und gesamtgesellschaftlichen bzw. globalen Risikodiskursen dennoch augenfällig. Interpretationen der Demenz korrespondieren mit der Problematisierung des demografischen Wandels, des Alters, des Sozialstaates und zuletzt der Globalisierung, jeweils in Wechselwirkung mit zeitspezifischen wissenschaftlichen, wirtschaftlichen und politischen Paradigmen. In der hier gewählten, an Foucault anschließenden Perspektive geben diese Problematisierungen Auskunft darüber, wie Krisen und Verwerfungen in einer gegebenen Zeit auf der Basis der vorherrschenden Wissensordnungen und Machtstrukturen interpretiert und bearbeitet werden. Problematisierung und Lösungsstrategie sind Teil der gleichen Wirklichkeitsordnung. Die Erkenntnisse der wissenschaftlichen Forschung sind Teil dieses Prozesses, bestimmen ihn aber weder noch sind sie für sein Fortbestehen maßgeblich verantwortlich (vgl. auch Holstein 2000).

Wie gezeigt wurde, war weder ein strikt biomedizinisches Modell der senilen Demenz noch die Idee einer multikausalen Ätiologie jemals konkurrenzlos. Varianten beider Ansätze waren stets als Möglichkeit vorhanden und innerhalb gesamtgesellschaftlicher Problematisierungen verwendbar. Ein wenig vereinfachend lässt sich also sagen, dass sich bei der Thematisierung der Altersdemenz seit Alzheimers Erstbeschreibung im Wesentlichen zwei Muster wiederholen. Eines erklärt Demenz über biomedizinische Marker, das andere ergänzend über soziale Faktoren. Dazwischen gibt es Abstufungen und Variationen. Wie im folgenden Kapitel dargelegt wird, gilt dies im Grunde bis heute. Diesmal unter Rekurs auf das Konzept des »Diskurses« wird dargestellt, welche Deutungsmuster aktuell die Debatte um die Einordnung und den Umgang mit der Demenz dominieren, welche impliziten Annahmen ihren Forderungen Substanz geben und welche Konsequenzen damit für Betroffene und andere Akteure verbunden sind.

1.5 Demenz-Diskurse

Auch der schillernde Begriff des »Diskurses« wird hier im Sinne Michel Foucaults verstanden. Diskurse lassen sich demnach zunächst als Menge von gehaltvollen Aussagen zu einem bestimmten Gegenstand, z. B. zur Demenz auffassen. Sie umfassen außerdem die Summe an Regeln, denen eine Aussage folgen muss, um in einer gegebenen Kultur als gehaltvoll gelten zu können. Drittens können Diskurse als Praktiken der Erzeugung und Verteilung von Aussagen aufgefasst werden (Foucault 1981). Einfach gesprochen sind Diskurse somit Reservoir und Produktionsstätte von gültigen Aussagen über die Dinge der Welt. Damit erzeugen sie zugleich – zumindest, wenn sie über Autorität verfügen – »Wirklichkeit«. Indem sie die Eigenschaften ihrer Gegenstände beschreiben, systematisieren und in etablierte Konzepte einfügen, machen sie diese im gesellschaftlichen Kontext erst wahrnehmbar. Ohne diese Vermittlung blieben die Dinge eigenschaftslos und somit letztlich unsichtbar. Das vom Diskurs bereitgestellte Wissen über einen Gegenstand und der Gegenstand selbst gehen ineinander auf. Dass die Demenz heute als Krankheit betrachtet wird, ist in dieser Perspektive somit keine Konsequenz objektiver biopathologischer Befunde, sondern ein Effekt ihrer Thematisierung durch einen »biomedizinischen Diskurs«. Dieser ist wiederum durch seine Praxis zur Erzeugung und Plausibilisierung von Aussagen gekennzeichnet, konkret durch Praktiken und Institutionen des Erkenntnisgewinns (Klinik/Diagnostik), durch Klassifikationssysteme zur Zu- und Einordnung von Befunden (Alzheimer Typ/vaskulärer Typ), durch die Hierarchie der involvierten Subjektpositionen (Experte/Laie) sowie der zugrundeliegenden normativen Vorstellungen (normal/abweichend) (vgl. ebd.). Einfach formuliert wird das altbekannte Phänomen der Demenz in dem Moment zur neuentdeckten Krankheit, in dem es von einem Diskurs mit Deutungsmacht als solche bezeichnet, erklärt, erforscht und in ein allgemein akzeptiertes Ordnungsmuster einsortiert wird. Der biomedizinische Diskurs (der freilich nicht nur von Biowissenschaftlerinnen und Medizinern geführt wird) bringt die »Hirnerkrankung Demenz« als Tatsache hervor. Dabei verfremden oder verbiegen Diskurse kein hinter ihnen verborgenes »wahrhaftiges« Wissen. Die Wahrheit ist in dieser theoretischen Perspektive nicht absolut und beständig, sondern unterliegt einem diskursiven Herstellungsprozess (Foucault 2003b). Das heißt nicht, dass die Existenz eines Phänomens wie Demenz außerhalb des Diskurses als reine Fiktion zu betrachten wäre; seine Wahrnehmung als Tatsache wird aber durch diskursive Formationsregeln vermittelt. Deutungen der Demenz werden dabei nicht nur von der Biomedizin angeboten. Unterschiedliche Diskurse bringen sie in unterschiedlicher Weise hervor, mal als Krankheit und globale Katastrophe, mal als natürliche Alterserscheinung und konstruktiv aufzugreifende gesellschaftliche Entwicklungsaufgabe (Schnabel 2018). Diese Deutungsmuster entfalten Machtwirkungen, wenn sie mit Autorität vorgetragen, verbreitet und rezipiert werden. Als gültiges Wissen über die Demenz strukturieren sie die Handlungsoptionen der Adressaten und bringen Kranke und Gesunde, Experten und Laien als Subjekte einer Wissensordnung hervor.

Diskurse sind Ermöglichungs- und Begrenzungsstrukturen. Indem sie »gültige« und somit »richtige« Deutungsmuster und Handlungsoptionen zur Verfügung stellen, begrenzen sie zugleich das Feld der auf Demenz bezogenen Deutungen und Handlungen. Sie bestimmen die Wahrnehmung und damit die »Wirklichkeit« der Demenz. Wer den Demenz-Diskurs kontrolliert, bestimmt folglich auch die »Wahrheit« über die Demenz. Im Folgenden werden die diskursiven Muster vorgestellt, die mit ihren Deutungsangeboten aktuell die Debatte zum Wesen und zum Umgang mit der Demenz bestimmen. Dazu werden zentrale Ergebnisse einer Reihe aktueller Analysen zur Demenzdebatte in den Medien, der Wissenschaft sowie in Politik und Zivilgesellschaft rezipiert und verdichtet.[16] Einer eigenen Studie folgend (Schnabel 2018), werden dabei die Kategorien Demenzdeutung, Problembeschreibung, propagierte Lösungsansätze sowie der Status der Betroffenen als zentrale Orientierungspunkte gesetzt.

1.5.1 Verlust und Korrektur – der »Defizit-Diskurs«

Das zentrale Deutungsangebot in Ratgeberliteratur, Belletristik und Film ebenso wie in Politik und Wissenschaft ist verschiedenen Analysen zufolge nach wie vor das der »Gehirnerkrankung« Demenz (Grebe 2019). Die Bezeichnungen für den zugehörigen Diskurs variieren in den unterschiedlichen Studien. In einer eigenen Analyse wird das Muster als »naturwissenschaftlicher Diskurs« bezeichnet (Schnabel 2018). Grebe nennt es »Paradigma der Heilung« (2019, S. 420), während Mc Parland et al. es als »tragedy discourse« bezeichnen (2017, S. 83). Trotz dieser divergierenden Namensschöpfungen beschreiben alle

---

16 Die für diese Zusammenfassung herangezogenen Analysen verwenden zwar nicht alle den Diskursbegriff, ähneln sich aber dennoch in ihren theoretischen Annahmen und ihrem Erkenntnisinteresse. Stets geht es um die Konstruktion sozialer Wirklichkeiten als Effekt der Thematisierung der Demenz in unterschiedlichen gesellschaftlichen Kreisen.

Analysen im Kern letztlich mehr oder weniger das gleiche Formationssystem für die Bildung von Aussagen zur Demenz. Jede Bezeichnung hebt einen der zentralen Aspekte eines Diskurses hervor, der bzgl. seiner Prämissen, Problembeschreibungen und Forderungen von anderen Deutungsangeboten unterschieden werden kann. Weil der Defekt im Zentrum seiner Argumentationen steht, soll er – noch weiter vereinfachend – an dieser Stelle als »Defizit-Diskurs« bezeichnet werden.

Kennzeichnend für diesen Diskurs ist zunächst die Verortung des Phänomens Demenz in einem Ursache-Wirkungszusammenhang (darum die Bezeichnung naturwissenschaftlicher Diskurs). Sie gilt als pathologische Abweichung von einem Normalzustand. Ihre Formen können nach Ansicht der Vertreter des Diskurses beschrieben und anhand rationaler Unterscheidungskriterien von einem gesunden Gehirn abgegrenzt werden. Dabei spielt für die Stringenz und Dynamik des Diskurses weniger die Natur der auslösenden Faktoren eine Rolle (pathogene Eiweiße, psychosozialer Stress, verdrängte Erinnerungen); grundlegender ist die inhärente Prämisse einer durchweg negativ konnotierten und daher korrekturbedürftigen Fehlfunktion als Wesenskern der Demenz. Weil Demenz in diesem diskursiven Muster ein Defekt ist, gilt sie andererseits »heilenden« Maßnahmen als prinzipiell zugänglich (Panke-Kochinke 2015, Schnabel 2018). Heilung gilt als schwierig, aber grundsätzlich als alternativlos. Zwar werden in Wissenschaft, Medien oder Politik unterschiedliche Wege der Heilung diskutiert, die Notwendigkeit einer Korrektur des Defektes wird aber nicht in Frage gestellt. Heilung wird dabei meist als therapeutische Intervention verstanden, die von qualifizierten Personen zu erbringen ist und die stets am Leib bzw. der Person der Betroffenen ansetzt (Panke-Kochinke et al. 2015, Schnabel 2018).

Passend zur Defizitperspektive wird die Demenz in diesem Formationssystem fast ausschließlich unter dem Aspekt des Abbaus und des Verlustes oder anders – als Tragödie verhandelt (darum tragedy discourse). Sie ist eine Bedrohung für den Geist und die Persönlichkeit der Betroffenen. Sie zerrüttet ihre Familien und irritiert ihr soziales Umfeld. Als kostspielige Epidemie bringt sie zudem den Sozialstaat an den Rand des Abgrundes (Grebe 2019, Panke-Kochinke et al 2015). Für die Schilderung dieser Szenarien werden in Presse, Literatur und Film, mitunter auch in der Politik drastische und emotional aufgeladenen Metaphern benutzt (Dieckmann 2021, Grebe 2019.; Mc Parland et al. 2017). Die vorgeschlagenen Lösungsstrategien zielen typischerweise auf die »Beherrschung« der für Mensch und Gesellschaft katastrophalen Krankheitsfolgen. Ziel ist es, die Demenz durch Heilung aus den Körpern der Betroffenen und damit zugleich aus dem »Gesellschaftskörper« zu entfernen (Schnabel 2018). Als geeignete Maßnahmen wird ein Ausbau der Frühdiagnostik, eine Förderung der biomedizinischen Forschung oder auch ein gesunder Lebensstil als Prophylaxe angemahnt (Grebe 2019, Schnabel 2018). Weil Demenz als Krankheit gedeutet wird, kommt Medizinerinnen und Medizinern dabei die Rolle von *»Hütern des Verfahrens«* (Müller 2018, S. 143) zu.

Die Demenzbetroffenen selbst bleiben in diesem Diskurs zumeist blass. Sie werden über ihre Defizite ins Spiel gebracht. Sie sind keine Akteure, sondern Adressaten von Interventionen. In der medialen Präsentation erscheinen sie als schwach und abhängig, häufig auch als fremd- und andersartig (Mc Parland et al. 2017). Ihre Lebensäußerungen werden als direkte Folge ihres Defektes und somit als krankhaft interpretiert. Begegnungen mit ihnen werden nicht als Zusammenkünfte von Personen beschrieben, sondern eher als therapeutische Sitzungen mit Merkmalsträger einer Erkrankung (Schnabel 2018, Müller 2018). Ihr Personenstatus ist bedroht und muss daher den zuständigen Reparaturinstanzen übereignet werden. Ihre Zukunft ist limitiert, ihre Gestaltungs- und Entwicklungsmöglichkeiten sind daher kein Thema (Mc Parland et al. 2017). Zwischen ihnen und den »Intakten«

wird eine klare Grenze gezogen (Schnabel 2018). Während andere Diskurse die bedingungslose Zugehörigkeit von Menschen mit Demenz zur menschlichen Gemeinschaft betonen (s. u.), wird das Menschsein hier an die Bedingung der Funktionsfähigkeit gebunden.

Der Defizit-Diskurs markiert die Demenz in mehrfacher Hinsicht als ein »Außen« (Müller 2018). Sie ist kein Aspekt einer alternden Gesellschaft, sondern ihre Krankheit. Die von Demenz Betroffenen sind nicht mehr Teil der Gemeinschaft, sondern stehen außerhalb. Ihre Defekte separieren sie von den »Gesunden«. Dieser Diskurs zieht eine Grenze zwischen einer Sphäre der Normalität und einer der Abweichung. Problembeschreibungen, Lösungsvorschläge und Subjektpositionierungen folgen diesem Muster. Er verfügt über die Autorität der Naturwissenschaften und ihren als objektiv geltenden, weil auf rationalen Messmethoden beruhenden Einsichten. In der medialen Darstellung der Demenz dominieren aus der Biomedizin übernommene Nosologien und Krankheitstheorien sowie die ausführliche Schilderung von Demenzsymptomen (Grebe 2019). Seine Argumentationen beziehen ihre Kraft aus den als antagonistisch gesetzten Gegensatzpaaren Gesundheit/Vollständigkeit und Krankheit/Beeinträchtigung. Gesundheit wird dabei mit einem vollwertigen Leben als Mensch gleichgesetzt (Schnabel 2018). Heilung erscheint daher als zwingend geboten. Obwohl alternative Deutungsangebote in Politik und Gesellschaft an Raum gewinnen, bleibt das defizitorientierte Bild der Hirnkrankheit Demenz vielen Analysen zufolge das deutlich präsentere (Grebe 2019, Krüger 2016).

1.5.2 Sorge, Emanzipation und das gute Leben – der »person-zentrierte Diskurs«

Ein anderes diskursives Formationssystem profiliert sich als das strikte Gegenteil der Defizit-Perspektive. Das Bild des vorprogrammierten Verfalls wird hier mit dem Beharren auf Bewahrung und Entwicklung gekontert. Dem Bild des kranken, abhängigen und nahezu ausgelöschten Pfleglings wird das Postulat des bis zuletzt unantastbaren Wesenskerns des Menschen entgegengestellt, dem Bild der Retardierung ein Bild der Kreativität und Schöpfungskraft. Dem anscheinend alternativlosen Leitbild der institutionalisierten Versorgung wird das Modell eines selbstständigen Lebens trotz Demenz entgegengesetzt. Die Engführungen des biomedizinischen Paradigmas werden durch Verweise auf größere und wichtigere Aspekte des Menschseins relativiert. In diesem Diskurs werden die Einschnitte durch die Demenz zwar i. d. R. nicht negiert, aber eben nicht als einzige Wahrheit akzeptiert. Hier ist sie weniger ein Störfall mit katastrophalen Folgen als eine von der Gesellschaft und ihren Individuen – inklusive der Demenzbetroffenen selbst – konstruktiv aufzunehmende Gestaltungsaufgabe. In einigen Beiträgen wird der Demenz sogar das Potential zugesprochen, positive gesellschaftliche Veränderungen zu erzwingen (Grebe 2019, Schnabel 2018). Von diesem Grundmuster ausgehend lassen sich drei Varianten dieses »person-zentrierten Diskurses« in Bezug auf Prämissen und Forderungen unterscheiden.

(1) Der Sorgediskurs

Kennzeichnend für diese Variante ist die Prämisse einer natürlichen Ordnung der Dinge bei der Beschreibung von Problemen und der Formulierung von Forderungen. Die Altersdemenz gilt hier als ein Aspekt der Endlichkeit des menschlichen Lebens. Unabhängig davon, ob ihr die zugeordneten Autorinnen und Autoren den Status einer Krankheit zubilligen, gilt sie als etwas zum Leben Gehörendes und somit im Grunde »Normales«. Der Verfall am Lebensende ist tragisch und leidvoll, bleibt dessen ungeachtet aber Teil der unabänderlichen natur- oder gottgegebenen Zyklen. Wenn damit ein Stigma verbunden ist, dann eines, dass die gesamte Menschheit umfasst (Schnabel 2018). Das als zentrale Herausforderung identifizierte Problem ist in diesem diskursiven Muster folglich auch weniger die Inzidenz der Demenz als vielmehr die verlorene Menschlichkeit im Umgang mit den Betroffenen (ebd.). Als verantwortlich dafür gelten problematische Ideologien und Praktiken auf allen gesellschaftlichen Ebenen, z. B. ein einseitiger Kognitivismus, eine überzogene Leistungsorientierung oder auch der moderne Fitness- und Jugendkult und seine Negierung des Alters und der Schwäche. Auch lebensweltferne Formen der Unterstützung, z. B. eine kommerzialisierte und technokratische Pflege oder Medizin, werden kritisch betrachtet.

Weil Gebrechlichkeit nach Ansicht der Vertreterinnen dieses Diskurses zum Wesen des Menschen gehört, darf sich die Suche nach einer Lösung der demenzbezogenen Herausforderungen nicht in der Suche nach besseren Heilmethoden erschöpfen. Das darin steckende Machbarkeitsideal gilt im Gegenteil eher als kontraproduktiv. Im Zentrum der propagierten Lösungsstrategien steht nicht Korrektur, sondern Sorge. Sorge gilt als konstitutives Wesensmerkmal menschlicher Gemeinschaften (Schnabel 2018). Eine Rückbesinnung auf quasi natürliche Formen zwischenmenschlicher Unterstützung gilt als geboten, tradierte und bewährte Sorgepraktiken, z. B. wertschätzende und unterstützende Begegnungen oder ein fürsorgliches Interesse am Anderen, sind neu zu beleben (vgl. auch Grebe 2019). Pflegerische und medizinische Interventionen werden meist nicht abgelehnt, gelten aber gegenüber weniger »artifiziellen«, weil aus der menschlichen Begegnung geborenen Praxisformen als nachrangig (Schnabel 2018, Grebe 2018).

Menschen mit Demenz werden konsequent als Personen angesprochen. Ihre Anerkennung trotz und gerade wegen ihrer Gebrechlichkeit ist eine zentrale Forderung der Autorinnen und Autoren (Grebe 2019). Eine aktive Rolle spielen sie aber nicht. Vielmehr ist es gerade ihre Schwäche und Hilfslosigkeit, die sie als Teil der menschlichen Schicksalsgemeinschaft ausweist. Die in anderen Formationssystemen bedeutsame Forderung nach Selbstbestimmung oder Recht (auf Behandlung, auf Mitbestimmung), kommen hier entsprechend nicht vor (Schnabel 2018).

(2) Der »zivilgesellschaftliche« Diskurs

Dieses Muster ähnelt dem Sorgediskurs in seiner Opposition zum biomedizinischen Modell und in seiner Emphase für die Anerkennung von und die Sorge um Demenzbetroffene. Ein Unterschied besteht darin, dass Problembeschreibungen und Forderungen des »zivilgesellschaftlichen« Diskurses weniger auf die private menschliche Begegnung abzielen als vielmehr auf Begegnungen im öffentlichen Raum. Die Sorge für Betroffene und füreinander wird hier stärker als gemeinschaftliche Sorgearbeit im Kontext des Gemeinwesens ausformuliert. Sie ist eine gesamtgesellschaftliche Herausforderung, die vor allem im sozialen Nahraum anzunehmen ist. Demenz wird als ein Strukturmerkmal der alternden Gesellschaft aufgefasst, dem gestalterisch zu begegnen ist. Als Problem werden weniger ihre Inzidenz als vielmehr die als überaltert und inadäquat geltenden Sorgestrukturen im Sozialsystem und der Zivilgesellschaft angesehen (Grebe 2019, Schnabel 2018). Auch geht es nicht um Sorge alleine, sondern darüber hinaus um Inklusion und politische Beteiligung der Betroffenen. Die Dominanz der biomedizinischen Perspektive wird abgelehnt, weil sie zum einen Menschen als krank etikettiert und damit aus sozialen Bezügen exkludiert und weil sie zweitens die exklusive Zuständigkeit der Medizin untermauert und dadurch eine gesamtgesellschaftlich getragene Verantwortung verunmöglicht. Gefordert wird stattdessen die Stärkung und Weiterentwicklung ehrenamtlicher Sorgestrukturen (Schnabel 2018). Auffällig häufig findet sich die Silbe »neu« in den Forderungen der zugeordneten Texte. Neue Formen der Kooperation von Laien und Profis, neue Orte der Begegnung von Menschen mit und ohne Demenz, eine Neu-Erfindung des Gemeinwesens etc. werden gefordert (ebd.). Menschen mit Demenz werden aufgerufen, sich an diesem Veränderungsprozess zu beteiligen. Sie erhalten den Rang von Experten in eigener Sache, deren Stimme gehört werden muss (vgl. auch Beard et al. 2009). Anders als im Sorgediskurs spricht sie der zivilgesellschaftliche Diskurs in der frühen Phase der Demenz an und weist ihnen Gestaltungs- und Handlungskompetenzen zu (Schnabel 2018).

(3) Der »Living Well«-Diskurs

Während der Sorgediskurs ebenso wie der zivilgesellschaftliche Diskurs das Thema Demenz in einen Interaktionszusammenhang stellen und auf eine Vergemeinschaft der Betroffenen abzielen, wird in dem von Mc Parland et. al. als »*living well discourse*« (2017, S. 87) bezeichneten Deutungsmuster eher auf ein gutes bzw. gehaltvolles Leben mit Demenz als eigenständiges Gut abgestellt. Die Demenz wird hier als gestaltbare Lebensphase von Wert und Tiefe präsentiert. Sie ist keine Endstation, sondern bietet spezifische Entwicklungsmöglichkeiten. Techniken zum Erhalt von Kompetenzen, sozialen Rollen oder positiven Selbstbildern sind darum Themen dieses Diskurses. Wege eines »guten Lebens« mit Demenz werden beschrieben. Demenz erscheint hier weniger als ausweisloses Schicksal denn als persönliche Herausforderung, der Betroffene mit Humor und Kreativität begegnen können (ebd., Panke-Kochinke 2015). In Literatur und Film werden Demenzbetroffene mitunter auch als Kämpfer gegen ein übermächtiges Schicksal inszeniert. Ihr Aufbäumen gegen die Konventionen der Demenz und die Restriktionen der Versorgungssysteme wird in Szene gesetzt. Auch wenn das Anrennen gegen die Demenz letztlich scheitern muss, erscheinen die Betroffenen doch als agil, kreativ und sympathisch in ihrer Rebellion (Kriebernegg 2018). Zudem ist das Motiv des »Andersseins« in der Demenz im positiven Sinne eines individuellen Alleinstellungsmerkmals präsent. Die Demenz fungiert als eine »Verrückung« in einem wohlmeinenden Sinne. Sie hebt die Protagonisten aus den vertrauten Sphären rationeller Sinnregime heraus (Dieckmann 2021). Demenz ist kein Verlust, sondern Voraussetzung für eine alternative, vielleicht sogar »bessere« Existenz innerhalb der Restriktionen alltäglicher Lebenswelten. Sie ermöglicht einen anderen, unverstellten Blick auf die Welt.

Während der Defizit-Diskurs die Demenz aus den Sphären des Normalen ausgrenzt, fassen insbesondere die beiden erstgenannten Varianten des person-zentrierten Diskurses sie explizit als etwas Zugehöriges. Sie ist keine Abweichung, sondern inhärenter Bestandteil, entweder der natürlichen Zyklen oder der alternden Gesellschaft. Demenzbetroffene stehen nicht außerhalb, sondern bleiben Teil der menschlichen Schicksalsgemeinschaft bzw. der demokratischen Grundordnung. Nicht Heilung, sondern Anerkennung bzw. Inklusion stehen hier auf dem Programm. Vollständigkeit als Mensch ist keine Frage körperlicher Funktionalität, sondern der sozialen Zugehörigkeit. Die angemahnten Verbesserungen in der persönlichen Begegnung oder dem sozialen Zusammenleben werden darum auch nicht alleine mit ihrem Nutzen für Betroffene begründet; sie gelten vielmehr als Grundbedingung für ein erfüllteres Leben als Mensch in Gemeinschaft. Eher den Geisteswissenschaften nahe stehend, bezieht dieses Muster seine Autorität aus dem Rekurs auf die als unhintergehbar geltenden sozialen und ethischen Grundprinzipien der menschlichen Existenz.

1.5.3 Wirklichkeiten der Demenz

Wie gezeigt wurde, lassen sich anhand der grundlegenden Prämissen hinter den Aussagen zur Demenz, den daraus abgeleiteten Problembeschreibungen und Lösungsstrategien sowie ihrer inhärenten Menschenbilder zwei zentrale Formationssysteme zur Erzeugung von Aussagen unterscheiden. Eine ist defizitorientiert und ausschließend, eine personenorientiert und einschließend, jeweils bezogen auf eine spezifische Normalitätsvorstellung. Auch wenn die Grenzen zwischen diesen Diskursen gewiss fließend sind und sich in den Beiträgen zur Debatte auch selten eine Position in Reinform finden lässt, scheinen diese Scheitelpunkte doch insgesamt das Feld des zur Demenz Sagbaren zu begrenzen. Die Aussagen sind dabei nicht als zeitgenössische Hervorbringungen aufzufassen; sie haben vielmehr Anklänge an die bereits oben (▶ Kap. 1.3) geschilderte Dichotomie zwischen strikt biologischen und psychosozialen Erklärungsansätzen zur Demenz. Gleiches gilt für die vorgeschlagenen Strategien. Beherrschung durch Wissenschaft auf der einen, Korrektur durch soziale Zuwendung auf der anderen Seite. Freilich gibt es Anpassungen und Entwicklungen.

Betrachtet man die hier vorgestellten Synthesen – die freilich empirisch noch weiter zu validieren wären – als zutreffend, können die aktuellen Diskurse zur Demenz als Konglomerat tradierter diskursiver Muster und ihrer neuzeitlichen Adaptionen betrachtet werden[17]. Welche Konsequenzen ergeben sich nun aus diesem Befund? Wie eingangs erläutert, sind Diskurse Produzenten und Transporteure gültigen Wissens. Sie zeichnen ein spezifisches Bild der sozialen Welt und determinieren so die Entscheidungen der darin aufgehobenen Subjekte. Dies gilt vor allem, wenn sie von Experten, vertrauenswürdigen Organisationen oder moralischen Instanzen geführt werden. Solcherart mit Autorität versehen, prägen sie politische Entscheidungen, wissenschaftliche Fragestellungen und nicht zuletzt das Erleben der Betroffenen und Angehörigen. Dies soll nun abschließend mit Beispielen hinterlegt werden.

Oberflächen des Diskurses

Worin besteht die Wirkung von Diskursen? Gewiss werden Menschen nicht einfach durch eine an sie gerichtete Rede oder Schrift programmiert. Diskurse werden auch nicht von den Mächtigen gegen die Ohnmächtigen geführt. Vielmehr sind es die »unterworfenen« Menschen selbst, die, indem sie innerhalb der offerierten Wissensordnung ihren Platz einnehmen, den Diskurs führen. Menschen aktualisieren den Diskurs, indem sie sich selbst als Subjekte seiner Wahrheitsordnung begreifen. So wird das diskursiv vermittelte Wissen in die Praxis übertragen und durch praktische Vollzüge umgesetzt und erneuert. Wenn also die Wirkungen von Diskursen besprochen werden, ist damit kein asymmetrisches Machtverhältnis gemeint. Wirkung bedeutet vielmehr, die »Oberflächen« aufzuzeigen, in die der Diskurs sich einschreibt (Foucault 1981). Wenn sich Handlungsvollzüge sowie Selbst- und Fremdbeschreibungen von Subjekten musterhaft und systemübergreifend wiederholen und dadurch stets das Gleiche in neuen Varianten produzieren, kann dies in der hier gewählten Perspektive als Effekt einer übergeordneten diskursiven Wirklichkeit gedeutet werden. Äußerungen von Angehörigen, Betroffenen und Experten zum Wesen der Demenz sind deshalb als Anzeichen einer

---

17 Die in den aktuellen Debatten zirkulierenden Deutungsmuster ließen sich zudem mit noch deutlich älteren Diskursen in Verbindung bringen. Schon immer wurde das Alter einmal mit Funktionsverlust, Degeneration oder Krankheit gleichgesetzt, andererseits aber auch als Entwicklungsaufgabe mit Wachstumspotential stilisiert (Göckenjan 2009). In der mitunter starken Betonung der unkonventionellen Kreativität oder gar Genialität der Demenzbetroffenen, nicht trotz, sondern gerade wegen ihrer Demenz, mag man Anklänge an die alte Idee einer dem Wahnsinn eigenen Hellsichtigkeit sehen.

diskursiven Wirklichkeitskonstruktion im Vollzug zu betrachten.

Wirkungen defizitorientierter Demenzdeutungen

Besonders reich ist die Befundlage zu den Auswirkungen defizitorientierter Demenzbilder. Das in den Medien prominente biomedizinische Bild der »Gehirnkrankheit Demenz« nimmt Studien zufolge z. B. starken Einfluss auf die Wahrnehmung und Einordnung des Geschehens durch pflegende Angehörige. Angehörige übernehmen medizinische Begrifflichkeiten, um die bei ihren Verwandten beobachteten Verhaltensauffälligkeiten zu beschreiben. Sie orientieren sich an medizinischen Standardmodellen zum Krankheitsverlauf, um die Geschehnisse ihres Demenzalltags einzuordnen und künftige Entwicklungen zu antizipieren (Langehennig & Obermann 2006). Die Bereitschaft, auffällige Verhaltensweisen im Alter als mögliche Demenzsymptome zu interpretieren, ist groß (Grebe 2019). Grebe berichtet davon, dass Angehörige die konsultierten Ärztinnen und Ärzte sogar in Richtung der von ihnen bereits im Vorfeld »gestellten« Diagnose auszurichten versuchen (ebd.). Eine Bestätigung des Verdachts durch die Diagnosestellung wird einerseits gefürchtet; andererseits wird die vollzogene Diagnose aber häufig als hilfreicher Orientierungspunkt betrachtet (Müller 2018, kritisch dazu Langehennig & Obermann 2006). Das offizielle Label »Demenz« verschafft den Angehörigen zumindest eine Erklärung für das fremde und unverständliche Verhalten der Betroffenen und ein neues Set an Handlungsmöglichkeiten (Radvanszky 2010). Die Einsicht in das »Krankhafte« der Demenz verändert allerdings auch den Blick der Angehörigen auf ihre demenzbetroffenen Partner oder Verwandten. Einerseits bringen sie größeres Verständnis für deren mitunter verstörende, nun aber zumindest erklärbare Verhaltensweisen auf (Grebe 2019). Zugleich weisen medizinische Diagnose und Prognose den nun »Kranken« in der Wahrnehmung der Angehörigen einer veränderten Personenstatus zu (Langehennig & Obermann 2006). Aus Ehepartnern oder Elternteilen werden Schutz- und Hilfsbedürftige, lange bevor diese tatsächlich umfangreiche Unterstützung benötigen (ebd., Panke-Kochinke 2013, Schaub & Lützau-Hohlbein 2017). Kompetenzverluste werden generalisiert. Verhalten wird als pathologisch gedeutet, auch wenn es aus Sicht der Betroffenen ggf. etwas ganz anderes und durchaus »Vernünftiges« darstellt (Stechl et al. 2007).

Die Defiziterwartungen der Angehörigen haben ein negatives Echo bei den Betroffenen. Menschen mit Demenz fühlen sich häufig durch Angehörige bevormundet oder entmündigt. Sie erleben eine pauschale Aberkennung von Kompetenzen, die in keiner Weise ihrer Selbstwahrnehmung entspricht (Innes 2014, Panke-Kochinke 2013). Zudem machen viele Betroffene die Erfahrung, auch in öffentlichen Räumen nicht mehr vorbehaltlos als Personen anerkannt zu werden. Nicht wegen tatsächlicher Defizite, sondern wegen dem Generalverdacht fehlender Zurechnungsfähigkeit erfahren sie Zurücksetzung und Ausgrenzung (Mc Parland et al. 2017, Beard 2009). Neben der Fremdwahrnehmung prägt das Defizitmodell außerdem die Selbstwahrnehmung der Demenz durch die Betroffenen, wenn auch auf ambivalente Weise. Demenz wird dem gängigen Leitbild folgend als Krankheit mit schwersten Verlusten und Beeinträchtigungen aufgefasst. Dies führt einmal dazu, dass Betroffene ihre eigenen, als deutlich leichter empfundenen Beeinträchtigungen nicht als krankhaft bewerten. Darum empfinden sie das Etikett Krankheit als ein von außen an sie herangetragenes Stigma (Panke-Kochinke 2013). Wird die Demenz aber als ernsthaftes Gesundheitsproblem akzeptiert, wird auch ihre negative Prognose antizipiert (Beard et al. 2009, Stechl et al. 2007). Viele Studien bestätigen die Angst der Betroffenen vor dem Verlust an Kontrolle und Selbstbestimmung und ihre Hoffnungslosigkeit in Bezug auf kommende Entwicklungen. Die Diagnose führt zu einer tiefen Verunsicherung, die in eine vorzeitige und unproduktive Ergebenheit in ein unausweichliches Schicksal münden kann (Müller 2018).

Die unterschwellige Agenda des defizitorientierten Demenzbildes prägt aber nicht nur das Erleben der Laien, sondern ist auch in Forschung und Versorgungspraxis wirksam. Auch außerhalb der Biomedizin (für die eine Defizitperspektive wohl konstitutiv ist) prägt das Bild der Demenz als Hirnkrankheit mit düsterer Prognose den Blick von Fachleuten auf ihre Probandinnen, Klienten, Bewohnerinnen oder Patienten. Birgit Panke-Kochinke konnte z. B. zeigen, dass die wissenschaftliche Beschäftigung mit demenzbetroffenen Menschen stets von der Idee geleitet ist, dass demenzbedingte Veränderungen für sie einen Verlust bedeuten müssen (2014). Deshalb wird auch jede Form ihres Umgangs mit Demenz als Kompensationsversuch gewertet (vgl. auch Innes 2014). Weiterhin neigen Forschende dazu, jede eigenartige oder missverständliche Sprach- oder Verhaltensäußerung als pathologisch bedingt und damit als Demenzsymptom zu interpretieren. Andere Deutungsmöglichkeiten, z. B. persönliche Eigenarten oder biografische Prägungen, bleiben unberücksichtigt (Beard et al. 2009, Panke-Kochinke 2014). Das bei vielen Schwersterkrankten zu beobachtende Abwehr- und Verleugnungsverhalten wird nur bei Demenzbetroffenen als pathologisch gewertet (Stechl et al. 2007). Ob deviante Verhaltensweisen immer krankhaft sind oder auch Coping-Strategien darstellen können, ist in der wissenschaftlichen Debatte zwar mitunter strittig; unstrittig ist aber die Annahme, dass jede Lebensäußerung der Betroffenen, egal ob sie nun positiv als Kompetenz oder negativ als Pathologie bewertet wird, letztlich ihrer Demenz zuzuschreiben ist. Demenzbetroffene sind, so ließe sich resümieren, dement und sonst nichts.

Studien zu den Einstellungen von Praktikern in der Demenzversorgung bestätigen diesen Befund. Matthias Müller konnte zeigen, dass die Demenz von Pflegekräften und Sozialarbeiterinnen in der Altenhilfe vor allem mit kognitivem Abbau, abweichendem Verhalten und Hochaltrigkeit in Verbindung gebracht wird (2018). Ein Leben mit Demenz außerhalb der Versorgungskontexte taucht als Möglichkeit bei den Befragten nicht auf. In Bezug auf die Bedürfnisse der Betroffenen überwiegt die Ansicht, dass ihnen Schutz und Hilfe zu gewähren ist (ebd., Radvanszky 2010). Als Personen bleiben sie in der Wahrnehmung der Befragten blass. Häufig werden sie infantilisiert. Über ihr Leben vor oder neben der Demenz ist meist nichts bekannt (Müller 2018). Selbst wenn Demenzbetroffenen Kompetenzen zuerkannt oder von ihren Bezugspersonen in der Versorgungspraxis positiv wahrgenommen werden, bleibt das Defizitmuster unterschwellig präsent. Die Fähigkeiten der Betroffenen benötigen in den Augen der Gesunden stets externe Unterstützung, um sich entfalten zu können (Schnabel 2018). Zudem gelten sie vor dem Hintergrund der Prognose als fragil und flüchtig (Müller 2018). Auch der (vermeintlich) ressourcenorientierte Blick steht somit unter einem Defizit-Vorbehalt. Die Demenz als voranschreitender kognitiver Abbauprozess bleibt als Deutungsmuster bei der Einordnung demenzbetroffener Patienten und Klientinnen prägend.

Wirkungen person-zentrierter Demenzdeutungen

Als Beleg für die Wirkungen des person-zentrierten Demenzdiskurses kann zunächst der Umstand gelten, dass mittlerweile einige Studien zu den Innenansichten demenzbetroffener Menschen vorliegen. Dies deshalb, weil Sichtweisen und Erlebnisformen von Demenzbetroffenen lange Zeit kein Thema für die Forschung waren. Unter den Prämissen des Defizitparadigmas erschien es als wenig aussichtsreich, von »Kranken« verwertbare Informationen zu erhalten (Beard et al. 2009). Menschen mit Demenz waren mehr Objekte denn Subjekte der Forschung (Müller 2018). Erst ab den 1990er Jahren rücken subjektive Sichtweisen Demenzbetroffener und individuelle Formen des Umgangs mit der Demenz in den Fokus von wissenschaftlichen Studien (Innes 2014). Gleichzeitig steigt auch die Zahl an aktiven Betroffenen in Selbsthilfeorganisationen und politischen Gremien (Radzey 2009).

Die Studien zeigen zunächst, dass Betroffene ihr Leben mit Demenz mitunter positiver bewerten als ihr Umfeld. Sie zeigen auch, dass die aktive Teilnahme an gesellschaftlichen und politischen Prozessen von den Betroffenen als Bereicherung empfunden wird und sich zudem positiv auf ihr Selbstwertgefühl und ihre Zufriedenheit auswirkt (Beard 2009, Radzey 2009). Ambivalent und dünn ist die Studienlage allerdings zur Wirkung des person-zentrierten Diskurses auf das Denken und Handeln der Helferinnen und Helfer. Zwar gibt es Modellprojekte, in denen Menschen mit Demenz als Partner im Versorgungssetting angesprochen und systematisch in Entscheidungsprozesse eingebunden werden; inwieweit dies jenseits solcher Leuchttürme gängige Praxis ist, bleibt aber unklar (Radzey 2009). Weiterhin zeigen viele Studien zur Pflege in stationären Settings zwar einen positiven Effekt person-zentrierter Ansätze; es stellt sich allerdings die Frage, inwieweit diese oft anhand typischer Outcome-Kriterien festgemachten Effekte tatsächlich Veränderungen im Denken der Pflegenden dokumentieren. So wird z. B. beschrieben, dass person-zentrierte Pflege die Lebensqualität von demenzbetroffenen Bewohnerinnen und Bewohnern steigert, Gefühle der Einsamkeit und Langeweile verringert und Stürze oder herausfordernde Verhaltensweisen reduziert (Fazio 2017). Angesichts dieser eher technischen Begrifflichkeiten und Zusammenhangsvermutungen liegt der Verdacht nahe, dass hier unter dem Label eines personenbezogenen Modells das alte Defizitparadigma und sein naturwissenschaftliches Erkenntnismodell reformuliert werden.

Eine Studie zur Verwirklichung von Selbstbestimmung bei demenzbetroffenen Pflegebedürftigen konnte zeigen, dass das Pflegepersonal in Heimen und ambulanten Diensten den Anspruch der Betroffenen auf Mitbestimmung zwar als bedeutsame Anforderung an ihre Berufspraxis verstehen, ihn in der Ausübung der Praxis aber beständig unterlaufen (Kotsch & Hitzler 2013). Die Sicherstellung der Versorgung und die Abwehr von Gefahren stellen stärkere Imperative als die Willensäußerungen der Betroffenen dar (ebd.). Dass einschränkende Handlungen aber zumindest Unbehagen erzeugen und als belastend erlebt werden, kann ggf. als Zeichen für den Einfluss des person-zentrierten Diskurses auf das Bewusstsein der Akteure gewertet werden. Zweifellos besteht hier ein Bedarf an weiterer Forschung.

Viertes Fazit

Demenz-Diskurse schaffen Wirklichkeit auf dreierlei Wegen: Einmal stellen sie Ordnungen des Denkens bereit, in der die Demenz ihren Platz findet. Zweitens regen sie vielfältige, an diese Ordnungen anschließende Praktiken an. Aus Demenzbildern entstehen Organisationen und Institutionen, Verfahrensweisen sowie Gesten der Inklusion und Ausgrenzung, der Unterwerfung und der Rebellion. Drittens informieren Sie ihre Adressatinnen darüber, wer sie sind, welche Anforderungen mit ihrer Stellung verbunden sind und was sie zu tun haben, um diesen Anforderungen gerecht zu werden. Der demenzkranke Mensch des defizitorientierten Diskurses muss sich als limitierte Person erkennen und um Hilfe ersuchen. Der Mensch mit Demenz im emanzipatorischen Diskurs muss sich als Bürgerin oder Bürger begreifen, Rechte einfordern und sich in die Prozesse einbringen (Schnabel 2018). Demenzdiskurse prägen darüber hinaus die Weltsicht von informellen und professionellen

Bezugspersonen, nehmen Einfluss auf die Fragestellungen und Programme von Forschenden und bereiten den Boden für politische Entscheidungen. Dass nach wie vor ein Großteil der zur Verfügung gestellten Forschungsgelder in die biomedizinische Demenzforschung fließen, während andererseits Versorgungsengpässe in der ambulanten und stationären Demenzpflege zum Dauerthema in Politik und Gesellschaft avanciert sind, kann als eine Folge der noch immer ungebrochenen Dominanz des biomedizinischen Diskurses und seines wirklichkeitskonstituierenden Deutungsangebotes betrachtet werden.

Wie in diesem einführenden Kapitel dargelegt wurde, ist die Frage nach dem Wesen der Demenz weniger leicht zu beantworten, als dies bei flüchtiger Betrachtung den Anschein haben mag. In den Medien ebenso wie in Wissenschaft und Politik dominiert nach wie vor die biomedizinische Perspektive. Wie gezeigt wurde, ist diese bzgl. ihrer Reichweite, ihrer Prämissen und ihrer empirischen Fundierung aber keinesfalls immun gegen Kritik. Außerdem war sie niemals alternativlos. Unterschiedliche Deutungsangebote zur Demenz mit jeweils eigenen Prämissen wurden und werden angeboten und mit Macht vertreten. Gezeigt wurde außerdem, dass sich Popularität und Durchsetzungsvermögen von Demenzdiskuren weder der Objektivität von Befunden noch einem unstrittigen Absolutheitsanspruch ihrer Prämissen verdanken; vielmehr ist es ihre Funktionalität in gegebenen bzw. krisenhaft sich ändernden gesellschaftlichen Wirklichkeiten, die ihnen zu Bedeutung verhilft. Deutungen zum Wesen der Demenz und zum richtigen Umgang mit den Betroffenen sind somit kein Ausdruck einer tieferen Einsicht in die wahre Natur der Demenz; sie können daher auch nicht anhand ihrer Nähe zur »Wahrheit« beurteilt werden. Vielmehr stellen sie kontingente Deutungsangebote mit jeweils eigenen Mustern der Wirklichkeitskonstruktion dar. In der hier gewählten kritisch-ontologischen Perspektive ist die Demenz somit nicht nur ein biologisches, sondern vor allem ein diskursives Phänomen.

Die unterschiedlichen Positionen zur Demenz stehen zueinander in Opposition. Die Auseinandersetzung um die Demenz ist weit davon entfernt, eine nüchterne Debatte mit Argumenten und Gegenargumenten zu sein. Im Gegenteil ist es eher so, dass die angebotenen Wahrheiten ihr Profil durch Abgrenzung schärfen. Durch ein offensives Ausschließen der jeweils anderen Position gewinnt die eigene Wahrheit an Kontur (vgl. dazu Schnabel 2018). Im Anschluss an Foucault lässt sich die Debatte daher als ein Feld von spannungsvollen Kräfteverhältnissen betrachten (1983). Dabei können die vielfältigen Investitionen in die Wirklichkeit der Demenz, zumindest wenn sie auf Handlungsvollzüge abzielen, als Mechanismen einer Machtstrategie betrachtet werden (Foucault 2005b). Wenn also in Wissenschaft und Praxis Modelle zur Demenzpflege entworfen, legitimiert und durchgesetzt werden, sind damit immer auch Machtwirkungen verbunden. Eine kritische Reflexion von Ansätzen der Demenzpflege sollte darum neben den klassisch naturwissenschaftlichen Kriterien der Evidenz und Effektivität auch deren normative Prämissen einschließen. Dies gilt umso mehr, je offensiver sich die angebotenen Modelle auf die Wissenschaft, die Natur oder auf das Wesen des Menschen berufen, je kompromissloser sie ihre jeweiligen Wahrheiten als alternativlos ausweisen und je vehementer sie Gefolgschaft einfordern.

Der Nutzen oder Schaden von diskursiv vermittelten Deutungsangeboten liegt nicht darin, dass sie den Weg zu einer wie auch immer gearteten »Lösung« für die demenzbedingten Herausforderungen aufzeigen bzw. ihn verstellen; ein einfacher Weg zur Lösung der Probleme zeichnet sich aktuell nicht ab. Eine kritische Bewertung kann sie aber anhand der Handlungsoptionen beurteilen, die sie für Akteure auf den unterschiedlichen gesellschaftlichen Ebenen bereitstellen. Modelle zur Demenzpflege aus Wissenschaft und

Praxis sind als Angebote zu verstehen, die bei der Annahme der demenzspezifischen Herausforderungen in Zivilgesellschaft und Wissenschaft hilfreich sein können. Ihre kritische Dekonstruktion zielt darum auch nicht auf eine Entwertung der in den Diskursen verhandelten Aussagen, sondern auf eine Relativierung ihres Absolutheitsanspruches. Sie kann insofern als Beitrag zu einer interdisziplinären Herangehensweise verstanden werden.

Natürlich ist auch die gewählte Perspektive einer kritischen Ontologie nicht alternativlos oder gar immun gegen Kritik. Chancen und Grenzen des Ansatzes wurden in einer Experteninnenrunde zum Thema kritisch ausgeleuchtet. Dabei bildete die Frage nach dem Nutzen von sicherem Rezeptwissens zur Demenz, wie es von den unterschiedlichen Diskursen bereitgestellt wird und nach den Risiken seiner Dekonstruktion eine zentrale Diskussionsgrundlage.

Literatur

Ballenger JF (2008). Reframing dementia: the policy implications of chancing concepts. In: Downs M, Bowers B (Hrsg.) Excellence in Dementia Care: Research Into Practice. Maidenhead: Open University Press. S. 492–508.

Beard RL, Knauss J, Moyer, D (2009). Managing disability and enjoying life: How we reframe dementia through personal narratives, Journal of Aging Studies, 23(4), S. 227–235.

Beck S (2011). Epistemische Dreiecksbeziehungen: Überlegungen zur Ko-Konstruktion von Krankheit, Individuum und Gesellschaft. In: Sascha D, Franzen M, Kehl C (Hrsg.) Herausforderung Biomedizin: Gesellschaftliche Deutung und soziale Praxis. Bielefeld: Transcript. S. 157–182.

Bittner U, Baltes D, Slezák I, Müller O (2011). Der Krankheitsbegriff und seine Grenzen - Implikationen für die ethische Bewertung von Techniken der assistierten Fortpflanzung, Ethica 19(2), S. 123–147.

Bobbert M (2012). Krankheitsbegriff und prädiktive Gentests. In: Rothhaar M, Frewer A (Hrsg.) Das Gesunde, das Kranke und die Medizinethik: Moralische Implikationen des Krankheitsbegriffs. Stuttgart: Steiner. S. 167–194.

Boorse C (2012). Gesundheit als theoretischer Begriff. In: Schramme T (Hrsg.) Krankheitstheorien. Berlin: Suhrkamp. S. 63–110.

Borck C (2016). Medizinphilosophie zur Einführung. Hamburg: Junius.

Conrad P, Leiter V (2004). Medicalization, Markets and Consumers, Journal of Health and Social Behavior, 45(Extra Issue), S. 158–176.

Conrad P (2005). The Shifting Engines of Medicalization, Journal of Health and Social Behavior, 46(1), S. 3–14.

Dellwing M, Harbusch M (2013). Bröckelnde Krankheitskonstruktionen? Soziale Störungen und die Chance des soziologischen Blicks. In: Dellwing M, Harbusch M (Hrsg.) Krankheitskonstruktionen und Krankheitstreiberei: Die Renaissance der soziologischen Psychiatriekritik. Wiesbaden: Springer. S. 9–24.

DGPPN/DGN (2016). S 3 Leitlinie Demenz, Langversion 2016 (https://dgn.org/leitlinien/leitlinie-diagnose-und-therapie-von-demenzen-2016/, Zugriff am 24.04.2021).

Dieckmann L (2021). Vergessen erzählen: Demenzdarstellungen der deutschsprachigen Gegenwartsliteratur. Bielefeld: Transcript.

Dillmann RJM (2000). Alzheimer Disease: Epistemological Lessons from History? In: Whitehouse PJ, Maurer K, Ballenger JB (Hrsg.) Concepts of Alzheimer disease: Biological, clinical, and cultural perspectives. Baltimore: Johns Hopkins University Press. S. 129–157.

Dittmar J (2013). Die neuere Kritik an der modernen Psychiatrie im öffentlichen und wissenschaftlichen Diskurs. In: Dellwing M, Harbusch M (Hrsg.) Krankheitskonstruktionen und Krankheitstreiberei: Die Renaissance der soziologischen Psychiatriekritik. Wiesbaden: Springer. S. 25–52.

Engelhardt, HT (2012). Die Begriffe Krankheit und Gesundheit. In: Schramme T (Hrsg.) Krankheitstheorien. Berlin: Suhrkamp. S. 41–62.

Fangerau H (2006). Psychische Erkrankungen und geistige Behinderung. In: Schulz S, Steigleder K, Fangerau H, Paul NW (Hrsg.) Geschichte, Theorie und Ethik der Medizin: Eine Einführung. Frankfurt am Main: Suhrkamp. S. 368–393.

Fazio S, Pace D, Flinner J, Kalmyer B (2018). The Fundamentals of Person-Centered Care for The Fundamentals of Person-Centered Care for Individuals With Dementia, Gerontologist, 58 (S 1), S. 10–19.

Feuerstein G (2015). Psycho-Neuro-Konvergenzen? Zum Wandel des Krankheitsverständnisses unter dem Einfluss der neuronalen Bildgebung. In: Feuerstein G, Schramme T (Hrsg.) Ethik der Psyche: Normative Fragen im Umgang mit psychischer Abweichung. Frankfurt am Main: Campus. S. 63–98.

Finzen A (2018). Normalität: Die ungezähmte Kategorie in Psychiatrie und Gesellschaft. Köln: Psychiatrie Verlag.

Foucault M (1981). Archäologie des Wissens. Frankfurt am Main: Suhrkamp.

Foucault M (1983). Der Wille zum Wissen: Sexualität und Wahrheit, Band 1. Frankfurt am Main: Suhrkamp.

Foucault M (1992). Was ist Kritik? Berlin: Merve-Verlag.

Foucault M (1994). Überwachen und Strafen: Die Geburt des Gefängnisses. Frankfurt am Main: Suhrkamp.

Foucault M (2003a). Das Spiel des Michel Foucault. In: Foucault, M, Defert D, Ewald F, Lagrange J, Bischoff M (Hrsg.) Schriften in vier Bänden: Dits et écrits. Frankfurt am Main: Suhrkamp. S. 391–429.

Foucault M (2003b). Macht und Wissen. In: Michel Foucault, Daniel Defert, François Ewald, Jacques Lagrange und Michael Bischoff, Hrsg. Schriften in vier Bänden: Dits et écrits. Frankfurt am Main: Suhrkamp. S. 515–538.

Foucault M (2005a). Was ist Aufklärung? In: Michel Foucault, Daniel Defert, François Ewald, Jacques Lagrange und Michael Bischoff, Hrsg. Schriften in vier Bänden: Dits et écrits. Frankfurt am Main: Suhrkamp. S. 687–707.

Foucault M (2005b). Subjekt und Macht. In: Michel Foucault, Daniel Defert, François Ewald, Jacques Lagrange und Michael Bischoff, Hrsg. Schriften in vier Bänden: Dits et écrits. Frankfurt am Main: Suhrkamp. S. 269–294.

Foucault M (2012). Die Ordnung des Diskurses. 12. Aufl. Frankfurt am Main: Fischer.

Förstl H (2012). Demenz – natürlich, Lebendige Seelsorge, 66(1), 2015, S. 11–15.

Fox PJ (2000). The Role of the Concept of Alzheimer Disease in the Development of the Alzheimer´s Association in the United States. In: Whitehouse PJ, Maurer K, Ballenger JF (Hrsg.) Concepts of Alzheimer disease: Biological, clinical, and cultural perspectives. Baltimore: Johns Hopkins University Press. S. 209–233.

Frances A (2014). Normal: Gegen die Inflation psychiatrischer Diagnosen. Köln: DuMont.

Fuchs T (2017). Das Gehirn – ein Beziehungsorgan: Eine phänomenologisch-ökologische Konzeption. 5. Aufl. Stuttgart: W. Kohlhammer.

Fuchs T (2020). Verteidigung des Menschen: Grundfragen einer verkörperten Anthropologie. Berlin: Suhrkamp.

Gelhaus P (2012). Moralische Implikationen des Krankheitsbegriffs. In: Rothhaar M, Frewer A (Hrsg.) Das Gesunde, das Kranke und die Medizinethik: Moralische Implikationen des Krankheitsbegriffs. Stuttgart: Steiner. S. 133–147.

Göckenjan G (2009). Vom »tätigen Leben« zum »aktiven Alter«: Alter und Alterszuschreibungen im historischen Wandel. In: van Dyk S, Lessenich S (Hrsg.) Die jungen Alten: Analysen einer neuen Sozialfigur. Frankfurt am Main: Campus. S. 235–255.

Gottweis H, Hable W, Wydra B, Prainsack, D (2004). Verwaltete Körper: Strategien der Gesundheitspolitik im internationalen Vergleich. Wien: Böhlau.

Grawe K (2004). Neuropsychotherapie. Göttingen: Hogrefe.

Grebe H (2019). Demenz in Medien, Zivilgesellschaft und Familie: Deutungen und Behandlungsansätze. Wiesbaden: Springer.

Gronemeyer R (2013). Das 4. Lebensalter: Demenz ist keine Krankheit. München: Pattloch.

Gutzmann H, Pantel J (2019). Seelische Gesundheit im. In: Hank K, Schulz-Nieswandt F, Wagner M, Zank S (Hrsg.) Alternsforschung: Handbuch für Wissenschaft und Praxis. Baden-Baden: Nomos. S. 223–248.

Hasler F (2015). Neuromythologie: Eine Streitschrift gegen die Deutungsmacht der Hirnforschung. 5. Aufl. Bielefeld: Transcript.

Hoebel J, Michalski N, Diercke, M, Hamouda, O, Wahrendorf, M, Dragano N, Nowossadeck, E (2021). Emerging socio-economic disparities in COVID-19-related deaths during the second pandemic wave in Germany. International journal of infectious diseases, 113, S. 344–346.

Holstein M (2000). Aging, Culture, and the Framing of Alzheimer Diseases. In: Whitehouse PJ, Maurer K, Ballenger JF (Hrsg.) Concepts of Alzheimer disease: Biological, clinical, and cultural perspectives. Baltimore: Johns Hopkins University Press. S. 158–180.

Honegger C (1989). Frauen und medizinische Deutungsmacht im 19. Jahrhundert. In: Labisch A, Spree R (Hrsg.) Medizinische Deutungsmacht im sozialen Wandel des 19. und frühen 20. Jahrhunderts. Bonn: Psychiatrie-Verlag. S. 181–194.

Hucklenbroich P (2012). Der Krankheitsbegriff der Medizin in der Perspektive einer rekonstruktiven Wissenschaftstheorie. Rothhaar M, Frewer

A (Hrsg.) Das Gesunde, das Kranke und die Medizinethik: Moralische Implikationen des Krankheitsbegriffs. Stuttgart: Steiner. S. 33–64.
Hucklenbroich P (2018). Was ist Medizin - heute? Die Antwort der Medizintheorie. In: Ringkamp D, Wittwer H (Hrsg.) Was ist Medizin? Der Begriff der Medizin und seine ethischen Implikationen. Freiburg: Karl Alber. S. 117–142.
Innes A (2014). Demenzforschung: Das Erleben und die Versorgung von Menschen mit Demenz erforschen. Bern: Huber.
Irmak KH (2002). Der Sieche: Alte Menschen und die stationäre Altenhilfe in Deutschland, 1924–1961. Essen: Klartext.
Jahn T (2017). Neuropsychologische Diagnostik. In: Wallesch CW, Förstl H (Hrsg.) Demenzen. 3., unveränderte Aufl. Stuttgart: Thieme. S. 136–150.
Jessen F (2019). Demenzvorstadien – sind Risikoprofile und Biomarker für individuelle Prävention geeignet? In: Frankfurter Forum für gesellschafts- und gesundheitspolitische Grundsatzfragen e.V. (Hrsg.) Demenz - neue Ansätze in Forschung, Diagnose und Therapie. (http://frankfurterforum-diskurse.de/2019/05/05/heft-19-demenz-neue-ansaetze-in-forschung-diagnose-und-therapie/, Zugriff am 28.12.2021).
Karsch F (2011). Die Prozessierung biomedizinischen Wissens am Beispiel der ADHS. In: Keller R, Meuser M (Hrsg.) Körperwissen. Wiesbaden: VS. S. 271–288.
Kehl C (2008). Die Verdrängung der Verdrängung: Das Gedächtnis im Spannungsfeld biologischer und psychoanalytischer Deutungsmuster. In: Niewöhner J, Beck S, Kehl C (Hrsg.) Wie geht Kultur unter die Haut? Emergente Praxen an der Schnittstelle von Medizin, Lebens- und Sozialwissenschaft. Bielefeld: Transcript. S. 81–112.
Kehl C (2011). Der vermessene Geist: Das Gedächtnis als biopsychologisches Konstrukt. In: Dickel S, Franzen M, Kehl C (Hrsg.) Herausforderung Biomedizin: Gesellschaftliche Deutung und soziale Praxis. Bielefeld: Transcript. S. 183–203.
Kipke R (2012). Die Funktion des Krankheitsbegriffs in der Enhancement-Debatte. In: Rothhaar M, Frewer A (Hrsg.) Das Gesunde, das Kranke und die Medizinethik: Moralische Implikationen des Krankheitsbegriffs. Stuttgart: Steiner. S. 149–165.
Kondratowitz HJ (2012). Alter und Altern. In: Albrecht G, Groenemeyer A (Hrsg.) Handbuch soziale Probleme: Band 2. Wiesbaden: Springer. S. 279–319.
Kotsch L, Hitzler R (2013). Selbstbestimmung trotz Demenz? Ein Gebot und seine praktische Relevanz im Pflegealltag. Weinheim: Beltz Juventa.
Krüger C (2015). Diskurse des Alter(n)s. Berlin & Boston: DE GRUYTER.

Labisch A (1989). Gesundheitskonzepte und Medizin im Prozess der Zivilisation. In: Labisch A, Spree R (Hrsg.) Medizinische Deutungsmacht im sozialen Wandel des 19. und frühen 20. Jahrhunderts. Bonn: Psychiatrie-Verlag. S. 15–36.
Labisch A (1992). Homo hygienicus: Gesundheit und Medizin in der Neuzeit. Frankfurt am Main: Campus.
Langehennig M, Obermann M (2006). Das soziale Frühstadium der Alzheimer-Krankheit: Eine kritische Wegstrecke der Krankheitsbewältigung in der Familie. Frankfurt am Main: Fachhochschulverlag.
Lanzerath D (2008). Die neuere Philosophie der Gesundheit: Von der Normativität des Krankheitsbegriffs zur Medikalisierung der Gesellschaft. In: Schäfer D, Frewer A, Schockenhoff S, Wetzstein V (Hrsg.) Gesundheitskonzepte im Wandel: Geschichte, Ethik und Gesellschaft. Stuttgart: Steiner. S. 203–213.
Lehr U (2010). Demenz – ein unausweichliches Altersschicksal? In: Füsgen I (Hrsg.) Demenz – ein unausweichliches Altersschicksal? Wiesbaden: Medical Tribune Verlagsgesellschaft mbH. S. 13–22.
Lenz P (2018). Der Theoretische Krankheitsbegriff und die Krise der Medizin. Wiesbaden: J.B. Metzler.
Lessenich S (2003). Soziale Subjektivität: Die neue Regierung der Gesellschaft, Mittelweg 36, 12(4), S. 80–93.
Lind S (2004). Pflege und Betreuung Demenzkranker: Neurowissenschaftliche Erkenntnisse, Pflegeimpuls, (1+2), S. 35–42.
Lock M (2008). Verführt von »Plaques« und »Tangles«: Die Alzheimer-Krankheit und das zerebrale Subjekt. In: Niewöhnern J, Beck S, Kehl C (Hrsg.) Wie geht Kultur unter die Haut? Emergente Praxen an der Schnittstelle von Medizin, Lebens- und Sozialwissenschaft. Bielefeld: Transcript. S. 55–80.
Lützau-Hohlbein H, Schönhof B (2010). Alzheimer ist kein Mythos, sondern eine Krankheit, Alzheimer Info, 2/10.
Lyre H (2018). Medizin als Wissenschaft – eine wissenschaftstheoretische Analyse. In: Ringkamp D, Wittwer H (Hrsg.) Was ist Medizin? Der Begriff der Medizin und seine ethischen Implikationen. Freiburg: Karl Alber. S. 117–142.
Maio G (2015). Menschsein in der Demenz, Imago Hominis, 22(4), S. 249–258.
Maio G (2017). Mittelpunkt Mensch: Lehrbuch der Ethik in der Medizin - Mit einer Einführung in die Ethik der Pflege. 2. Aufl. Stuttgart: Schattauer.

Maurer K, Maurer U (2000). Alzheimer: Das Leben eines Arztes und die Karriere einer Krankheit. München: Piper.

Mc Parland P, Kelly, F Innes A (2017). Dichotomising dementia: is there another way? In: Higgs P, Gilleard, CJ (Hrsg.) Ageing, dementia and the social mind. Hoboken: Wiley-Blackwell. S. 83–94.

Nesse RM (2012). Warum ist es so schwer, Krankheit zu definieren: Eine darwinistische Perspektive. In: Schramme T (Hrsg.) Krankheitstheorien. Berlin: Suhrkamp. S. 159–187.

Nordenfelt L (2012a). Die Begriffe Gesundheit und der Erkrankung: Eine erneute Betrachtung. In: Schramme T (Hrsg.) Krankheitstheorien. Berlin: Suhrkamp, 223–234.

Nordenfelt L (2012b). Der Gegensatz zwischen naturalistischen und holistischen Theorien von Gesundheit und Krankheit. In: Rothhaar M, Frewer A (Hrsg.) Das Gesunde, das Kranke und die Medizinethik: Moralische Implikationen des Krankheitsbegriffs. Stuttgart: Steiner. S. 89–104.

Nuland SB (1994). Wie wir sterben. Ein Ende in Würde. München, Knaur.

Panke-Kochinke B (2013). Eine Analyse der individuellen Wahrnehmungs- und Bewältigungsstrategien von Menschen mit Demenz im Frühstadium ihrer Erkrankung unter Beachtung der Funktion und Wirksamkeit von Selbsthilfegruppen auf der Grundlage von Selbstäußerungen, Pflege (6), S. 387–400.

Panke-Kochinke, B (2014). Menschen mit Demenz in Selbsthilfegruppen: Krankheitsbewältigung im Vergleich zu Menschen mit Multipler Sklerose. Weinheim: Beltz.

Panke-Kochinke B, Krause G, Klimann O (2015). Ein wissenschaftlicher Diskurs über Demenz – Erste Ergebnisse der exemplarischen Anwendung eines integrativen Analyseansatzes, Pflege 28(4), S. 219–232.

Pantel J (2017). Alzheimer-Demenz von Auguste Deter bis heute: Fortschritte, Enttäuschungen und offene Fragen, Zeitschrift für Gerontologie und Geriatrie, 50(7), S. 567–586.

Paul NW (2006a). Gesundheit und Krankheit. In: Schulz S, Steigleder K, Fangerau H, Paul NW (Hrsg.) Geschichte, Theorie und Ethik der Medizin: Eine Einführung. Frankfurt am Main: Suhrkamp. S. 131–142.

Paul NW (2006b). Medizintheorie. In: Schulz S, Steigleder K, Fangerau H, Paul NW (Hrsg.) Geschichte, Theorie und Ethik der Medizin: Eine Einführung. Frankfurt am Main: Suhrkamp. S. 59–76.

Paul NW (2006c). Diagnose und Prognose. In: Schulz S, Steigleder K, Fangerau H, Paul NW (Hrsg.) Geschichte, Theorie und Ethik der Medizin: Eine Einführung. Frankfurt am Main: Suhrkamp. S. 143–152.

Perneczky R, Herholz K, Schumacher B (2017). Funktionelle und molekulare bildgebende Diagnostik. In: Wallesch CW, Förstl H (Hrsg.) Demenzen. 3., unveränderte Aufl. Stuttgart: Thieme. S. 178–184.

Radzey B (2009). Involvement: Menschen mit Demenz einbinden und ihre Teilhabe sichern, dess orientiert, (1-1), S. 7–16.

Radvansky A (2010). Die Alzheimer Demenz als soziologische Diagnose. In: Ullrich B, Bittlingmeyer D, Dieterich MPH et al. (Hrsg.) Verantwortung, Schuld, Sühne: Zur Individualisierung von Gesundheit zwischen Regulierung und Disziplinierung. JKMG 46. Hamburg: Argument. S. 122–142.

Richter M, Hurrelmann K (2016). Die soziologische Perspektive auf Gesundheit und Krankheit. In: Richter M, Hurrelmann K (Hrsg.) Soziologie von Gesundheit und Krankheit. Springer VS. S. 3–19.

Ringkamp D (2018). Die Medikalisierung der Schwangerschaft und die Grenzen medizininhärenter Normierungen. In: Ringkamp D, Wittwer, H (Hrsg.) Was ist Medizin? Der Begriff der Medizin und seine ethischen Implikationen. Freiburg: Verlag Karl Alber. S. 305–328.

Ritzmann I (2018). Im modernen Kleid – von der Persistenz moralischer Wertmaßstäbe in medizinischen Krankheitsmodellen. In: Brähler E, Hoefert HW, Klotter C (Hrsg.) Wandel der Gesundheits- und Krankheitsvorstellungen. Lengerich: Pabst Science Publishers. S. 108–116.

Roedinger, HL (1990). Implicit memory. A commentary. Bulletin oft the Psychonomic Society, 28(4), S. 373–380.

Romfeld E (2015). Fordert eine »psychische« Störung zum Heilen auf? In: Feuerstein G, Schramme T (Hrsg.) Ethik der Psyche: Normative Fragen im Umgang mit psychischer Abweichung. Frankfurt am Main: Campus. S. 125–142.

Saar M (2003). Genealogie und Subjektivität. In: Honneth A, Saar M (Hrsg.) Michel Foucault: Zwischenbilanz einer Rezeption. Frankfurt am Main: Suhrkamp. S. 157–177.

Schäfer D, Karenberg A (2005). Alter, Krankheit und Demenz: Historische Anmerkungen zu einem aktuellen Thema, Zeitschrift für medizinische Ethik, 51(1), S. 13–25.

Schnabel M, Hülsken-Giesler M (2018). Das Konzept der Sorgenden Gemeinschaften in pflegewissenschaftlicher Perspektive, Pflege & Gesellschaft, 23(1), S. 84–88.

Schnabel M (2018). Macht und Subjektivierung: Eine Diskursanalyse am Beispiel der Demenzdebatte. Wiesbaden: Springer.

Schmidt HR (2018). DSM und Pharma. In: Schmidt, HR (Hrsg.) Modekrankheit ADHS: Eine kritische Aufsatzsammlung. Frankfurt am Main: Mabuse. S. 240–241.

Schmidtke K, Otto M (2017). Alzheimer-Demenz. In: Wallesch CW, Förstl H (Hrsg.) Demenzen. 3., unveränderte Aufl. Stuttgart: Thieme. S. 203–232.

Schmidt-Wilke T (2003). Krankheiten – Entdeckungen oder Konstruktionen, Zeitschrift für medizinische Ethik, 49(1), S. 77–86.

Schockenhof E, Wetzstein V (2013). Erhaltung der Menschenwürde bei Demenzkranken – eine ethische Herausforderung. In: Frankfurter Forum für gesellschafts- und gesundheitspolitische Grundsatzfragen e.V. (Hrsg.) Demenz - neue Ansätze in Forschung, Diagnose und Therapie (http://frankfurterforum-diskurse.de/2013/10/01/heft-8-psychische-erkrankungen-mythen-und-fakten/, Zugriff am 02.01.2022) S. 28–35).

Shachak M, Cabanas DE, Cohen MA, Illouz E (2013). Psychiatry as Culture: Transforming childhood through ADHD. In: Dellwing M, Harbusch, M (Hrsg.) Krankheitskonstruktionen und Krankheitstreiberei: Die Renaissance der soziologischen Psychiatriekritik. Wiesbaden: Springer VS, S. 75–101.

Shorter E (1989). Medizinische Theorien spezifisch weiblicher Nervenkrankheiten im Wandel. In: Labisch A, Spree, R (Hrsg.) Medizinische Deutungsmacht im sozialen Wandel des 19. und frühen 20. Jahrhunderts. Bonn: Psychiatrie-Verlag. S. 171–180.

Shorter E (2003). Geschichte der Psychiatrie. Berlin & Reinbek bei Hamburg: Rowohlt.

Sigusch V (2010). Homosexuelle zwischen Verfolgung und Emanzipation, Bpb: Aus Politik und Zeitgeschichte, 2010, 15-16, S. 3-7 (https://www.bpb.de/apuz/32822/homosexuelle-zwischen-verfolgung-und-emanzipation-essay, Zugriff am 02.01.2022).

Slezák I (2012). Zum Begriff psychischer Erkrankungen im Spiegel der Neurowissenschaften: Philosophische Überlegungen zur psychiatrischen Theoriebildung. In: Rothhaar M, Frewer A (Hrsg.) Das Gesunde, das Kranke und die Medizinethik: Moralische Implikationen des Krankheitsbegriffs. Stuttgart: Steiner. S. 195–208.

Smekal U, Mielke R (2017). Strukturelle bildgebende Diagnostik. In: Wallesch CW, Förstl, H (Hrsg.) Demenzen. 3., unveränderte Aufl. Stuttgart: Thieme. S. 161–176.

Schramme T (2012). Einleitung: Die Begriffe »Gesundheit« und »Krankheit« in der philosophischen Diskussion. In: Schramme T (Hrsg.) Krankheitstheorien. Berlin: Suhrkamp. S. 9–37.

Stechl E, Knüvener C, Lämmler G (2012). Praxishandbuch Demenz: Erkennen - Verstehen - Behandeln. Frankfurt am Main: Mabuse-Verlag.

Stolze C (2012). Vergiss Alzheimer! Die Wahrheit über eine Krankheit, die keine ist. 3. Auflage. Köln: Kiepenheuer & Witsch.

Vogt H (2021). Der asymptomatische Mensch: Die Medikalisierung der Lebenswelt am Beispiel von Alzheimer und Demenz. Bielefeld: Transcript.

Wakefield JC (2012). Der Begriff der psychischen Störung: An der Grenze zwischen biologischen Tatsachen und gesellschaftlichen Werten. In: Schramme T (Hrsg.) Krankheitstheorien. Berlin: Suhrkamp. S. 239–262.

Wiltfang J, Benninghoff J (2017). Klinisch-neurochemische Diagnostik. In: Wallesch CW, Förstl, H (Hrsg.) Demenzen. 3., unveränderte Aufl. Stuttgart: Thieme. S. 185–190.

Wißmann P, Gronemeyer R (2008). Demenz - eine zivilgesellschaftliche Herausforderung. Frankfurt am Main: Mabuse.

Whitehouse PJ, George DR (2009). Mythos Alzheimer: Was Sie schon immer über Alzheimer wissen wollten, Ihnen aber nicht gesagt wurde. Bern: Huber.

Whitehouse PJ, George DR (2014). Alzheimer: Wo steht die Forschung. Dr. med. Mabuse. 39(209), S. 26–29.

2 Expertengespräch: Demenzdiskurse – vom Nutzen der Verunsicherung

Einführung

Betreuungsansätze und Versorgungssettings folgen Leitideen zum Wesen der Demenz und zu den Bedürfnissen der Betroffenen. Seit den späten 1970er Jahren stellt das biomedizinische Konzept das dominante Deutungsmuster zur Demenz. Aktuell befindet es sich in der Krise. Gründe dafür sind einmal die immer noch schwierige Abgrenzung der »Krankheit Demenz« gegenüber physiologischen Veränderungen im Alter. Vor allem ist es aber das bis heute nicht eingelöste Heilungsversprechen, dass die Begrenzungen der Biomedizin beim Umgang mit Demenz offensichtlich werden lässt. Diese Schwäche öffnet Räume für alternative Deutungen. Neben dem etablierten »biomedizinischen Diskurs« lassen sich weitere diskursive Muster mit jeweils eigenen Problembeschreibungen unterscheiden. In Anlehnung an eine Reihe von aktuellen Diskursanalysen können sie als »anthropologische, theologische, zivilgesellschaftliche und hedonistische Diskurse bezeichnet werden.

Alle genannten Diskurse gewinnen Autorität durch den Rekurs auf absolute und unveränderliche Tatbestände und Prinzipien. Je nach Welt- und Menschenbild verweisen sie auf die Objektivität wissenschaftlicher Befunde, auf Natur- oder gottgegebene Zyklen, auf soziale Tatsachen des menschlichen Zusammenlebens, auf demokratische Regeln und verbriefte Grundrechte. Auf das Problem der Demenz geben sie unterschiedliche Antworten – Heilung auf der einen Seite, Akzeptanz, Inklusion oder ein gutes Leben auf der anderen. Sie gleichen sich in ihrem Wahrheitsanspruch, verstetigen aber unterschiedliche Wahrheiten zur Demenz. Es gibt also nicht eine »Wahrheit« der Demenz.

Folgt man dieser Diagnose, ergeben sich eine Reihe von Fragen:

- Handlungssicherheit vs. Verunsicherung: Welcher Nutzen ist mit der Herstellung »sicheren« Wissens zur Demenz und mit der Bereitstellung von Rezepten zum Umgang mit Betroffenen verbunden? Welchen Schaden verursacht ggf. seine Dekonstruktion?
- Moralische Leitlinien vs. kritische Dekonstruktion normativer Konzepte: Welche Bedeutung kommt normativen Prämissen bei der Formulierung von Versorgungsleitbildern zu?
- Helfen oder stigmatisieren: Welche Rolle spielen helfende Berufe bei der Aufrechterhaltung bestehender Demenzbilder?

Expertinnen und Experten

Prof. Dr. Erika Sirsch: Promovierte Pflegewissenschaftlerin und Fachkrankenpflegerin für Gerontopsychiatrie, Vinzenz Pallotti University Vallendar, Pflegewissenschaftliche Fakultät. Wirkte an der Erstellung von Expertenstandards und Assessmentinstrumenten mit. Sie vertritt im Gespräch eine (kritisch distanzierte) biomedizinische Position auf die Demenz.

Dr. Anja Rutenkröger: Geschäftsführerin und wissenschaftliche Leitung Demenz Support Stuttgart GGmbH, promovierte Pflegewissenschaftlerin und Krankenpflegerin. Ist in verantwortlicher Position für eine Institution tätig, die in kritischer Distanz zum biomedizinischen Paradigma steht und für mehr zivilgesellschaftliche Verantwortung beim Thema Demenz eintritt.

Prof. Dr. Dr. Holger Zaborowski: Professor für Philosophie an der Katholisch-Theologischen Fakultät, Universität Erfurt. Vertritt als Theologe und Philosoph eine Position, die konsequent die Person in den Mittelpunkt stellt. In kritischer Distanz zu technischen Machbarkeitsideen wirbt er für die Akzeptanz der Grenzen des menschlichen Daseins und für neue Formen des Zusammenlebens.

Beteiligt an der Diskussion sind außerdem *die drei Autoren des Buches.*

Die Moderation übernimmt *Prof. Dr. Heike Stammer*, Diplom-Psychologin, Psychologische Psychotherapeutin, Systemische Paar- und Familientherapeutin und Systemische Supervisorin, Professur für Psychologie in der Sozialen Arbeit an der EH Ludwigsburg.

Das Expertengespräch

Heike Stammer: Herzlichen Dank, Manfred für die interessante Hinführung zum Thema. Ich würde nun gerne den eingeladenen Diskutantinnen die Möglichkeit zu einem Kommentar geben.

Anja Rutenkröger: Ich spreche für die Demenz-Support in Stuttgart. Wir sind ein Zentrum für Informationstransfer, machen viel Versorgungsforschung und setzen uns seit vielen Jahren dafür ein, die Teilhabe von Menschen mit Demenz zu unterstützen und zu ermöglichen. In dieser Hinsicht ist gerade dieser zivilgesellschaftliche Gedanke prägend für uns. Es ist wichtig, in einer sorgenden Gemeinschaft zu sein, in der die Verantwortung nicht an die Pflegeversicherung delegiert wird, sondern aus der Mitte der Gesellschaft kommt. Hier sind die Familien gefragt, die Nachbarschaft, die Vereine, die Kirchengemeinden und natürlich auch die Kommunen.

Dazu gehören z. B. geteilte Verantwortung und der Aufbau von Selbstvertretungsstrukturen. Seit einiger Zeit haben wir das Thema unterstützte Selbsthilfe. Unter dem Motto »Hearing the Voice« kommen Menschen mit Demenz selbst zu Wort. Ein wichtiger Punkt ist, dass sie die Fähigkeit haben, über ihre Lebenssituation zu reflektieren. Weiterhin geht es darum, Wirkungsräume und Begegnungsräume für Menschen mit Vergesslichkeit zu schaffen. Die Demenz-Diagnose hat Vorteile, z. B. in Bezug auf die Inanspruchnahme von Leistungen. Wir hören aber auch von sehr vielen Betroffenen und den Familien, dass der Prozess zur Diagnosestellung oft sehr schwierig ist. Wir möchten darum eigentlich früh ansetzen und mit Personen Kontakt aufnehmen, wenn sie bei sich eine Veränderung bemerken.

Erika Sirsch: Ich habe viele Jahre im DZNE (Deutsches Zentrum für neurodegenerative Erkrankungen) gearbeitet, einer Organisation, die eher einen medizinischen Fokus auf die Demenz vertritt. Ich würde gerne eine Lanze für die Biomedizin brechen. Die Biomedizin erschöpft sich nicht darin, Demenz zu diagnostizieren oder Demenz zu heilen. Im Kontext der Demenz gibt es eine ganze Reihe von Aspekten, die wir biomedizinisch betrachten müssen, damit Menschen mit Demenz Unterstützung erfahren. Ich finde es schwierig zu sagen, dass sei nur eine Position. Ich glaube, dass die Übergänge fließend sind und dass das eine das andere nicht ausschließt. Wir machen es uns sehr leicht, wenn wir sagen, die Biomedizin ist nicht erfolgreich, sie sei gescheitert. Ich stimme zu, dass die Heilung von Demenz natürlich nicht erreicht ist. Aber es gibt andere Aspekte. Zum Beispiel in Bezug auf Entscheidungsfähigkeit oder in Bezug auf Schmerz brauchen wir biomedizinische Befunde. Wir brauchen biomedizinische Forschung, um Menschen mit Demenz helfen zu können, egal in welchem Diskurs wir sie betrachten. Es nützt nichts, einen theologischen oder einen hedonistischen Diskurs zu führen, wenn Menschen mit Demenz in ihrem Schmerz oder anderen gesundheitlichen Bedürfnislagen nicht betrachtet werden. Ich glaube, wir brauchen mehrere Zugänge. Natürlich wird die Diskussion auch dadurch getriggert, dass einfach eine unfassbare Menge Geld in die Forschung zur Biomedizin geflossen ist. Das heißt, der Diskurs wird auch dadurch bestimmt, dass in der Gesellschaft nach der Heilung einer solchen Erkrankung gesucht wird. Fazit ist, wir brauchen unterschiedliche Positionen, wir brauchen unterschiedliche Blickwinkel. Eine biomedizinische Perspektive ausschließlich auf Diagnostik und ausschließlich auf Heilung zu fokussieren, greift viel zu kurz.

Holger Zaborowski: Ich fand es sehr hilfreich, in der einleitenden Präsentation die verschiedenen Zugänge klar dargestellt zu bekommen, würde aber Erika Sirsch zustimmen, dass man im Grunde nicht den einen gegen den anderen Ansatz ausspielen sollte. Ich glaube, das war auch nicht die Absicht. Aber es ist vielleicht für die Diskussion wichtig zu sehen, dass wir ein Phänomen vorliegen haben, dass sich aus sehr unterschiedlichen Perspektiven beobachten lässt, die sich teils überlappen, die teils auch zu Recht in einer großen Spannung zueinanderstehen. Man kann bei einzelnen Perspektiven auch schauen, welche Unterperspektiven es gibt. Welche Spannungen gibt es zum Beispiel auch innerhalb dieses biomedizinischen Paradigmas? Auf der einen Seite geht es um Fragen von Beschreibung, von Pathologie, um das Verstehen dieses in sich komplexen Phänomens, aber gleichzeitig auch um Fragen nach pharmazeutischen Antworten darauf. Die letzten beiden Fragen, die sie gestellt haben, sind sehr interessant. Was passiert, wenn man das in Frage stellt? Was ist eigentlich der Nutzen dieses sicheren Wissens? Darüber werden wir sicher gleich noch diskutieren. Ich habe zwei Anmerkungen. Sie haben einen sehr stark strukturalistischen oder poststrukturalistischen Ansatz gewählt. Das ist eine Diskursanalyse über Menschen mit Demenz. Wo ist hier die Sicht, die Perspektive der Betroffenen?

Viele Menschen mit Demenz können sich nach der Diagnosestellung noch sehr klar äußern und ihre nächsten Schritte planen. Deren subjektive Perspektive spielt, glaube ich, eine große Rolle in diesen Debatten. Ein weiteres: Es hilft natürlich, einzelne Diskurse anzuschauen, was Demenz ist und welche Form der Behandlung, welche Hilfsangebote wir unterbreiten. Aber das steht natürlich immer in einem breiteren gesellschaftlichen Kontext. Müsste man somit nicht viel stärker von Anfang an auch noch weitere gesellschaftliche Fragestellungen, die hier eine Rolle spielen, berücksichtigen? Vor allem wenn man weiß, dass es eben nicht nur die Krankheit eines Individuums ist, sondern dass die Behandlung oder der Umgang mit Menschen mit Demenz auch in sozialen Kontexten stehen. Letztlich geht es um die Frage des gesellschaftlichen Zusammenlebens. In welcher Gesellschaft wollen wir leben? Was sind ihre Grundparadigmen? Ich würde die These aufstellen, dass wir, wenn es um Demenz geht, als Gesellschaft eine enorme narzisstische Kränkung erfahren. Wir leben in einer Gesellschaft der Selbstoptimierung, in der das Funktionieren des Geistes enorm wichtig ist. Seine Kränkung führt zu bestimmten Formen oft nicht bewusster Reaktionen. Und ich glaube, das sind wichtige Aspekte. Wie gehen wir als Gesellschaft damit um? Fokussieren wir vielleicht das biomedizinische Paradigma, weil das gerade diesen Herrschafts- und Machtanspruch weiter fortsetzt? Und was heißt es auf einer tieferen Ebene, dass wir hier gekränkt sind? Was sagt das über vielleicht auch problematische Formen des menschlichen Selbstverständnisses, des menschlichen Umgangs mit Fragilität mit Verwundbarkeit, mit der Endlichkeit des Lebens.

Heike Stammer: Vielen Dank, drei sehr interessante Positionierungen. Wobei ich denke, dass sie sich durchaus ergänzen und nicht widersprechen. Ich bin Psychologin und systemische Familientherapeutin. Ich bin immer froh, wenn man neben den Patientinnen oder Patienten auch das soziale Umfeld und die

Angehörigen sieht. Im rein medizinischen Modell werden sie nicht bedacht, in anderen Ansätzen und Diskursen haben sie aber natürlich eine Bedeutung. Dennoch glaube ich, dass das sichere Wissen auch eine große Hilfe ist. Wenn demente Menschen an Schmerzen oder deliranten Zuständen leiden, bin ich natürlich froh, wenn ich Medikamente habe, die mit einer bestimmten Wahrscheinlichkeit auch wirken und wenn ich Medizinerinnen und Mediziner habe, die in der Lage sind, sie einzusetzen.

Anja Rutenkröger: Ich wollte noch einmal bekräftigen, dass wir eine Vielfalt von Ansätzen brauchen. Man kann sicherlich herausfordernde Verhaltensweisen, die z. B. durch Schmerz hervorgerufen werden, nicht weg validieren. Das kann man unterstützend machen, und ich glaube, da sind wir uns wahrscheinlich alle einig, dass es eine wertschätzende, personenzentrierte Grundhaltung braucht. Wichtig ist, dass man nicht nur ein Bild von Menschen mit Demenz vor Augen hat, die schwerste Einschränkungen haben und in stationären Einrichtungen leben, sondern dass man das auffächert. Es gibt viele Menschen, die Teil der Gesellschaft sein möchten und sehr von inklusiven Angeboten profitieren können. Aus meiner Perspektive möchte ich noch einmal befördern und unterstützen, dass es Vielfalt braucht und dass tatsächlich jede Perspektive ihren Wert hat.

Hermann Brandenburg: Das wir jede Perspektive benötigen, glaube ich, ist völlig klar. Die Frage ist natürlich, in welcher Stärke und mit welcher Eigenlogik. Und ich denke, dass ohne Zweifel die biomedizinische Perspektive die dominante ist, während der zivilgesellschaftliche Diskurs politisch nicht wirklich ernst genommen wird und der anthropologische Diskurs im Hintergrund bleibt. Zu den drei Fragen: Was nützt der Diskurs oder diese poststrukturalistische Dekonstruktion? Meiner Einschätzung nach wird damit zunächst mal eine Verunsicherung provoziert. Und die kann ja durchaus heilsam sein, z. B. indem wir im gesellschaftlichen Diskurs Demenz nicht nur als Pathologie diskutieren, sondern stärker das Personsein der Betroffenen in den Vordergrund stellen. Das Zweite ist, was bleibt nach dem Diskurs? Auch wenn wir verstanden haben, dass die biomedizinische Perspektive Grenzen hat, gibt es am Ende ja doch Leiden, Verzweiflung oder Orientierungslosigkeit bei den Betroffenen, auch bei den Angehörigen. Ich denke, was Erika und andere gesagt haben, ist richtig. Wir brauchen Strategien, das Leiden zu reduzieren. Das Dritte ist, was muss jetzt geschehen? Das ist auch eine Machtfrage, darüber muss man sich im Klaren sein. Es geht um Geld, Einfluss, Dominanz. Und hier hoffe ich auf eine Verschiebung vom biomedizinischen Diskurs hin zu anthropologischen/gesellschaftskritischen Debatten. Wir brauchen Foren der Auseinandersetzung im öffentlichen Raum, um diese Perspektiven zu diskutieren. Und wir brauchen ein politisches Konzept. Wenn Politiker das Thema aufgreifen, geht es im Wesentlichen um die Bewältigung der Versorgungsproblematik. Aber wir haben keinen gesellschaftskritischen Diskurs, in dem wir uns ernsthaft mit der Thematik auseinandersetzen. Und die allerletzte Bemerkung: Seit Jahrzehnten wird Geld in gigantischer Höhe für die biomedizinische Forschung ausgegeben. Was haben wir in dieser Zeit an hervorragenden pflegerischen Interventionen, Zugängen und Strategien verpasst? Ich will diese Forschung nicht grundlegend in Frage stellen. Aber der Preis, den wir zahlen, ist ein Defizit in der Demenzversorgung. Über die Personalsituation und die Qualifikationsproblematik ist endlos diskutiert worden. Aber statt die strukturellen Mängel zu beseitigen – und damit meine ich nicht nur die Personalfrage – wird der Praxis eine Erzählung präsentiert. Die Validation ist das beste Beispiel: Hier wird eine Technik versprochen, um herausfordernde Verhaltensweisen zu korrigieren. Aber eine substanzielle Auseinandersetzung, auch um Möglichkeiten und Grenzen der pflegerischen Interventionen, leistet diese Gesellschaft nur ansatzweise. Hier wünsche ich mir eine gesellschaftliche Debatte – mit einer entsprechenden Verschiebung des Diskurses hin zu Pflege, Versorgung, Teilhabe, Caring.

Thomas Boggatz: Ich würde dies gerne ergänzen. In der Einstiegsrunde kam heraus, dass eine harmonische Koexistenz der Diskurse wünschenswert wäre. Ich habe Zweifel, dass das möglich ist. Diskurse haben einen Wahrheitsanspruch und sie reiben sich aneinander. Und das hat einen Grund, der nicht innerhalb, sondern außerhalb der Diskurse liegt, nämlich die Ökonomie. Es geht um Geld. Wenn der biomedizinische Diskurs Lösungsvorschläge unterbreitet, macht er das natürlich auch, um entsprechend Fördermittel zu bekommen. Das sind genau die Mittel, die von anderen Diskursen wegfließen. Wenn z. B. ein zivilgesellschaftlicher Diskurs geführt wird, mag das schön sein, aber die Forschungsgelder sind leider schon bei der Pharmaindustrie gelandet. Es stellt sich die Frage, wie eine solche Koexistenz von Diskursen in einem Feld hergestellt werden soll, dass eigentlich von Ökonomie beherrscht wird. Man sollte sich fragen, was eigentlich hinter den Wahrheitsansprüchen der Diskurse steckt. Sind es nur ökonomische Interessen? Das ist natürlich eine sehr provokante Äußerung. Wie ist es zu bewerten, wenn hinter Wahrheitsansprüchen nur ökonomische Interessen stehen? Wie ist eine multiperspektivische Behandlung des Themas Demenz möglich in einer Gesellschaft, in der Diskurse von Ökonomie angetrieben werden.

Erika Sirsch: Ich glaube, es geht nicht um harmonische Koexistenz. Es geht darum, dass man tatsächlich differenziert schaut, wo und mit wem führt man welchen Diskurs. Führt man den Diskurs mit den Betroffenen oder über sie? Ich glaube, es ist eine sehr romantische Vorstellung, dass man einen hedonistischen oder einen anthropologischen Diskurs führt. Wenn man von Demenz tatsächlich betroffen ist, geht es um reale Bedürfnisse und darum, diese auch in den Blick zu nehmen. Ich würde nicht sagen, es gibt den guten und den schlechten Diskurs, sondern es gibt unterschiedliche Bedürfnislagen. Was wir viel stärker in den Blick nehmen müssten ist, was brauchen die Menschen selbst. Eine gesellschaftliche Akzeptanz von Demenz ist auch eine gesellschaftliche Akzeptanz von anders sein. Ob wir über Demenz sprechen oder über anders sein, weil ich eine andere Hautfarbe oder ein anderes Geschlecht habe, ist in diesem Diskurs sicherlich auch noch mal mit anzuschauen. Die Frage ist, über was reden wir, welchen Diskurs führen wir, mit wem führen wir diesen Diskurs? Hermann, du hast gesagt, Verunsicherung ist heilsam. Das mag so sein in einem gesellschaftlichen Diskurs. Wenn wir aber mit Menschen mit Demenz sprechen, bin ich mir nicht sicher, ob eine Verunsicherung heilsam ist. Da müssen wir darüber nachdenken, wann spreche ich wo mit wem und welches Bedürfnis liegt jetzt vor? Ich bin völlig mit den Vorrednern einer Meinung, dass es hier um Machtfragen und um ökonomische Fragen geht. Aber was ich auch wichtig finde, welche Rolle spielt Pflege dabei? Wo ist Pflege und Pflegewissenschaft und wie buchstabieren sie diesen biomedizinischen oder diesen gesellschaftlichen Diskurs aus? So wie Mediziner oder Soziologen es tun? Oder haben wir eine andere Perspektive? Es geht nicht um Harmonie, sondern um eine Koexistenz von unterschiedlichen Diskursen. Die müssen in den Blick genommen werden, vor allem müssen sie mit den Menschen, die es betrifft, in den Blick genommen werden. Da muss man tatsächlich sehr sensibel sein. Verunsicherung ist bei Menschen mit Demenz nicht immer angesagt.

Holger Zaborowski: Herr Boggatz hat zurecht die Fragestellung in den Raum gestellt, wie es sich mit Wahrheitsansprüchen verhält, wenn man manifeste ökonomische und andere Interessen feststellt. Das ist eine riesige Herausforderung, vor der wir stehen. Vielleicht hilft es ja, wenn wir von der Schilderung dieser verschiedenen Perspektiven, dieser verschiedenen Diskurse ausgehen – das sind ja Perspektiven auf ein Phänomen, die wir noch erweitern können. Man könnte durchaus fragen, ob es fundamentalere Perspektiven gibt. Wir haben ja vier sehr fundamentale gesehen. Ich würde auch nicht sagen, dass jede Hierarchisierung hier per se falsch wäre. Die Fragestellung ist, was sind grundlegendere Perspektiven, die man einnehmen kann? Was sind sekundäre oder tertiäre Perspektiven, wenn man die Liste noch erweitern würde. Herr Schnabel, sie hatten am Ende des Vortrages gesagt, hier geht es nicht um Wahrheit, sondern um Kontingenz. Und da würde ich schon am Wahrheitsbegriff festhalten. Nicht weil wir Wahrheit wirklich erreichen, begreifen und auch auf den Tisch legen können. Aber ich glaube, man muss den Anspruch aufrechterhalten, dass es in der Vielfalt der Zugänge darum geht, der Wahrheit näher zu kommen und das Problem genauer fassen zu können. Ich glaube, da gibt es auch einen Konsens. Das Problem ist, das wir nicht nur unterschiedliche Perspektiven haben, sondern auch unterschiedliche Horizonte, innerhalb derer diese Perspektiven jeweils eingenommen werden. Ich kann eine biomedizinische Perspektive einnehmen, verteidigen oder innerhalb dieses Paradigmas arbeiten, weil ich zutiefst davon überzeugt bin, dass das ein wichtiger Weg ist. Ein Medikament finden, das eine große Hilfe darstellt, scheint mir relativ unproblematisch zu sein. Das Problem taucht natürlich auf, wenn wir in diesen Machtdiskurs hineintreten oder wenn wir sehen, dass diese Diskurse ja auch nicht nur individuell, sondern in bestimmten gesellschaftlichen Horizonten laufen. Und da stellt sich dann die Frage nach der Ökonomie, der Ökonomisierung, der Lebenswelt, der Technisierung, der Machbarkeit. Da wird es problematisch. Wir haben uns auf den biomedizinischen Diskurs eingeschossen, aber das könnte auch auf den zivilgesellschaftlichen Diskurs zutreffen, auch auf den theologisch/anthropologischen Diskurs oder auf den hedonistischen. Wenn wir diesen weiteren Horizont, innerhalb dessen diese Perspektiven eingenommen werden, berück-

sichtigen, dann stellen wir fest, dass Ökonomie ein Stichwort ist, Technik/Technisierung ist ein anderes. Auch eine juristische Perspektive wird extrem wichtig. Das war jetzt die Antwort auf Herrn Boggatz. Meine eigentliche Anmerkung ist die, dass ich mich manchmal frage, ob wir nicht sehr idealistisch bestimmte Fragen stellen, die mit einer alternden Gesellschaft zu tun haben. Und wir versuchen das Moment von Sorge, von Personenzentriertheit völlig zurecht stark zu machen. Aber gesellschaftlich, gerade wegen dieser starken Ökonomisierung und einer sehr starken Machbarkeitsorientierung, geht es in die Richtung, dass es zwei Lösungen gibt: eine technische Lösung und eine Lösung – wir sehen es in vielen Ländern, auch in Deutschland – in Richtung eines Diskurses über assistierten Suizid. Das ist auch ein Faktor, der in diesem gesamten Diskurs eine Rolle spielt. Die Frage, wie sehen wir als Gesellschaft individuell lebenswertes oder nicht lebenswertes Leben? Es ist ja gerade die Diagnose von Demenz, die in manchen Fällen dazu führt, dass jemand sagt, ich möchte eigentlich nicht mehr leben, möchte früh genug aus dem Leben scheiden. Ich glaube, wir müssen diese Debatten über den assistierten Suizid in diesem Zusammenhang noch einmal ganz stark und kritisch in den Blick nehmen.

Manfred Schnabel: Ich möchte kurz auf Erika bzgl. der Bedeutung der Biomedizin und des Diskurses antworten. Du hast stark gemacht, dass man mit den Leuten sprechen muss, dass die Perspektive der Menschen nicht untergehen darf, wenn man sich abstrakt über Diskurse unterhält. Ich will den Begriff des Diskurses nicht überdehnen. Aber wenn man das Konzept ernst nimmt, dann sagt es, dass die Art und Weise, wie Menschen sich selbst und ihre Erkrankung wahrnehmen, auch diskursiv geprägt ist. Dafür gibt es viele empirische Belege. Angehörige oder Betroffene benutzen z. B. medizinisches Vokabular, wie sie es über die Medien vermittelt bekommen, um ihre eigenen Beschwerden einzusortieren und in einer Art Medizinjargon auszudrücken. Es ist aus vielen Studien gut bekannt, dass Angehörige nach der Diagnosestellung ihre demenzbetroffenen Angehörigen ganz anders betrachten, ihnen z. B. Kompetenzen abschreiben. In dem Moment, in dem man die Diagnose hat, ist man krank und wird entsprechend beurteilt. Und es gibt empirische Belege dafür, dass Demenzbetroffene sich nach der Diagnose zurückziehen, obwohl sie eigentlich noch über Kompetenzen verfügen. Sie geben auf, weil sie ja quasi amtlicherseits bestätigt bekommen haben, dass es keinen großen Sinn mehr hat. Das heißt, die Art und Weise, wie über etwas gesprochen wird, wie es diskursiv vermittelt wird, hat sehr starken Einfluss darauf, wie die Dinge von den Menschen wahrgenommen werden. Auch die Art, wie wir als Gesellschaft Unterstützung organisieren, um Demenzbetroffenen zu helfen, folgt einem biomedizinischen Diskurs. Ob man ihnen damit immer hilft, ist zumindest strittig. Natürlich braucht man die Biomedizin. Natürlich ist es auch albern, Medizinerinnen und Biowissenschaftlern ihre Defizitperspektive und ihre ständige Suche nach Krankheiten vorzuwerfen, weil das inhärenter Bestandteil dieser Perspektive ist. Das Problem ist, dass keine andere Wissenschaft so einen starken Einfluss auf die Art und Weise hat, wie wir in der Gesellschaft mit körperbezogenen und psychischen Themen umgehen. Sie prägt deshalb auch unseren Umgang mit dem Phänomen Demenz. Daher kommt ja auch dieses politische Anrennen von Demenz Support Stuttgart und vielen anderen gegen die Übermacht der Experten. Man versucht, diese Deutungshoheit der Biomedizin, bei aller Nützlichkeit, die man ihr zugestehen muss, ein Stück weit zu relativieren.

Erika Sirsch: Manfred, du hast natürlich recht, dass die Diskurse auch bestimmen, wie Menschen sich selbst sehen. Aber das gilt auch für andere Diskurse. Wenn wir uns beispielsweise anschauen, wie sich Menschen im Alter sehen, dann ist das immer noch stark durch eine defizitorientierte Sichtweise geprägt. Diskurse haben natürlich einen Einfluss darauf, wie Menschen sich sehen. Aber das ist kein Privileg des biomedizinischen Diskurses. Auch hedonistische oder anthropologische Diskurse unterliegen ja einer Deutung, unterliegen einer Setzung, die wir in unserer Gesellschaft vornehmen. Und ich glaube, wir müssen darüber nachdenken, wie sehen wir Menschen mit Demenz. Und das ist nicht nur eine Frage der Biomedizin.

Anja Rutenkröger: Ich möchte noch mal die Lanze dafür brechen, tatsächlich mit Menschen mit Demenz zu reden und ihnen genau zuzuhören. Der Satz, kennst du einen Menschen mit Demenz, kennst du einen, ist wirklich richtig. Ob man mit seinen Einschränkungen offen umgehen möchte, ob das Umfeld es wissen soll oder nicht, kann sehr unterschiedlich aussehen. Aber ich glaube, ein Bedürfnis nach Teilhabe und den Wunsch, darin unterstützt zu werden, haben tatsächlich alle. Wir sind viel in Kontakt mit Menschen mit Demenz. Wir sind noch einen Schritt weitergegangen und versuchen, das Recht auf persönliche Assistenz, so wie es bei Menschen mit anderen Behinderungen möglich ist, auch hier durchzusetzen. Um an der Gesellschaft teilzuhaben, um an kulturellen Dingen teilzuhaben. Und dann kommt man auch auf den Punkt Ökonomie. Natürlich habe ich das Recht auf Eingliederungshilfe, wenn ich eine Demenz habe. Die Sozialsysteme sind aber noch nicht so weit, noch lange nicht. Noch einmal zum Thema unterstützte Selbsthilfe. Es ist sicherlich so, dass man hier Menschen im Blick hat, die am Beginn ihrer Einschränkungen stehen. Aber wenn die Kommune sich auf den Weg macht, tatsächlich Strukturen der Selbstvertretung anzubieten, kann man nach Fördermöglichkeiten in der Pflegeversicherung schauen, um dies zu unterstützen. Die Frage ist, wo fange ich damit an? Ich halte den Punkt der Zivilgesellschaft oder der demenzfreundlichen Kommune, wo man die Gesellschaft informiert und befähigt, mit dem anders sein umzugehen, für wirklich wichtig. Und das macht viel aus für die Lebensqualität jeder und jedes Einzelnen.

Thomas Boggatz: Ich möchte noch einmal kurz Stellung zu der Frage nehmen, wo eigentlich die Perspektive der Pflege ist, vor allem im Kontext der Dominanz des biomedizinischen Modells. Mir ist eine Episode eingefallen, die eine Studierende berichtet hat. Sie war bei einem Praktikum in einer Langzeitpflegeeinrichtung. Dort gab es eine Bewohnerin mit Demenz, die um ihren schon vor einiger Zeit verstorbenen Mann trauerte. Die Studierende fragte die anderen Pflegenden, was man da machen könne. Diese meinten, sie bekäme gleich ein Beruhigungsmittel. Das Problem wurde dadurch aber nicht gelöst, die Frau steigerte sich immer weiter in ihre Trauer hinein und drohte am Ende, einen Suizid zu begehen. Daraufhin wurde sie in die Gerontopsychiatrie überwiesen. Man suchte also eine medizinische Lösung. In diesem Beispiel gab es keine eigene pflegerische Perspektive, nur den biomedizinischen Lösungsansatz. An solchen Beispielen merkt man, dass tatsächlich eine medizinische Sichtweise die Pflege dominiert. Man hätte auch ganz anders reagieren und die Frau validieren können in dieser Trauer um den verstorbenen Mann. Es gab ja ein reales Bedürfnis in dieser Situation. Die Beziehungsgestaltung in der Pflege von Menschen mit Demenz hat völlig gefehlt, die Lösung des Problems wurde einfach bei der Biomedizin gesucht. An solchen Episoden sieht man deutlich, wie stark die Diskurse die Praxis formen. Die Lebensqualität dieser Frau wurde dadurch beeinträchtigt, dass man versucht hat, sie mit Tabletten ruhig zu stellen. Von daher ist es auch sehr wichtig, dass man die Hegemonie des medizinischen Modells aufdeckt und kritisiert. Nur dann kann man auch überlegen, was könnte jetzt eine pflegerische Perspektive sein? Wie könnte der Umgang mit der Person auch anders verlaufen?

Hermann Brandenburg: Ich möchte an das, was Thomas und vorher Erika ausgeführt haben, anknüpfen. Man muss sich diese Ambivalenz von Klarheit und Verunsicherung noch mal genauer anschauen. Auf der Ebene des persönlichen Umgangs ist eine Verunsicherung natürlich nur begrenzt hilfreich. Hier müssen wir das Thema des personenzentrierten Umgangs ernst nehmen. Eine Verunsicherung im besten Sinne sollte aber auf professioneller gesellschaftstheoretischer Ebene Platz finden. Die Einsicht in die Hegemonie vor allen Dingen des biomedizinischen Diskurses muss auch politisch thematisiert werden. Letzten Endes ist das auch ein Kampffeld. Es geht nicht nur um verschiedene Positionen, sondern diese ringen um Einfluss und Macht. Wir müssen drei Ebenen in den Blick nehmen. Das eine ist der persönliche Umgang, das zweite ist die professionelle Entwicklung in der Pflege. In der Pflege haben wir eigentlich überhaupt keine tauglichen und belastbaren Konzepte. Natürlich gibt es die Validation und noch zwei, drei andere Zugänge. Diese Konzepte sind aber ambivalent. Thomas hat sich die Forschungslandschaft angesehen, und die ist unklar. Wir haben hier einen extremen Forschungs-, Handlungs- und Versorgungsbedarf, und zwar im Umgang mit Menschen mit Demenz in unterschiedlichen Schweregraden. Das Thema Forschung und Konzeptentwicklung gerade in der Pflege dürfen wir nicht nur der medizinischen Seite überlassen. Dritte Ebene: gesellschaftspolitischer Umgang, Stichwort demenzfreundliche Kommunen. Das Problem, das wir in Deutschland haben, ist die Zufälligkeit der Projekte. Wir haben keine flächendeckende Strategie. Es hängt sehr stark von dem Engagement der Bürgermeisterinnen und Bürgermeister vor Ort ab. Das ist schade, denn ich finde es sehr wichtig, dass alle Verantwortung für das Thema übernehmen und es nicht allein an die Profis delegieren sollten, auch nicht nur an die Pflegenden. Das Thema Demenz, und da bin ich ganz bei Holger, irritiert uns deswegen, weil es uns die Begrenztheit und Vulnerabilität unseres Lebens vor Augen führt. Davor haben wir Angst. Deswegen bauen wir professionelle Institutionen auf, die das Thema ein Stück weit »entsorgen«. Deswegen tun wir uns schwer in den

Familien, wo das Thema weggeschlossen wird. Deswegen sind wir nicht bereit, uns im öffentlichen Raum so zu engagieren, wie Frau Rutenkröger sich das zu Recht wünscht. Es kann zukünftig nicht bei einzelnen Modellprojekten bleiben.

Erika Sirsch: Ich möchte direkt auf Herrn Boggatz antworten. Ich kenne das genauso gut umgekehrt. Ich kenne Situationen, wo Menschen mit hochgradigen Schmerzzuständen im Bett liegen und jemand versucht zu validieren, was man eigentlich mit einem Morphin behandeln muss. Das gibt es beides und ich wäre vorsichtig damit zu argumentieren, dass eine ist gut und das andere schlecht. Ich glaube, wir müssen uns tatsächlich den Anforderungen stellen und müssen auch damit leben, dass biomedizinische Interventionen falsch angewendet werden. Ich weiß gar nicht, wie ich dazu komme, die Biomedizin zu verteidigen, das ist überhaupt nicht mein Ansatz. Aber wir können nicht alles mit gemeinwohlorientierten Ansätzen in den Griff bekommen. Das bringt uns an Grenzen und diese Grenzen müssen wir sehen. Wir brauchen in der Pflege als allererstes die Kompetenz auf der Ebene des Wissens, auf der Ebene der Fertigkeiten und wir brauchen vor allen Dingen eine Haltung, die Pflegefachpersonen gerecht wird. Und wenn wir, da sind wir wieder in der Ökonomiedebatte angekommen, eine Situation in der stationären Altenhilfe haben, die nur noch von ökonomischen Interessen getragen wird, dann hilft uns kein Diskurs mehr, dann müssen wir eine ehrliche Debatte führen, wie wir das finanzieren können. Es hilft uns nicht zu denken, wir brauchen diesen und jenen Ansatz. Ich bin mit dir einer Meinung, Manfred, dass Diskurse Realität bestimmen. Aber die Realität wird auch von anderen Diskursen bestimmt, die wir heute nur gestreift haben. Ich bin der felsenfesten Überzeugung, dass wir unterschiedliche Diskurse brauchen, dass wir in der Pflege und da bin ich mit Hermann Brandenburg einer Meinung, eine eigene Herangehensweise brauchen, wie wir mit diesem Phänomen umgehen. Es hilft nicht nur eine gemeinwohlorientierte Sichtweise, nicht nur eine biomedizinische. Wir brauchen alle Perspektiven und diese gibt es nicht in harmonischer Koexistenz, da bin ich der gleichen Meinung. Aber zu sagen, wir brauchen das eine und das andere nicht, finde ich gefährlich. Wir brauchen in Pflege und Pflegewissenschaft natürlich Forschung und Theoriebildung. Da sind wir wieder in der Ökonomie. Es gibt dazu wenig Forschungsgelder. Achtundneunzig Prozent der Forschungsgelder fließen in die Grundlagenforschung, für die Pflegeforschung bleiben die restlichen zwei Prozent. Also, wir brauchen in der Pflege Kompetenz, die brauchen wir am Bett der Patientenninnen und Bewohnerinnen. Wir drehen uns manchmal um uns selber und um die Frage, wie Pflege in der Professionalisierung vorangeschritten ist. Ich bin fest davon überzeugt wir brauchen mehr Forschung mit dem Fokus auf den Menschen mit Pflegebedarf.

Holger Zaborowski: Daran kann ich anschließen. Die Frage stellt sich, was sollen wir eigentlich tun? Das es Herausforderungen gibt, steht ja deutlich vor Augen. Wo sind mögliche Lösungen? Wir haben Lösungen auf einer elementaren Ebene, dass ist das, was Erika gerade gesagt hat. Also Forschung, verschiedene Perspektiven einzunehmen, neben der Grundlagenforschung auch die pflegewissenschaftlichen Fragestellungen weiterverfolgen. Und dann gibt es natürlich diese größeren gesellschaftlichen oder politischen Zusammenhänge. Die Paradigmen, die heute so stark sind, sind zu hinterfragen. Ich glaube, dass hier drei Aspekte eine Rolle spielen. Wir haben einen ganz starken Szientismus, der sich auch in der Hegemonie des biomedizinischen Paradigmas niederschlägt. Wir haben einen starken Technizismus, also Lösungen sind am besten immer technische Lösungen und einen starken Ökonomismus. Das ist ein Dreieck, das sich wechselseitig verstärkt. Dahinter steckt kein Mastermind. Das diese Paradigmen so stark wurden ist eine Entwicklung der spätmodernen Gesellschaft. Deshalb kann man so schwer darauf reagieren. Das Schlimmste ist, dass man sich von diesen Paradigmen instrumentalisieren lässt, sozusagen als Exot das Menschliche und das Ethische mit hineinbringt, dabei aber im Protest das Paradigma noch bestärkt. Deshalb ist die Frage so wichtig, wie man zu einer Paradigmenänderungen kommen kann. Beim Thema der Demenz haben wir die Herausforderung, dass die Betroffenen und die Angehörigen bestenfalls sehr beschränkt die Zeit und die Energie haben, sich selbst politisch und gesellschaftlich zu engagieren. Wie du, Erika, gesagt hast, geht es um die Frage des Andersseins. Also sind wir bei den Themen Diversität und Inklusion, letztlich von gesellschaftlichen Leitbildern. Wenn man sieht, dass zum Beispiel Einsamkeit auch ein Faktor bei der Entstehung von Demenz sein kann oder bestimmte Form des sozialen Lebens, dann sind wir bei der Frage, wie gestalten wir prinzipiell das soziale Leben? Man könnte fragen, ließen sich nicht Diskurse über nachhaltigere Formen des Zusammenlebens mit diesen Diskursen, die wir jetzt heute Abend führen, kurzschließen. Da sind andere Länder übrigens auch weit fortschrittlich als wir. Was sind z. B. Modelle von intergenerationellem Zusammenleben? Wenn irgendwo ein Neubaugebiet ausgeschrieben wird, dann ziehen Familien mit kleinen Kindern ein, alle werden gemeinsam älter, die Kinder ziehen aus und wir haben viele alte Leute in zu großen Wohnungen oder Häusern. Ich vereinfache das jetzt stark. Aber wenn es tatsächlich um den Umgang mit anderssein, mit Differenz geht, einer Differenz, die in die vorherrschenden Paradigmen nicht richtig hineinpasst, dann könnte vielleicht eine Allianz auch auf einer anderen Ebene interessant sein. Wir müssen als Gesellschaft gewisse Dinge zusammendenken. Vielleicht könnten nachhaltigere Modelle des Zusammenlebens und des Zusammenwohnens auch im Hinblick auf die Fragestellung der Demenz interessant sein. Wir erleben ja gerade eine gewaltige Welle von Solidarität angesichts der Krisen, in denen wir stehen. Das zusammen zu denken in Richtung einer in viel umfassenderem Sinne nachhaltigen Gesellschaft, in der die Lebensmodelle, in denen man zusammenlebt, auch Auswirkungen darauf haben, wie man auf die Fragestellung der Demenz eingeht.

Thomas Boggatz: Ich möchte noch einmal auf Frau Sirsch antworten. Es gibt natürlich nicht nur solche Negativbeispiele, wie ich eines gerade geschildert habe. Es gibt Praktiker, die haben eine sehr gute Intuition. Um ein Gegenbeispiel zu zitieren: Auf der gerontopsychiatrischen Abteilung gab es eine Patientin mit Demenz, die sich nicht waschen lassen wollte. Der zuständige Kollege brachte eine Kassette mit Volksmusik, tanzte mit der Patientin eine Runde und es gab kein Problem mehr mit dem Waschen. Eine geniale Intervention, auf die man erst einmal kommen muss. Das Problem ist, dass Leute in der Praxis aus einer richtigen Intuition heraus handeln, aber ihr intuitives Wissen nicht weiter vermittelbar ist. Es ist punktuell bei einem Praktiker vorhanden, eigentlich müssten es aber alle haben. Man könnte aus solchen positiven Praxisbeispielen eine Theorie generieren. In der Praxis steckt implizit immer eine Theorie, die nur nicht verbalisiert ist. Es wäre daher Aufgabe der Pflegewissenschaft, solche Praxistheorien explizit zu machen. Dann kann man darüber diskutieren, man hat theoretisches Wissen, das weiterbearbeitet werden kann. Und das zweite: Wenn ich sage, die Medizin hat eine hegemoniale Perspektive, geht es mir nicht darum zu sagen, die medizinische Perspektive sei per se schlecht und eine pflegerische Perspektive oder eine zivilgesellschaftliche Perspektive sei die bei weitem bessere. Natürlich hat die Medizin ihre Berechtigung, denn sie kann eine ganze Reihe von Problemen lösen. Das Problem ist nicht, dass es die medizinische Perspektive gibt, sondern dass sie dominiert, wenn sie mit anderen Professionen in einen Diskurs tritt. In einem interprofessionellen Diskurs sollte keine Perspektive hegemonial sein und die anderen Perspektiven dominieren. Es geht also nicht um die generelle

Ablehnung einer Perspektive, sondern um die Ablehnung ihrer hegemonialen Position.

Heike Stammer: Ich denke, wir sollten noch mal zurück zur Frage nach dem Nutzen sicheren Wissens und nach dem möglichen Schaden seiner Dekonstruktion gehen. Wir sind an einem interessanten Punkt. Die Biomedizin steht ja gemeinhin für das sichere Wissen und ich glaube auch teilweise zu Recht. Natürlich ist ein sicherer Umgang mit Schmerzmedikation oder mit deliranten Situationen wichtig für die Leute, die diese Menschen betreuen. Und auf der anderen Seite steht die Subjektorientierung, die auch eingefordert worden ist und die Gemeinwesenorientierung. Für mich ist das kein Entweder-oder, sondern ein sowohl als auch. Für mich wäre es noch mal interessant, nach der Rolle der Pflegewissenschaften zu schauen. Wo geht da die Reise hin?

Hermann Brandenburg: Diese Frage nehme ich gerne auf. Im Grunde hat die Pflegewissenschaft lange in ihrem eigenen Saft geschmort und viel zu wenig die Vernetzung zu anderen Disziplinen gesucht. Was wir eigentlich brauchen ist eine Agenda, die das Thema Demenz ins Zentrum rückt und den pflegewissenschaftlichen, soziologischen, psychologischen und medizinischen Beitrag, auch die Perspektive der Theologie, Philosophie und der Kulturwissenschaften zusammenbringt. Es gibt in den letzten Jahren Debatten in den genannten Disziplinen zum Thema Demenz, die aber relativ unabhängig voneinander laufen. Wenn man dazu eingeladen wird, hat man immer den Eindruck, dass die einen von den anderen nichts oder nur wenig wissen. Dieser Austausch und der Dialog sind aber meines Erachtens sehr wichtig. Und dann kann man überlegen, wie man eine stärkere politische Agenda entwickelt, die ganz in die Richtung geht von dem, was Holger angedeutet hat. Hinter der Demenz stecken ja ganz grundlegende Fragen. Es geht um die Frage der Solidarität, der Unterstützung von Gebrechlichkeit, des Umgangs mit der Endlichkeit unseres Lebens, um die Einsicht in die Grenzen von Wissenschaft, Technik und Machbarkeit. Und das macht uns eben Angst. Und es betrifft unterschiedlichste Disziplinen, nicht nur die Pflege oder die Medizin. Ich sehe im Kern eine Offenheit vieler Disziplinen, wir sollten also den interdisziplinären Diskurs vorantreiben.

Manfred Schnabel: Vorhin wurde die Frage gestellt, ob es einen Pflegediskurs gibt und welchem Paradigma er folgt. Ich kenne viele Studien, die zeigen, dass auch die Pflegewissenschaft sehr stark dem biomedizinischen Denken verhaftet ist. Wobei biomedizinischer Diskurs nicht bedeutet, dass Medizinerinnen und Mediziner diesen Diskurs führen. Gemeint ist eine bestimmte Sichtweise darauf, wie die Welt funktioniert, was Demenz ist und wie sie zu behandeln ist. Dieser Diskus wird auch außerhalb der Biomedizin geführt. Das ist es, was ihn hegemonial macht. Er macht die Dinge einfach. Er macht Dinge erklärbar, auch operationalisierbar. Er produziert Sicherheit und Rezeptwissen. Aber das reicht eben nicht. Bei aller Notwendigkeit eines biomedizinischen Zugangs und ich denke, da sind wir uns einig, reicht er nicht aus, um so etwas Komplexes wie das Thema Demenz umfassend zu behandeln. Hier spielen auch sehr viele soziale und gesellschaftliche Fragen eine Rolle. Herr Zaborowski hat vorhin gesagt, dass wir das Ganze in einen größeren Zusammenhang stellen müssen. Wir müssen die Frage stellen, wie wollen wir eigentlich leben. Diese Frage wird durchaus gestellt, zum Beispiel von Demenz Support Stuttgart und vielen anderen. Dabei geht es nicht nur darum, ein neues, alternatives Versorgungsangebot aufzubauen, das auf bürgerschaftlichem Engagement aufsetzt; es wird immer auch versprochen, dass wir damit zu einem ursprünglichen Weg zurückfinden, als Menschen miteinander zu leben. Die demenzfreundlichen Kommunen sollen im Prinzip für alle Menschen, auch für die ohne Demenz, das Zusammenleben in der Gemeinschaft lebenswerter machen. Es heißt, diese großen Fragen werden mit der Demenzproblematik durchaus verknüpft. Wenn sich die Pflegewissenschaft mit diesen Themen befassen möchte, muss man natürlich eine Offenheit für andere Diskurse herstellen. Wenn man sich anschaut, wie Pflege in anderen Ländern organisiert ist, welche Aufgaben sie dort hat, fällt auf, dass Pflege sich sehr viel weiter ins Gemeinwesen erstreckt, sehr viel weiter in Richtung Sozialplanung geht, auch die Förderung von ehrenamtlichem Engagement umfasst. Für Deutschland ist das zu entwickeln. Dafür muss man aber das biomedizinische Modell und seine Bedeutung, die es für die Pflege hat, ein Stück weit relativieren.

Heike Stammer: Ich habe ja eine Außenperspektive. Als Psychologin frage ich mich, ob es hier biopsychosoziale Modelle braucht. Ob man Modelle zu entwickeln versucht, in denen diese unterschiedlichen Perspektiven ihren Platz finden. Vielleicht sollte man mehr in diese Richtung denken. Was sind die aktuellen, relevanten biomedizinischen Fakten, die wir brauchen? Was sind die psychologischen Theorien, die uns helfen, Demenzkranke auch mit ihrem biografischen Hintergrund zu verstehen, was sind die sozialen Bedingungen, um dann all das in ein Modell zu integrieren?

Thomas Boggatz: Daran kann ich anschließen. Man kann auch fragen, was ist eigentlich Pflegewissenschaft und welche Perspektive hat sie? Für mich ist es eine Wissenschaft, die genau an der Schnittstelle zwischen Natur- und Geisteswissenschaft situiert ist. Als Pflegende versuchen wir durchaus, physiologische Prozesse im menschlichen Körper kausal zu beeinflussen, z. B. Schmerzen oder Dekubiti. Es ist eine naturwissenschaftliche Betrachtungsweise, die wir hier einnehmen. Andererseits haben wir es mit Menschen zu tun, mit denen wir uns verständigen wollen. Also nehmen wir auch die Perspektive des Verstehens ein und verfolgen damit einen geisteswissenschaftlichen Ansatz. Hermeneutik spielt in der Pflegewissenschaft eine große Rolle. Es ist natürlich die Frage, wie sich diese beiden Ansätze miteinander vereinbaren lassen. Koexistieren sie? Wie kann die Pflegewissenschaft sie miteinander vereinbaren? Man kann Pflegewissenschaft mit einer naturwissenschaftlichen Orientierung betreiben und damit einem medizinischen Modell folgen. Man kann Pflegewissenschaft aber auch mit einer geisteswissenschaftlichen Orientierung betreiben. Dann geht es ihr vor allen Dingen um die Verständigung mit den Patienten. Man kann nun die Frage stellen, inwieweit eine einseitige Perspektive der Pflege gerecht wird. Letztendlich steckt dahinter ein philosophisches Problem, das die Menschheit schon seit mehreren Jahrhunderten beschäftigt, nämlich das Leib-Seele-Problem. Wie hängt der physikalisch/physiologisch beschreibbare Körper zusammen mit dem menschlichen Erleben, mit der Subjektivität, mit der Binnenperspektive? Ich habe mir aufgrund dieser ganzen Diskussion die Frage gestellt, ob man die Pflegewissenschaft genau an dieser Schnitt- und Konfliktstelle zwischen Natur und Geisteswissenschaft situieren muss. Und wenn das der Fall ist, hat man ein ziemlich großes Problem zu definieren, was Pflegewissenschaft eigentlich ist.

Heike Stammer: Ich bitte die eingeladenen Diskutantinnen und Diskutanten um ein kurzes Abschussstatement. Was ist ihr Resümee nach der heutigen Diskussion?

Anja Rutenkröger: Zunächst eine Antwort auf Herrn Boggatz. Ich denke, wir sind schon lange darüber hinaus zu definieren, was Pflegewissenschaft ist. Sie hat viele Aufgaben. Die psychosoziale Begleitung von Menschen mit Demenz und ihren Angehörigen, die Beratung, die Bewältigung der Lebenssituation, die Forschung dazu und die Entwicklung von Angeboten und Konzepten ist eine wichtige Aufgabe. Und um das noch mal zu weiten und auf den zivilgesellschaftlichen Gedanken der Demenz-Support zu kommen: Ich sehe auch Altenhilfefachplanung als wichtigen Teil der Pflegewissenschaft. Versorgungsangebote und Konzepte entwickeln, die auf Teilhabe ausgerichtet sind, die auf Augenhöhe aufgerichtet sind, die das Prinzip der geteilten Verantwortung inklusive der Angehörigen und der Menschen mit Demenz verfolgen aber gleichwohl schauen, ob dort pflegefachlich gut begleitet, gut beraten wird. Das ist sicherlich immer eine schwierige Diskussion. Wie bekommt man es hin, dass Menschen das bekommen, was sie für die Betreuung von Menschen mit Demenz unbedingt brauchen? Nochmal zurück zu dem zivilgesellschaftlichen Gedanken und zum Prinzip der geteilten Verantwortung. Dazu gehört, dass kommunale Strukturen aufgebaut werden, dass aber auch Bürgervereine mitwirken und schauen, wie man gutes Leben und Wohnen miteinander gestalten kann. Ich sehe das als wichtigen Teil der pflegewissenschaftlichen Forschung. Die Pflegewissenschaft hat hier noch deutlich Luft nach oben, weiterhin aktiv und tätig zu werden.

Erika Sirsch: Ein Punkt ist mir aufgefallen. Wenn wir über Menschen mit Pflegebedarf sprechen, sprechen wir fast immer über sie. Und bei einer Diskussion über die Diskurse zur Versorgungssituation von Menschen Demenz landen wir fast immer in einer Nabelschau, bei der Frage, was macht das mit der eigenen Professionalität. Ich finde das faszinierend, denn es geht hier nicht in erster Linie um unsere Professionalität, sondern um die Frage, wie kann Pflege/Pflegewissenschaft einen Beitrag leisten? Wir sollten uns den Menschen mit Pflegebedarf verpflichtet sehen. Eine harmonische Koexistenz von Diskursen werden wir nicht haben. Aber ich glaube, dass, wenn wir uns pflegerischen Versorgungssituation und anderen Bedarfslagen widmen, wir einen multiperspektivischen Fokus brauchen. Ich finde die Idee eines biopsychosozialen Modells großartig. Wenn wir uns mit einer kurzsichtigen Sicht auf einen Diskus stürzen, sehen wir die Chancen nicht. Das gilt für alle Diskurse. Ich glaube, dass Menschen mit Demenz, egal ob sie in einer stationären, einer häuslichen oder anderen Versorgung sind, alle Aspekte brauchen. Es geht nicht darum, zu diskutieren, was ist richtig und was ist schlecht. Ich bin auch nicht der Meinung, dass es eine friedliche Koexistenz gibt. Aber wir müssen lernen, darüber nachzudenken, dass wir alles brauchen, nicht darüber nachdenken, was hat hierarchisch Vorrang.

Holger Zaborowski: Herr Boggatz hat mir das Leib-Seele-Problem gerade zugeworfen. Vielleicht eine Anmerkung dazu: Die Art und Weise, wie wir als Gesellschaft mit der Fragestellung Demenz umgehen, ist natürlich ganz stark durch eine Vorherrschaft eines sehr neuzeitlichen, auf Descartes zurückgehen Paradigmas geprägt. Solange wir nicht sehen, dass das im Hintergrund noch eine Rolle spielt, kommen wir nicht weiter; weil das bis in unsere Sprache hinein, bis in die Art und Weise, wie wir über uns selbst sprechen, ob wir nun medizinisch oder wissenschaftlich-technisch gebildet sind, eine enorme Rolle spielt. Da wäre die Frage nach Alternativen eine ganz dringende. Zum methodischen Charakter der Pflegewissenschaft: Die Schnittstelle zwischen Natur- und Geisteswissenschaften scheint mir sehr wichtig, ebenso die Aufgabe der Integration dieser verschiedenen Perspektiven, vor allem, wenn es um Multiperspektivität geht. Immer noch wichtig ist zudem der Aspekt der Lebenswelt, also der individuellen Lebenswelt der Betroffenen, aber eben auch der gesellschaftlich-politischen Lebenswelt, auch im Sinne eines nicht nur theoretisch-wissenschaftlichen, sondern auch eines anwaltschaftlichen Vorgehens, das sich einsetzt und überlegt, welche Fragen oder welche Herausforderungen sich stellen. Als letzter kurzer Punkt will ich Hermann noch einmal zustimmen. Auch ich habe nach diesen extrem spannenden Gesprächen den Eindruck, dass noch unglaublich viel Bedarf nach weiterer Forschung, weiterem Nachdenken, eines weiteren Diskurses besteht. Der Diskurs scheint mir noch längst nicht am Ende zu sein. Vielen Dank, sehr schön, dabei sein zu dürfen.

Manfred Schnabel: Ich möchte mich auch noch mal herzlich dafür bedanken, dass Sie sich die Zeit für diese Diskussion genommen haben. Ich wünsche Ihnen alles Gute.

3 Konzepte zur Pflege und Betreuung von Menschen mit Demenz: Theorie – Methode – Kritik

Thomas Boggatz

Zusammenfassung

Zur Pflege und Betreuung von Menschen mit Demenz wurden mehrere Konzepte entwickelt und in der Praxis implementiert. Alle diese Konzepte gehen davon aus, dass die Symptomatik und der Verlauf der Demenz wesentlich von der sozialen Umwelt der betroffenen Personen beeinflusst werden. Damit setzen sie sich von einer biomedizinischen Sichtweise ab und bieten Alternativen oder zumindest Ergänzungen zu einer pharmakologischen Behandlung der Demenz. In diesem Kapitel sollen vier dieser Konzepte vorgestellt und diskutiert werden, die im deutschsprachigen Raum bekannt und verbreitet sind: Die Validation nach Feil und nach Richard, das psychobiographische Modell nach Böhm, die person-zentrierte Pflege nach Kitwood und das mäeutische Modell nach van der Kooij. Nach der Beschreibung ihrer theoretischen Grundlagen und ihrer Methode soll ein kritischer Blick auf ihre Grenzen und Möglichkeiten geworfen werden, die sich zum Teil schon in ihren theoretischen Annahmen zeigen und bei dem Versuch ihrer Implementierung dann deutlich sichtbar werden – sofern eine solche Implementierung in pflegewissenschaftlichen Studien bereits untersucht worden ist. Eine Gegenüberstellung der Konzepte macht dabei deutlich, dass sich aus ihnen gegensätzliche Anforderungen an die Pflegenden ergeben. Der Forderung nach Empathie, Nähe und Verständnis steht die Forderung nach einer analytisch distanzierten Haltung gegenüber. Während erstere Gefahr läuft, zu einer Überforderung und Selbstaufopferung der Pflegenden zu führen, kann letztere bei einer Verdinglichung der Pflegebedürftigen enden. Eine Auflösung dieses Widerspruches wird nicht auf theoretischer Ebene, sondern nur im Rahmen einer reflektierten Praxis möglich sein.

3.1 Einleitung

Konzepte sind eine Voraussetzung für professionelles Handeln. Unter einem Konzept versteht man einen gedanklichen Entwurf oder Plan für ein bestimmtes Vorhaben. Handlungskonzepte basieren dabei auf theoretischen Annahmen und leiten aus diesen eine bestimmte Vorgehensweise zur Lösung eines praktischen Problems ab. Sie liefern damit eine rationale Begründung für eine bestimmte Handlungsweise, die der Praktiker bei der Umsetzung des Konzepts überprüfen kann. Da die theoretischen Annahmen, die einem Handlungsentwurf zugrunde liegen, aus praktischen Erfahrungen abgeleitet und zu einer allgemeinen Handlungsregel erweitert wurden, sollte sich die Brauchbarkeit des Konzepts auch bei einer wiederholten Anwendung bestätigen.

Für die Pflege von Menschen mit Demenz sind mehrere solcher Konzepte entwickelt worden. In diesem Kapitel geht es um vier dieser Konzepte, die im deutschsprachigen Raum eine gewisse Bekanntheit erlangt und entsprechende Verbreitung gefunden haben: die Validation nach Naomi Feil und ihre Variante nach Richard, das psychobiographische Modell nach Erwin Böhm, die personzentrierte Pflege nach Tom Kitwood und das mäeutische Pflegemodell nach Cora van der Kooij. Um die Relevanz dieser Konzepte für die Pflege zu beurteilen, sollen deren Gemeinsamkeiten und Unterschiede dargestellt werden. Dabei gilt es zu klären, auf welchen theoretischen Annahmen diese Konzepte basieren und wie ihnen zufolge die konkrete Praxis der Pflege und Betreuung von Menschen mit Demenz aussehen soll, um sie dann auf dieser Grundlage kritisch zu würdigen.

Konzepte zur Pflege und Betreuung von Menschen mit Demenz basieren dabei auf expliziten oder impliziten theoretischen Annahmen zu zwei miteinander zusammenhängenden Fragen: Wie entsteht eine Demenz? Was charakterisiert das Personsein der Menschen, die von einer Demenz betroffen sind? Was die Antwort auf die erste Frage anbelangt, so ist allen Konzepten gemeinsam, dass die Entstehung einer Demenz nicht ausschließlich in einem medizinischen Erklärungsmodell gesucht wird, welches diese auf neurodegenerative Prozesse zurückzuführen. Daher steht bei diesen Konzepten die medikamentöse Behandlung nicht im Vordergrund. Vielmehr gehen sie davon aus, dass die Symptomatik und der Verlauf der Demenz wesentlich von der Umwelt der betroffenen Personen beeinflusst werden, insbesondere durch das Verhalten ihres sozialen Umfeldes, in dem Pflegepersonen eine wesentliche Rolle spielen. Damit wenden sie sich gegen ein landläufiges und von den Medien verbreitetes Bild von Demenz, bei dem das Personsein der Betroffenen hinter der Erkrankung verschwindet und nicht mehr wahrgenommen wird. Menschen mit Demenz scheinen dabei aufgrund ihrer kognitiven Einschränkungen nur noch ein Körper ohne Geist zu sein (van Gorp & Vercruysse, 2012) und ein Dasein als eine Art Zombie zu fristen – wie es die Medizinethnologin Janelle Taylor (2010) in einem autoethnographischen Essay über die Demenz ihrer Mutter formulierte. Auf die Frage, worin das Personsein besteht, das auch in der Demenz erhalten bleibt, geben die hier vorgestellten Konzepte allerdings unterschiedliche Antworten, die auf das ihnen zugrunde liegende Menschenbild zurückzuführen sind. Diese Unterschiede wirken sich dann auch auf die in den Konzepten vorgeschlagene Methode aus.

Eine Kritik der hier vorgestellten Konzepte kann sowohl durch eine Untersuchung der Konzepte selbst in Bezug auf ihre Nachvollziehbarkeit und inhaltliche Schlüssigkeit erfolgen als auch durch eine Untersuchung ihrer Umsetzbarkeit in der Praxis. Während das erste Verfahren als Textkritik auf die Darstellung der Konzepte in der Literatur zurückgreift und auf einer subjektiven Interpretation dieser Darstellungen durch den Kritiker basiert, setzt das zweite Verfahren eine empirische Datenerhebung in der Praxis voraus, bei der die Umsetzung der Konzepte beobachtet und ausgewertet wird. Die beiden Verfahren können einander ergänzen, da auch Praktiker, die bei der Umsetzung eines Konzepts durch einen Forscher oder ein Forscherteam beobachtet werden, die Konzepte zunächst für sich interpretieren müssen, um sie in ihrem Handeln anzuwenden. Wenn sie dabei auf Schwierigkeiten oder Unstimmigkeiten innerhalb der Konzepte stoßen, wird sich dies nicht nur auf die praktische Umsetzung des Konzepts auswirken, wie sie sich in einer empirischen Studie beobachten lässt, die Verständnisschwierigkeiten der Praktiker können auch durch eine kritische Lektüre der Darstellung der Konzepte nachvollzogen werden.

Empirische Studien zur Umsetzung von Konzepten können darüber hinaus auch externe Umstände aufdecken, die der Umsetzung eines Konzepts entgegenwirken und nicht im Konzept selbst begründet sind. In diesem Fall wäre dann nicht einseitig das Konzept für seine mangelnde Tauglichkeit zu kritisieren, vielmehr sollten dann auch die Umstände, die seine Umsetzung behindern, aufgezeigt werden.

Was die hier vorgestellten Konzepte anbelangt, so liegen nicht zu allen empirische Studien vor, die Aufschluss über mögliche Umsetzungsschwierigkeiten bieten. Die Kritik wird sich daher in diesen Fällen auf die subjektive Interpretation der Konzeptdarstellung beschränken. Da, wo empirische Untersuchungen verfügbar sind, werden deren Resultate zuerst vorgestellt, um dann anhand der textkritischen Interpretation der Konzeptdarstellung nachzuvollziehen, inwieweit die beobachteten Umsetzungsschwierigkeiten auf theoretische Schwächen der Konzepte selbst zurückzuführen sind und welche Rolle konzeptexterne Umstände dabei spielen.

3.2 Validation nach Feil und nach Richard

3.2.1 Theorie

Validation wurde bereits in der 70er Jahren von Naomi Feil auf der Grundlage ihrer Erfahrung in der Betreuung von Menschen mit Demenz entwickelt und 1982 in Buchform vorgestellt (Feil 2000). Das Konzept wird in Kursen vom Validation Training Institute mit Sitz in Oregon, USA gelehrt und weltweit vertrieben. In Deutschland gibt es drei autorisierte Trainingsinstitute in Wachenheim, Bremen und Mannheim.[18]

Grundlage für Feils Konzept der Validation ist das Menschbild nach Erikson (1997). Erikson zufolge vollzieht sich die Entwicklung der Persönlichkeit in mehreren Phasen, in denen das Individuum die Aufgabe habe, jeweils gegensätzliche Tendenzen zu einer Synthese zu bringen. So müssen z. B. junge Erwachsene die gegensätzlichen Tendenzen von Intimität und Isolation miteinander in Einklang bringen, um Nähe und Bindung an andere zu entwickeln, Erwachsene die gegensätzlichen Tendenzen von Generativität und Stagnation, um Verantwortung und Sorge für andere zu übernehmen, und ältere Menschen die gegensätzlichen Tendenzen von Ich-Integrität und Verzweiflung, um Weisheit zu entwickeln. Da diese Entwicklungsaufgaben selten vollständig gelöst werden können, werden Feil zufolge Menschen von ihren unerledigten Aufgaben bis ins hohe Alter verfolgt. Dabei können sie eine misslungene Bewältigung nur so lange verdrängen, wie sie ihre Selbstkontrolle aufrechterhalten können. Mit zunehmendem Alter erleiden sie jedoch soziale Verluste sowie körperliche und kognitive Einschränkungen, die ihre Fähigkeit zur Selbstkontrolle reduzieren.

Feil unterscheidet dabei zwischen der Alzheimer'schen Krankheit und der senilen Demenz. Die Alzheimer'sche Krankheit tritt ihr zufolge bereits im Alter von 40–50 Jahren auf. Für sie bezieht sich Feil ohne weitere Begründung auf ein medizinisches Erklärungsmodell, wenn sie schreibt, dass diese durch ein pathologisches Vorhandensein von neurofibrillären Plaques in den Gehirnzellen gekennzeichnet sei und sich progredient verschlechtere, sodass die Betroffenen kaum älter als 65 Jahre würden. Die senile Demenz hingegen sei nicht auf die besagten neurofibrillären Plaques zurückzuführen, da diese in hohem Alter häufig nachweisbar seien, ohne dass die

---

[18] Nähere Informationen finden sich unter http://www.vfvalidation.org.

Betroffenen deswegen – abgesehen von einer gewissen Vergesslichkeit – kein normales Leben mehr führen könnten. Die bei der senilen Demenz beobachtbare Desorientierung stelle vielmehr eine Reaktion auf die altersbedingten Einschränkungen und Verluste dar. »Im hohen Alter, wenn eine Krise auf die andere folgt, ziehen sich diese Menschen aus der Realität zurück. Sie haben kein anderes Mittel, damit fertig zu werden.« (Feil 2000, S. 29). Während diesen Menschen vormals durch ein frühzeitiges Versterben solche Einschränkungen und Verlusterfahrungen erspart geblieben seien, führe nunmehr, der allgemeine Anstieg der Lebenserwartung dazu, dass sie in eine Lebensphase jenseits der letzten Phase nach Erikson einträten, in der sie ihre unbewältigte Vergangenheit aufarbeiten müssten, um in Frieden sterben zu können. Nur wenn eine nachholende Bewältigung von ungelösten, inneren Konflikten nicht möglich sei, weil niemand in der Umwelt der Person ihr zuhöre und ihre Gefühle bestätige, komme es zu einer Regression in Form einer Demenz, die nach Feil in vier Stadien verläuft (▶ Kasten 2.1).

Der Rückzug aus der Realität hat Feil zufolge damit nicht nur eine protektive Funktion, sondern auch einen positiven Sinn, da er es den Betroffenen erlaubt, unerledigte Entwicklungsaufgaben im Nachhinein zu bewältigen. Feil spricht in diesem Sinn sogar von einer »Weisheit der Desorientierung« (ebd., S. 25). Da die gegenwärtige Realität den Betroffenen keine Befriedigung mehr bietet, suchen sie in der Vergangenheit nach einer Bedeutung ihres Lebens. Das Abstreifen sozialer Konventionen erlaube es ihnen, das menschliche Grundbedürfnis nach Liebe und Anerkennung nach eigenen Regeln in der Fantasie zu befriedigen. Durch das Ausschalten der äußeren Realität reduziere sich die Kommunikation mit der sozialen Umwelt, das Sprachvermögen werde dementsprechend geringer und in zunehmendem Maß sei eine Autostimulation durch sich wiederholende Bewegungen notwendig, um Erinnerungen wachzurufen und Gefühle zu erzeugen.

Kasten 2.1: Stadien der Demenz nach Feil

Stadium 1: Mangelhafte oder unglückliche Orientierung
Versuch, die rationale Kontrolle aufrecht zu erhalten, die Erkrankung zu verleugnen und an gesellschaftlichen Rollen festzuhalten. Abweisen von Berührung und Intimität. Beschuldigen von Anderen.

Stadium 2: Zeitverwirrtheit
Leben in der Erinnerung ohne chronologische Ordnung. Verlust der Selbstkontrolle, Ignorieren sozialer Konventionen. Rückkehr zu universellen Gefühlen (Liebe, Hass, Trauer, Angst).

Stadium 3: Sich wiederholende Bewegungen
Rückzug in vorsprachliche Bewegungen und Klänge, Artikulation in Lauten und rhythmischen Bewegungen zur Autostimulation.

Stadium 4: Vegetieren
Vollständiger Rückzug von der Umwelt Minimaler Antrieb zur Interaktion, kaum Äußerung von Gefühlen, nahe Angehörige werden nicht mehr erkannt.

Eine Variante der Validation wurde von der deutschen Gerontologin Nicole Richard entwickelt. Diese als Integrative Validation bezeichnete Methode ist markenrechtlich geschützt und kann von Pflegenden im Rahmen eines mehrteiligen Kursprogramms von Trainern, die durch das Institut für Integrative Validation lizenziert wurden, erlernt und vertieft werden.[19]

Im Unterschied zu Feil geht Richard (2016) nicht davon aus, dass Menschen mit Demenz unerledigte Angelegenheiten nachträglich bearbeiten und lösen müssen, wodurch sich

---

19 Entsprechende Informationen finden sich unter: https://www.integrative-validation.de/

dann ihre Symptomatik erklären ließe. Die Biografie stellt ihr zufolge kein Problem, sondern allenfalls eine Ressource dar, da jeder Mensch ein Lebensthema habe, dass ihn fortwährend beschäftige, sodass dieses auch bei einer Demenz von den Pflegenden aufgegriffen und genutzt werden könne, indem sie dessen Bedeutung anerkennen und verstärken. Bei der Erklärung der Demenz gesteht Richard den hirnorganischen Veränderungen einen bestimmenden Einfluss zu. Allerdings geht es ihr zufolge bei der Pflege und Betreuung der Betroffenen nicht darum, diese pathologischen Veränderungen durch eine Therapie zu korrigieren. Die negativen Gefühle, die bei einer Demenz zum Ausdruck kommen, sollen vielmehr ohne Erklärungsversuch hingenommen werden. Für das Wohlbefinden der Betroffenen sieht es Richard als förderlich an, wenn negative Gefühle durch ihre ungehinderte Äußerung »abfließen« können. Schädlich wäre dabei allenfalls der Versuch der Umwelt, diesen Gefühlsabfluss durch Maßnahmen zur Realitätsanpassung zu unterbinden, da dies zu einer Verstärkung der negativen Gefühle führe.

3.2.2 Methode

Das Ziel der Validation nach Feil ist eine Wiederherstellung des Selbstwertgefühls der Betroffenen und eine Reduktion von ihrem Stress, der durch die ungelösten Konflikte der Vergangenheit und die fehlende Akzeptanz der Umwelt für das Verhalten der Menschen mit Demenz entsteht. Validation soll damit zu größerem Wohlbefinden führen, welches in einer Reduktion von herausforderndem Verhalten und einer Verbesserung der Kommunikation erkennbar sei. Das Grundprinzip des Umgangs mit Menschen mit Demenz besteht dabei darin, dass diese sich nicht an der Realität des Pflege- und Betreuungspersonals orientieren müssen, sondern dass umgekehrt das Personal sich an ihrer Realität orientiert. Dazu sollte es ihre Gefühle anerkennen (auch wenn diese sich nicht auf eine realistische Situation beziehen), Empathie zeigen (d. h. fühlen, was die Betroffenen fühlen), und sie Gefühle ausdrücken lassen, damit diese abklingen, da Gefühle, die nicht ausgedrückt werden dürfen stärker werden.

Die Umsetzung dieser Prinzipien verlangt vom Validationsanwender die Einnahme einer inneren Haltung. Er sollte ehrlich sein, da Menschen mit Demenz eine Verstellung erkennen, und er sollte deren Gefühle akzeptieren, ohne diese zu werten und ohne zu versuchen, Kontrolle über sie auszuüben. Wie Feil selber schreibt: Ein Validationsanwender »ist ein ›Übermensch für drei Minuten‹ denn er bringt für sehr alte, desorientierte Menschen Empathie auf und achtet auf ihre Gefühle als echte, ohne zu wissen, warum der alte Mensch sich so verhält« (Feil 2000, S. 38). Die Einnahme einer solchen Haltung setzt Feil zufolge die Entwicklung einer reifen Persönlichkeit im Sinne von Erikson voraus, die sich von der Autorität ihrer Eltern abgenabelt hat und in der Lage ist, ihre eigenen Gefühle ohne Furcht vor Ablehnung auszudrücken.

Validation wird von Feil zugleich als eine spezielle Technik für den Umgang mit Menschen mit Demenz verstanden. Dabei gilt es zunächst, mittels Hier-und-Jetzt-Fragen das Stadium der Demenz zu bestimmen, über Damals-und-Dort-Fragen die unbewältigten Lebensaufgaben und die Bewältigungspotentiale zu erschließen und vermittels körperlicher Charakteristika das Sinnesorgan der Betroffenen zu ermitteln, über welches sie besonders gut ansprechbar sind. Auf der Grundlage dieses Assessments ist dann die passende Kommunikationstechnik zu wählen. Die einzelnen Schritte der Validation variieren dabei in Abhängigkeit vom Stadium der Demenz. Bei allen vier Vorgehensweisen soll der Anwender zunächst durch eine kurze Atemübung sein eigenes Zentrum finden, damit er einen inneren Halt gewinnt. Bis zum Stadium 3 dient das Erfragen von Fakten dem Assessment und damit der Auswahl der Kommunikationstechnik, bei der dann das Umformulieren der Aussagen des Menschen mit Demenz und das Erfragen von Extremen (z. B. wann ist es am schlimmsten?) eine wesentliche Rolle spielen, um die artikulierten Gefühle zu bestätigen. Im Stadium vier sind diese Schritte aufgrund des vollständigen Rückzugs der betroffenen Person in ihre Innenwelt nicht mehr möglich. Zur Kommunikation können nur noch fürsorgliche Berührungen, Blickkontakt und eine liebevolle Stimme verwendet werden, deren Verwendung Feil allerdings schon ab Stadium 2 empfiehlt.

Neben der individuellen Validation gibt es auch eine Validationstherapie, die in einem begrenzten Zeitrahmen (zwischen 30 und 60 Minuten) in Gruppen erfolgt. Hierbei gibt es einen strukturierten Ablauf, der aus einer Begrüßung, der Besprechung eines Themas oder Problems, das die Teilnehmer beschäftigt, und einer Verabschiedung besteht. Validation erfolgt dabei durch die Leitungsperson der Gruppe und die Gruppenmitglieder selbst, die im Rahmen der Problembesprechung die Möglichkeit haben, aufeinander einzugehen.

Zur Evaluation der Gruppentherapie und der individuellen Validation ist von Feil eine Checkliste vorgesehen (Feil 2000, S. 120), auf der die verantwortliche Pflegeperson im Anschluss an jedes Treffen das Verhalten der Menschen mit Demenz notieren soll (z. B. ob er oder sie spricht, Blickkontakt hält, lächelt etc.). Aus diesen Beobachtungen können dann Schlussfolgerungen über die Befindlichkeit der Betreffenden gezogen werden. Zur Validität dieses Assessments ist nichts bekannt, es handelt sich um ein Instrument, dass nicht wissenschaftlichen, sondern pragmatischen Ansprüchen genügen soll, da es den Pflegenden ein unmittelbares Feedback zum Effekt der von ihnen durchgeführten Validation liefert.

Im Unterschied zu Feil sollen Pflegende, die nach der integrativen Validation nach Richard arbeiten, keine Äußerungen der Menschen mit Demenz in Bezug auf ungelöste Konflikte in der Vergangenheit hin interpretieren. Sie sollen auch keine Fragen stellen, um das Stadium der Demenz zu bestimmen. Richard unterscheidet im Gegensatz zu Feil nicht zwischen verschiedenen Stadien. Von daher kann in der integrativen Validation eine Vereinfachung der Methode nach Feil gesehen werden. Gemeinsam ist beiden Konzepten jedoch die Grundhaltung, Demenz nicht zu korrigieren, die innere Erlebniswelt der Betroffenen ernst zu nehmen, wertschätzend mit ihnen umzugehen und vor allem auf der Gefühlsebene zu agieren.

Da Richard zufolge der Ausdruck negativer Gefühle nicht unterbunden werden soll, besteht die Methode der integrativen Validation vor allem darin, ein Ausfließen dieser Gefühle zu erlauben. Hierzu sind nach Richard vier Schritte notwendig: 1. Pflegende sollen das, was Menschen mit Demenz fühlen und was sie antreibt, wahrnehmen und erspüren. 2. Sie sollen in kurzen Sätzen diese Gefühle widerspiegeln und dadurch ihre individuelle Wertschätzung für diese Gefühle zum Ausdruck bringen. Wie Richard selbst formuliert: »Wir sind das Echo, geben ihren oftmals isolierten Äußerungsformen eine Sprache« (Richard 2004, S. 14). 3. Pflegende sollen diese Gefühle durch bekannte Redewendungen und Sprichwörter allgemein validieren, um so das Erleben des Betroffenen als allgemein nachvollziehbar zu bestätigen. 4. Pflegende sollen das Lebensthema und die berufsbezogenen Antriebe des Betroffenen erarbeiten, um diese als Ressource zur Validation zu nutzen. Durch die direkte Ansprache dieser Themen und Antriebe sollen die zerfallenden Puzzlestücke ihrer Lebensgeschichte wieder zusammengesetzt werden, damit sie ein Stück weit ihre Identität wiedererkennen. Mit dem Vorschlag, positive Erinnerungen aufzugreifen und zu verstärken, geht Richard über das Konzept eines reinen Abreagierens von negativen Emotionen hinaus. Sie ergänzt ihren Ansatz um Aspekte der Biografiearbeit, die vor allem im psychobiographischen Modell nach Böhm eine Rolle spielen.

3.2.3 Kritik

Zur Umsetzbarkeit der Validation nach Feil bzw. nach Richard aus der Sicht der Pflegenden liegen eine Studie aus Schweden und zwei aus Deutschland vor (▶ Tab. 2.1). In allen Studien wurden Pflegende zu ihren Erfahrungen mit der Umsetzung von Validation im Rahmen ihrer Arbeit befragt. In den beiden Studien aus Deutschland fand zudem eine teilnehmende Beobachtung bei der Pflege statt. Dabei kamen die Studien zu recht unterschiedlichen Ergebnissen bezüglich der Umsetzbarkeit von Validation.

Erdmann & Schnepp (2014) stellten eine relativ problemlose Umsetzung dieses Konzeptes fest. Ihre Beobachtungen und Gespräche mit den Teilnehmern lieferten positive Beispiele dafür, wie die Einstellung der Pflegenden, ihre Wahrnehmung der Menschen mit Demenz, die Validation selbst sowie deren Evaluation und Dokumentation nach einer entsprechenden Schulung aussehen können. Bei der teilnehmenden Beobachtung fiel lediglich auf, dass Pflegende entgegen der methodischen Vorgaben von Richard den Bewohnern Fragen stellten und in den Gesprächen berichteten einzelne Pflegepersonen von ihrem Problem, sich bei der Interpretation eines Gefühls oder einer Motivation zu irren und dementsprechend unangemessen zu validieren.

Im Gegensatz dazu konnten Erdmann und Schnepp (2014) bei ihrer teilnehmenden Beobachtung nicht feststellen, dass Integrative Validation so angewendet wurde, wie es dem Konzept inhaltlich und methodisch entsprach, weshalb sie sich zu einer Befragung der Pflegepersonen entschlossen, um die Gründe für die Nicht-Anwendung der Validation zu ermitteln. Söderlund et al. (2013) stellten bei ihrer Befragung der Pflegenden zwar fest, dass diese durch die Schulung einen kritischen Blick auf ihren bisherigen Umgang mit Menschen mit Demenz gewonnen hatten und dabei flexibler und weniger ängstlich geworden seien, der selbstkritische Blick führte allerdings auch zu größerer Belastung, da sie nunmehr höhere Ansprüche an ihr pflegerisches Verhalten stellten. Außerdem ließen die Äußerungen der Studienteilnehmer erkennen, dass ihnen trotz einer einjährigen Schulung noch immer Sicherheit in der Anwendung der Validation fehlte.

Diese unterschiedlichen Befunde sind zum Teil auf die organisatorischen Rahmenbedingungen zurückzuführen, die in den untersuchten Pflegeeinrichtungen vorhanden waren. So berichteten die Pflegenden in der Studie von Dammert et al. (2016) von einer hohen Arbeitsbelastung, die durch Personal- und daraus sich ergebendem Zeitmangel entstand und die durch zu große und unübersichtliche Stationen noch verschärft wurde.

Einen Einfluss dürften auch die Schulungen und das Follow-up der geschulten Pflegepersonen gehabt haben. In der von Erdmann und Schnepp (2014) untersuchten Einrichtung war die Schulung für alle Mitarbeitenden zugänglich und es fanden regelmäßige Fallbesprechungen statt, um die Pflegenden bei der Anwendung der Validation zu unterstützen. In der von Söderlund et al. (2014) untersuchten Einrichtung gab es eine insgesamt einjährige Schulung, die 10 Tage theoretischen Unterricht, einmal pro Monat eine Supervision und praktische Übungen im Rahmen der alltäglichen Arbeit umfasste, wobei die zu schulenden Pflegenden ihre Interaktion mit Bewohnern auf Videos aufzeichneten, um diese nachher zu evaluieren. Es wurden allerdings nicht alle Mitarbeitenden auf diese Weise geschult und die geschulten Pflegepersonen äußerten auch nach der langen Schulungsphase den Wunsch, nach einem weiteren Follow-up durch Supervision und Teambesprechungen. Dammert et al. (2016) machten leider keine genauen Angaben zum Umfang und zur Art der Schulung und des Follow-up, was den Vergleich der von ihnen untersuchten Einrichtung mit den Einrichtungen aus den anderen beiden Studien erschwert. Diese Studien legen es jedoch nahe, dass ein Follow-up notwendig ist, um etablierte Verhaltensroutinen zu ändern und Pflegenden ein Gefühl der Sicherheit bei der Aneignung neuer Verhaltensmuster zu geben.

Tab. 2.1: Studien zu Erfahrungen Pflegender bei der Anwendung von Validation

Studie	Forschungsfrage	Forschungstradition	Land/Region	Zielgruppe/Setting	Methode der Datensammlung	Teilnehmer	Dauer der Datensammlung	Datenauswertung
Söderlund et al. (2013)	Welche Erfahrungen machen Pflegende mit der Anwendung von Validation nach Feil nach einjährigem Training in der Methode	k. A.*	Schweden	Pflegende mit einjähriger Schulung in Validation in einem Pflegeheim	Problemzentrierte Interviews	n = 12 Alter Ø: 43,5 J. davon ♀ = 100 % RN: 8 % LPN: 50 % NA: 42 %	k. A.	Qualitative Inhaltsanalyse nach Graneheim & Lundman
Erdmann & Schnepp (2014)	Wie wird IVA von Pflegenden akzeptiert**	Fourth Generation Evaluation***	Deutschland	IVA-Trainer aus der Einrichtung & Pflegende, die IVA anwenden	Problemzentrierte Interviews 2 Fokusgruppen Teilnehmende Beobachtung	n = 7 Alter Ø: 49,2 J. davon ♀ = 66 % Trainer: 2 Anwender:7 a) 1 Trainer & Anwender b) 16 Trainer****	Interviews: k. A. Fokusgruppen: k. A. Teilnehmende Beobachtung: 10,5h	Qualitative Inhaltsanalyse nach Maring
Dammert et al. (2016)	Wie kommt IVA zum Einsatz? Wie lassen sich Konfliktsituationen durch herausforderndes Verhalten von MmD verhindern?	Ethnographie	Deutschland	5 Pflegeheime, die IVA anwenden und 4 Pflegeheime ohne IVA	Teilnehmende Beobachtung, situative Gespräche, Leitfadengestützte Interviews, videographische Daten	n = 53 Bewohner n = 56 Pflegende	Teilnehmende Beobachtung: 136 Protokolle Videographische Daten: 100 h	Grounded Theory

k. A.: keine Angabe; NA: Nursing Assistant; LPN: Licensed Practical Nurse; R. N. Registered Nurse; MmD: Menschen mit Demenz, IVA: Integrative Validation
*es erfolgte eine qualitative Datenerhebung ohne Angabe der Forschungstradition im Rahmen eines Mixed-Method-Designs. Quantitative Daten werden hier nicht berichtet
** In der Studie wurde nach der Perspektive der Angehörigen und den möglichen Effekten von Validation gefragt. Auf diese Aspekte wird hier nicht eingegangen
*** Konstruktivistisches Design, bei dem die Perspektiven von Stakeholdern zunächst eruiert und dann miteinander konfrontiert werden
**** Bei Fokusgruppe a) keine Angabe zur Anzahl der teilnehmenden Anwender, bei Fokusgruppe bei 2 Trainer aus der untersuchten Einrichtung sowie 14 weitere Trainer

Als ein weiterer Einflussfaktor kann die in einer Einrichtung vorherrschende Pflegekultur angesehen werden. In der Studie von Dammert et al. (2016) war diese durch eine primär medizinische Denkweise des Pflegepersonals und eine Verrichtungsorientierung gekennzeichnet, bei der das Abarbeiten der zu erbringenden Pflegeleistungen im Vordergrund stand, während im Beziehungsaufbau zu den Bewohnern keine »anstrengende« und »richtige« Arbeit gesehen wurde. Auffallend war dabei, dass das Betreuungspersonal über mehr Wissen zur Persönlichkeit der Bewohner verfügte als das professionelle Pflegepersonal. Dieses Wissen blieb allerdings unbeachtet, da die Betreuungspersonen in der Mitarbeiterhierarchie am unteren Ende rangierten und nicht immer ernst genommen wurden.

Auch Söderlund et al. (2013) berichten von Schwierigkeiten bei der Verankerung des Konzepts der Validation in der vorherrschenden Pflegekultur. So stießen die geschulten Teammitglieder bei dem Versuch, ihr Wissen im Team weiter zu vermitteln zum Teil auf Ablehnung. Nicht-geschulte Pflegende nahmen das Konzept als zu anspruchsvoll wahr, da es eine zu große Nähe zu den Bewohnern mit Demenz implizierte. In der Folge war das Verhalten der Teammitglieder gegenüber den Menschen mit Demenz nicht aufeinander abgestimmt. Dieses Problem bei der Implementierung des Konzepts dürfte auf eine fehlende Unterstützung des Managements zurückzuführen sein. Dieses war schließlich dafür verantwortlich, dass nicht das gesamte Team geschult wurde. Stattdessen sollten die Geschulten das Konzept ins Team hineintragen, ohne dass ihnen hierzu eine entsprechende Position im Team zugestanden wurde. Die nicht geschulten Teammitglieder erwarteten vielmehr, dass die Geschulten trotz des zeitlichen Mehraufwands für die Schulung das gleiche Arbeitspensum wie bisher erbrachten.

Neben diesen organisatorischen Rahmenbedingungen sahen die von Dammert et al. (2016) befragten Pflegepersonen einen Grund für die Nicht-Anwendung der Validation in der fehlenden Eignung des Konzepts für den Umgang mit Menschen mit Demenz. Deren Verhalten konnte zum Teil zu ethischen Dilemmata führen, z. B. wenn ein Pflegeempfänger notwendige Pflegemaßnahmen verweigerte. Validation verlangte hier das Respektieren einer solchen Ablehnung als Ausdruck von Selbstbestimmung, verstieß jedoch gegen die von den Pflegenden wahrgenommene Pflicht zur Fürsorge. Das Konzept hatte daher in solchen Situationen keine überzeugende Lösungsmöglichkeit zu bieten.

Ein weiteres Problem bestand darin, dass die Effekte der Validation für Pflegende schwer erkennbar waren, wenn Personen mit Demenz nur noch eingeschränkt in der Lage waren, über ihr Befinden Auskunft zu geben. Ihre Bedürfnisse konnten dann nur durch eine Interpretation ihrer buchstückhaften Äußerungen erschlossen werden. Richard zufolge sollte jedoch auf Interpretationen verzichtet werden und auch Feil forderte an einer Stelle – offensichtlich im Widerspruch zu ihren sonstigen Vorstellungen – von den Pflegenden Empathie »ohne zu wissen, warum der alte Mensch sich so verhält« (Feil 2000, S. 38). Ein interpretationsfreies Validieren scheint allerdings nicht möglich zu sein. Da Pflegende nicht spontan und authentisch auf das Verhalten von Menschen mit Demenz reagieren können, können sie nur versuchen, sich in ihrem Umgang mit ihnen mit Hilfe von Interpretationen zu orientieren, die zwangsläufig auf einer reflektierten Distanz basieren.

Insgesamt löste das Verhalten von Menschen mit Demenz aufgrund der Möglichkeit von Fehlinterpretationen bei Pflegenden eine Verunsicherung aus – eine Beobachtung, die in mehr oder minder großem Ausmaß in allen drei Studien gemacht wurde. Für die von Dammert et al. (2016) befragten Pflegenden war die Anwendung von Validation zudem mit der Befürchtung eines Kontrollverlusts verbunden, da die Emotionen bei einem Ausfließen »aus dem Ruder laufen konnten«.

Die Pflegenden hatten daher das Bedürfnis, auf der Station für Ruhe zu sorgen. Sie tendierten dazu, Bewohner mit Demenz zu beruhigen und versuchten, sich ein Gefühl der Sicherheit durch Distanz zu schaffen.

Sowohl Feil als auch Richard legen allerdings nahe, dass eine Lösung dieser Probleme möglich sei. Durch den Aufbau einer Vertrauensbeziehung mit den Menschen mit Demenz sollen die Pflegenden ein Gefühl der Sicherheit im Umgang mit Menschen mit Demenz geben und auch dazu beitragen, ethische Dilemmata zu vermeiden. Die von Dammert et al. (2016) befragten Pflegenden nahmen allerdings – ähnlich wie die nicht geschulten Pflegenden in der Studie von Söderlund et al. (2014) – eine zu enge Beziehung zu einem Bewohner mit Demenz als auf die Dauer zu belastend wahr. Eine der Pflegepersonen formulierte dies recht deutlich mit: »Dann habe ich ihn an der Backe« (Dammert et al. 2016, S. 47). Diese Tendenz zur inneren Distanzierung diente damit auch der emotionalen Entlastung. Eine strikte Befolgung der im Konzept der Validation enthaltenen Forderung, Nähe und Vertrautheit herzustellen, würde hingegen zu einer moralischen Überforderung der Pflegenden führen, da sie ihnen keine entlastende Distanz erlaubt. Dammert et al. (2016) weisen zudem darauf hin, dass der Aufbau von Nähe durch Körper- und Blickkontakt geschehen soll – mit Verhaltensweisen also, die normalerweise in der Partnerschaft oder in engen Freundschaften üblich sind, nicht aber im Rahmen einer Dienstleistung. Das Grundprinzip der Validation wäre damit nicht mit dem Habitus und den Bedürfnissen der Pflegenden vereinbar.

Dass dies so ist, liegt Dammert et al. (2016) zufolge auch daran, dass das Konzept nicht widerspruchsfrei ist. So sollen die Pflegenden ehrlich sein, können dies jedoch oftmals nicht, wenn Bewohner Wünsche haben, die nicht erfüllt werden können (z. B., wenn sie in ihr nicht mehr vorhandenes Zuhause zurückkehren wollen oder nach ihrem verstorbenen Lebenspartner suchen). In diesen Fällen muss eine authentische Zuwendung inszeniert werden. Dementsprechend war für die von Dammert et al. (2016) befragten Pflegenden Validation eine Art »Schauspielern« (S. 49). Zugleich war ihnen bewusst, dass dieses Schauspiel für die Bewohner unbefriedigend war, denn diese erwarteten konkrete Antworten auf konkrete Fragen. Die Pflegenden sollten so einerseits der Forderung nach Authentizität und Ehrlichkeit nachkommen, mussten aber zugleich diesen Impuls unterbinden, um erfolgreich validieren zu können.

Validation fordert damit einerseits eine bestimmte Haltung (nämlich Ehrlichkeit und Zuwendung) von den Anwendern, besteht aber andererseits aus einer Kommunikationstechnik, die eine Zurückhaltung der eigenen Gefühle und damit Selbstkontrolle verlangt. Feil selbst bringt diesen Widerspruch zum Ausdruck, wenn sie schreibt, wer Validation anwende, solle ein »Übermensch sein für 3 Minuten«. Als Übermensch soll man über der Situation stehen und auch bei herausforderndem Verhalten Verständnis zeigen (obwohl man eigentlich verärgert sein müsste, wenn man authentisch und ehrlich reagierte). Gleichzeitig wird die Forderung nach Übermenschlichkeit wieder zurückgenommen, denn sie gilt ja nur für drei Minuten. Pflegepersonen sollen also nicht wirklich über der Situation stehen, sondern nur für eine kurze Zeit so tun als ob.

Dass diese Probleme in der Studie von Erdmann und Schnepp (2014) nicht angesprochen wurden, kann durch eine Tendenz zu sozialer Erwünschtheit im Antwortverhalten der Pflegenden bedingt sein. Diese arbeiteten schließlich in einer Modelleinrichtung, die auch als solche für sich Werbung machte. Und die Tatsache, dass Nicole Richard persönlich an einer der Fokusgruppen teilnahm, mag auch dazu beigetragen haben, dass keine offene Kritik an dem Konzept geäußert wurde. Auch wenn die von Dammert et al. (2016) untersuchten Einrichtungen im Vergleich zu der von Erdmann und Schnepp untersuchten Modelleinrichtung Validation nur unzureichend implementierten, so sind doch die zuletzt genannten Widersprüche im Konzept der Validation nicht einfach von der Hand zu weisen.

Als Fazit lässt sich festhalten, dass Validation zu einer Überforderung der Pflegenden führen kann, wenn das Konzept zu einseitig die Zuwendung und Nähe zum Pflegeempfänger betont und die Notwendigkeit einer Distanzierung als Gegenwicht hierzu übersieht. Validation scheint nicht so sehr als spontane und authentische Handlung, sondern eher als eine Inszenierung von Wertschätzung möglich zu sein. Als solche kann sie dann von Pflegenden geübt und gezielt eingesetzt werden, was jedoch eine Interpretation des Verhaltens der Menschen mit Demenz voraussetzt. Ein derart reflektierter Einsatz von Validation ist nur dann möglich, wenn er vom gesamten Pflegeteam angewendet und als eine Form psychologischer Betreuungsarbeit verstanden wird. Dass Richard Biografiearbeit als eine Ergänzung zur Validation in Betracht zieht, legt zugleich nahe, dass Validation kein ausschließliches Erfolgsrezept, sondern nur eine mögliche Handlungsoption im Umgang mit Menschen mit Demenz darstellt. Pflegende sollten daher eine kritische Distanz gegenüber dem Konzept bewahren, die es ihnen erlaubt, die Möglichkeiten und Grenzen von Validation in einer konkreten Situation einzuschätzen und gegebenenfalls auf andere Strategien zurückgreifen.

3.3 Das psychobiographische Modell nach Böhm

3.3.1 Theorie

Das psychobiographische Modell wurde vom österreichischen Krankenpfleger Erwin Böhm entwickelt. Das nach ihm auch als Böhm-Modell bezeichnete Konzept wird im Rahmen von Grund- und Aufbaukursen vom Europäischen Netzwerk für Psychobiographische Pflegeforschung, der ENPP Böhm Bildungs- und Forschungsgesellschaft mbH verbreitet, die auch Pflegeeinrichtungen für ihre Arbeit nach dem Konzept zertifiziert.[20]

Ausgangspunkt für die Entwicklung des Konzepts waren die Erfahrungen, die Böhm als leitender Krankenpfleger im Rahmen der Psychiatriereform in den 70er Jahren mit der Durchsetzung der sog. Übergangspflege gewonnen hatte (Ottinger & Plank 2008). Hierbei handelte es sich um ein Rehabilitationsprogramm für langjährige Psychiatriepatienten, die wieder in ihren vertrauten, häuslichen Lebensbereich integriert werden sollten, um dort selbständig zu leben. Dabei wurden die Patienten von einer Übergangspflegeperson betreut, die noch während ihrer stationären Behandlung mehrfach mit ihnen die alte Wohnung aufsuchte, diese mit ihnen wieder aufräumte und dabei eine Auseinandersetzung mit dem Krisengeschehen, das zur Einweisung geführt hatte, anregte und zugleich ihre Ressourcen für einen Verbleib im alten Zuhause ermittelte und bestärkte. Hatten sich die Patienten ausreichend stabilisiert, wurden sie entlassen, wobei ihre Angehörigen und Nachbarn sowie gegebenenfalls eine mitbetreuende Organisation einbezogen wurde. Zur Unterstützung der Reintegration erfolgte zusätzlich eine Nachbetreuung in Form von Hausbesuchen durch die Übergangspflegeperson, die sich über einen längeren Zeitraum erstrecken konnte. Die entscheidenden Erkenntnisse, die sich für Böhm aus diesem

---

20 Entsprechende Informationen finden sich unter: https://www.enpp-boehm.com/index.htm

Programm ergaben, waren, dass der Auslöser für die Einweisung zwar in einer Überforderung der Patienten durch ihren Alltag bestand, was zu einer emotionalen Überlagerung ihrer kognitiven Fähigkeiten und damit zu einem Realitätsverlust führte, dass aber durch die Rückkehr in das vertraute Umfeld die Ressourcen zur selbständigen Lebensführung wieder reaktiviert werden konnten.

Diese Einsichten finden sich dann auch im psychobiografischen Modell zur Pflege von Menschen mit Demenz wieder (Böhm 2018). Dabei unterscheidet Böhm zwischen dem kognitiven Anteil der Psyche (in seiner Terminologie der Noopsyche), der das erlernte Wissen beinhaltet, welches im Laufe der Sozialisation erworben wurde, und dem emotionalen Anteil der Psyche (von ihm als Thymopsyche bezeichnet), der das Fundament des Erlebens bildet und die primären Antriebe des Verhaltens enthält. Die primären Antriebe werden dabei Böhm zufolge im Verlauf der Persönlichkeitsentwicklung durch die Ausbildung des kognitiven Anteils überlagert. Böhm orientiert sich hierbei am Strukturmodell der Psyche von Freud, demzufolge die Entstehung eines Ichs durch eine Vermittlung der libidinösen Antriebe des Es mit den internalisierten, moralischen Anforderungen des Über-Ichs zustande kommt. Da das Über-Ich dem Es eine unmittelbare Triebbefriedigung verweigert, kompensiert das Ich den vorenthaltenen Lustgewinn durch Ersatzhandlungen, die eine Auslösung des Triebes verhindern sollten. So wird eine Haltung der Entsagung und des Verzichts auf Lustgewinn verinnerlicht, bei der die unterdrückten Triebe auf einer höheren Ebene zum Beispiel durch religiöse Rituale befriedigt werden. Böhm hat hier vor allem Beispiele aus einer bäuerlichen Lebenswelt vor Augen. Als Beleg für die in diesem Milieu unterdrückte Sexualität zitiert er Aussprüche aus der Folklore wie: »Es ist bloß meine Frau ertrunken, ich dachte schon meine Kuh.« (ebd., S. 88).

Die Entwicklung des Ichs, das seine primären Antriebe gemäß den gesellschaftlichen Erwartungen zu kontrollieren lernt, erfolgt nach Böhm in der »Prägungszeit«, welche die ersten 25 bis 30 Lebensjahre umfasst. In der Prägungszeit entwickelt sich eine persönliche Lebensform, die für das betreffende Individuum dann die Normalität darstellt. Die Prägung, der Personen unterliegen, hängt dabei vom Zeitgeist ab. Jede Generation hat ihre eigene Prägung und alle 25 Jahre soll diese Böhm zufolge wechseln. Da Pflegepersonen und ältere Menschen, die von ihnen gepflegt werden, generationsbedingt eine jeweils andere Prägung erhalten haben, kann es zu Verständigungsschwierigkeiten zwischen ihnen kommen. Die Prägung erfolgt dabei auf der emotionalen Ebene durch Schlüsselreize, die entweder positive oder negative Emotionen erzeugen. In Reaktion auf diese Schlüsselreize entstehen Verhaltensmuster, die immer wieder abgerufen werden, wenn die entsprechenden Schlüsselreize auftreten. Schlüsselreize, die negative Emotionen auslösen, führen dabei zur Entstehung von Copingreaktionen. Böhm nennt als Beispiel einen Patienten, der sich jedes Mal unter seinem Bett versteckte, wenn er einen bestimmten Pfleger pfeifen hörte. Das Pfeifen rief bei diesem Patienten die Erinnerung an eine herabstürzende Bombe wach, unter der er während des 2. Weltkrieges verschüttet worden war und war daher der Auslöser für die gezeigte Schutzreaktion. Schlüsselreize können jedoch auch positive Emotionen auslösen, wenn sie Erinnerungen an das Milieu wachrufen, in dem der Betroffene seine Prägungszeit erlebt hat. Sie bewirken dann ein Gefühl der Geborgenheit, das Böhm als Daheimgefühl bezeichnet. Dieses Daheimgefühl hatte Böhm bei der Übergangspflege als Ressource für die Reintegration von Patienten in ihr altes Umfeld erkannt. Im Unterschied zu Feil, die in der Biografie eine Altlast unbewältigter Konflikte sieht, und zu Richard, die in der Biografie vor allem das Lebensthema als Ressource entdecken will, können biografische Erinnerungen bei Böhm sowohl eine positive als auch eine negative Funktion haben. In jedem Fall wird ihnen aber ein prägender Wert zugesprochen, den die Pflegeperson kennen muss, wenn sie mit Menschen mit Demenz umgehen will.

Was das Krankheitsbild der Demenz selbst anbelangt, so bleibt Böhm ähnlich wie Feil zum Teil einem medizinischem Erklärungsmodell treu. Er unterscheidet zwischen einer primären, durch hirnorganische Schädigungen hervorgerufenen und dabei irreversiblen Demenz vom Typ Alzheimer oder Multi-Infarkt-Demenz und einer sekundären, reversiblen Demenz, die durch somatische Erkrankungen wie Diabetes mellitus oder psychosoziale Belastungen wie den Tod eines Lebenspartners ausgelöst werden könne (S. 138 f.). Unter letzterer versteht Böhm im Grunde eine Latelife Crisis, die zu einer Entfremdung der Betroffenen von ihrem sozialen Umfeld und von sich selber führe. Die dabei beobachtbaren Verhaltensauffälligkeiten seien Zeichen einer Dekompensation, die in Reaktion auf die somatischen oder psychosozialen Auslöser erfolge, welche bei den Betroffenen zu einer Überforderung führten. (Der Erklärungsmechanismus ist damit genau der gleiche, den Böhm als Grund für die Einweisung der Patienten in die psychiatrische Klinik beschrieben hatte). Die Überforderung durch die genannten Auslöser führt Böhm zufolge zu einer Regression, die er auch als Umkehrphänomen bezeichnet. Da die kognitiven Bewältigungsfähigkeiten versagten, griffen die Betroffenen auf emotionale Bewältigungsstrategien aus der Prägungszeit zurück, denn diese vermittelten ein Gefühl der Sicherheit. Auf welche Copingmuster zurückgegriffen werde, hänge dabei davon ab, auf welche Entwicklungsstufe die Betroffenen regredierten. Wenn ein Copingmuster einer höheren Entwicklungsstufe nicht helfe, greife der alte Mensch auf das Coping einer früheren Entwicklungsstufe zurück. Während Feil nur vier Stufen der Demenz kennt, unterscheidet Böhm zwischen sieben solchen Stufen, in denen die Betroffenen auf eine jeweils spezifische Weise ansprechbar seien und die er daher als Erreichbarkeitsstufen bezeichnet (▶ Kasten 3.1).

Böhm zufolge entwickelt sich damit ein Mensch mit Demenz vom geistigen Niveau eines Erwachsenen schrittweise auf das eines Säuglings zurück. Dieser Prozess könne allenfalls durch eine Pflege nach dem Böhm-Konzept verlangsamt und temporär sogar umgekehrt werden. Im Unterschied zu Feil sieht er in der Demenz jedoch keine Möglichkeit der Weiterentwicklung, wie sie sich bei Feil aus der Bearbeitung unbearbeiteter Lebensaufgaben ergeben soll. Noch mehr als bei Richard ist für ihn die Biografie eine Quelle von Ressourcen, wobei es ihm allerdings vorrangig um die Identifikation von Schlüsselreizen geht, die für die Erklärung erwünschter und unerwünschter Verhaltensmuster nützlich sind, da man diese dann entweder vermeiden oder durch gezielte Impulse triggern kann.

Kasten 3.1: Erreichbarkeitsstufen nach Böhm

> *Sozialisation:* Entspricht dem Erwachsenenalter, normale Unterhaltung ist möglich, die Person ist kognitiv erreichbar.
> *Mutterwitz:* Leichtes Nachlassen der kognitiven Leistung, Person ist erreichbar über Gespräche mit humorigen Aspekten (z. B. durch Verwendung von Sprichwörtern, Zitaten).
> *Grundbedürfnisse:* Entspricht dem 12. bis 16. Lebensjahr (also der Pubertät). Erste kognitive Einbußen. Unbefriedigte Grundbedürfnisse (z. B. nach Zuneigung oder Aufmerksamkeit) werden durch Verhaltensauffälligkeiten (z. B. Schreien oder Aggressivität) eingefordert.
> *Prägungen:* Entspricht dem 6. bis 12. Lebensjahr. Wird dominiert von erlernten Verhaltensnormen und Ritualen, die dem alten Menschen Sicherheit geben (z. B. Kirchgang am Sonntag).

> *Triebe:* Entspricht dem 3. bis 6. Lebensjahr. Wird dominiert durch das Erfüllen von primären Trieben wie z. B. Essen und Zuneigung.
> *Intuition:* Entspricht dem 1. bis 3. Lebensjahr. Ist gekennzeichnet durch intuitive Reaktionen und wird dominiert durch mythische Vorstellungen, Aberglaube, magisches Denken.
> *Urkommunikation:* Ähnelt im Verhalten einem Säugling. Teilnahmslosigkeit, oft in embryonaler Stellung im Bett. Kontaktaufnahme ist durch Berührung (z. B. Basale Stimulation) möglich.

3.3.2 Methode

Das Ziel der Pflege nach dem psychobiographischen Modell besteht in einer – wie Böhm es formuliert – Reanimation der Seele. Pflegende sollen dazu mit dem Material, das sie aus der Biografie der Menschen mit Demenz entnehmen können, eine Re-Dekompensationshilfe leisten. Der Lebensantrieb der Betroffenen soll durch Reize aus der Normalität von früher reaktiviert werden. Dies führe zu einer Stärkung ihres »Daheim-Gefühls« und zu einem »Aufleben durch Wiedererleben von Alterlebtem« (ebd., S. 114). Mittel der Wahl sind dabei die Schaffung eines vertrauten Milieus, die Verwendung einer generationsgerechten Sprache und die Verwendung von biografisch verankerten Schlüsselreizen, die entsprechend der emotionalen Erreichbarkeit des Menschen mit Demenz zum Einsatz kommen sollen. Dadurch sollen die Menschen mit Demenz die nächsthöhere Erreichbarkeits- und Funktionsstufe erlangen.

Die Pflege soll dabei nach dem psychographischen Pflegeprozess in mehreren Schritten erfolgen. Der erste Schritt besteht im Erheben der Psychobiographie. Dabei sollen die Pflegenden die Stories der Betroffenen ermitteln (also die Begebenheiten und Erfahrungen, die ihnen in ihrer Prägungszeit wichtig waren). Dazu gehören auch die Folklore, d. h. Sitten, Bräuche und Moden, die in ihrer Prägungszeit vorherrschend waren, die Bewältigungsstrategien, die in Krisensituationen während der Prägungszeit verwendet wurden (z. B. wie die Betroffenen bei Angst, Freude, Heimweh, etc. reagierten) und der chronologische Lebenslauf innerhalb der Prägungszeit.

Im nächsten Schritt geht es dann darum, den Menschen mit Demenz fortlaufend zu beobachten und sein Verhalten zum Zweck der Datensammlung zu dokumentieren. Schritt 3, den Böhm als Tatsachenerhebung bezeichnet, besteht im Assessment der Erreichbarkeitsstufen und der sog. Gefühlsparameter. Beim Assessment der Erreichbarkeitsstufen ist deren Ausprägung in den verschiedenen Hirnleistungsfunktionen zu beachten. Die Hirnleistungsfunktionen nach Böhm bestehen im Gefühlsleben, der Psychomotorik, der Kontaktfähigkeit, dem Willen und Antrieb, der Orientierung, dem Gedächtnis, dem formalen und dem inhaltlichen Denken. Jede dieser Hirnleistungsfunktionen kann dabei in Abhängigkeit von der vorherrschenden Erreichbarkeitsstufe auf eine bestimmte Weise eingeschränkt sein. So soll Böhm zufolge der Wille in der Erreichbarkeitsstufe der Grundbedürfnisse durch schwere Entscheidbarkeit oder durch Überschätzung gekennzeichnet sein, während er in der Erreichbarkeitsstufe der Prägung durch Unruhe oder Gleichgültigkeit bestimmt sei. Um dem Pflegepersonal die Bestimmung der Erreichbarkeitsstufen zu ermöglichen, wurde von Böhm eine detaillierte Matrix erstellt, in der die entsprechenden Charakteristika für jede Hirnleistungsfunktion angeführt sind (ebd., S. 224 f.). Auf ähnliche Weise soll eine Einschätzung der Gefühlsparameter erfolgen, falls ein Mensch mit Demenz im Bereich seines Gefühlslebens sich auf der Erreichbarkeitsstufe drei oder darunter befindet (ebd.). Hier lassen sich anhand einer vorgegebenen Matrix die Schweregrade der emotionalen Dysregulation in verschiedenen Gefühlsbereichen (z. B. dem Kultur-Gefühl, dem Ich-Wert-Gefühl, dem Zustandsgefühl etc.) ermitteln.

Im Anschluss an dieses komplexe Assessment soll darauf aufbauend in Schritt 4 eine Ursachensuche für die Verhaltensauffälligkeiten der Menschen mit Demenz und eine entsprechende Hypothesenbildung im Rahmen einer Teambesprechung erfolgen. Diese soll der Ermittlung von Impulsen dienen, die als Schlüsselreize positive Emotionen bei den Betroffenen auslösen können. Im darauffolgenden Schritt 5 werden diese geplanten Impulse dann in der Praxis umgesetzt und im abschließenden Schritt 6 erfolgt eine Evaluation unter der Fragestellung, ob die geplanten Maßnahmen zum Erreichen einer höheren Erreichbarkeitsstufe geführt haben oder nicht.

3.3.3 Kritik

Zu der Frage, welche Schwierigkeiten Pflegende bei der Umsetzung des Böhm-Modells erleben, liegen bis dato keine unabhängigen Untersuchungen vor. Es gibt lediglich kurze Berichte über Best-Practice-Beispiele von Implementierungen im deutschsprachigen Raum (Kochanski 2008, Gschwandtl & Laussermayer 2008) und in Luxemburg (Reuter, 2008), die von den implementierenden Einrichtungen selbst erstellt wurden. Diesen Berichten zufolge sollen Mitarbeiter nach Einführung des Modells motivierter sein, positive Effekte bei den Bewohnen erzielen und besser im Team arbeiten als zuvor (Kochanski 2008), was in einem Fall auch zu einem verringerten Krankenstand und zu einem größeren Interesse von Auszubildenden, in der Einrichtung zu arbeiten, geführt habe (Reuter 2008). Zu diesen Erfolgsgeschichten gehörte natürlich auch die Überwindung von Schwierigkeiten. So geben Gschwandtl und Laussermayer (2008) an, dass eine Implementierung die Phasen der Gruppenbildung nach Tuckmann (1965) zu durchlaufen habe, zu denen auch eine Konfliktphase gehöre, die notwendig sei, bevor ein Team neue Umgangsformen und Regelungen für seine Zusammenarbeit finden könne. Nach Reuter (2008) sei mit einer Implementierungsdauer von 5–7 Jahren zu rechnen, bei der Rückschläge zu erwarten seien und auch zu entscheiden sei, inwieweit man absolute Neinsager im Team behalten wolle. Diese pauschalen Angaben deuten zwar auf Schwierigkeiten bei der Umsetzung hin, machen aber nicht deutlich, um welche es sich handelt. Sie werden auch nicht zum Anlass genommen, das Konzept selbst kritisch zu hinterfragen. Stattdessen verweisen alle Autoren auf den positiven Endeffekt ihrer Bemühungen, wobei allerdings nicht auszuschließen ist, dass diese Beobachtungen ihrer Voreingenommenheit für das Konzept zuzuschreiben sind.

Zweifel an den positiven Resultaten dieser Selbstauswertungen ergeben sich nicht nur angesichts der Ergebnisse der Studie von Dammert et al. (2016) zur Implementierung der Validation, sondern auch aufgrund der Darstellung des Konzepts durch Böhm selbst. Dem Autor zufolge sei sein Modell aus einem »Fleckerlteppich« (ebd., S. 144) aus Einsichten, die er in der Praxis gewonnen habe, entstanden, die er dann später systematisch zusammengefasst habe. Dabei fügt er hinzu, dass »die Praxis mit all ihren Facetten so komplex und vielfältig sei, wie Theorie nie sein könne« (ebd., S. 104), und dass in seinem Modell »auch alle anderen auf dem Markt befindlichen Konzepte oder Theorien verwendet werden sollten.« (ebd. S. 104). Die Komplexität der Praxis dient damit zur Rechtfertigung einer Patchworktheorie, die sich zumeist ohne erkennbaren Grund und ohne Literaturverweise und Quellenangaben Aussagen aus anderen Theorien zusammenklaubt (und offensichtlich auch nach Belieben um weitere Theorieteile ergänzt werden kann). Das »Psychobiographische Pflegemodell nach Böhm« stellt sich so dem Leser dar als eine

Mischung aus manchmal originellen Einsichten, unerwiesenen Behauptungen, Abschweifungen, unnötigen Selbstdarstellungen und unvollendeten Gedankengängen. Selbst eine wohlmeinende Rezensentin kommt zu dem Schluss, Böhms Werk gleiche »in manchen Bereichen eher einem bunten Kaleidoskop denn einem systematisch entwickelten Theorieentwurf« und »seine Überlegungen scheinen hie und da eher Ideensammlungen darzustellen und die Bedeutung der von ihm gewählten Begrifflichkeit ist nicht immer ganz klar,« (Schneider 2008, S. 113).

Der Leser ist so gezwungen, den Zusammenhang der einzelnen Theorieteile selbst herzustellen, und auch die hier vorgestellte Zusammenfassung des Konzepts ist das Resultat einer solchen Anstrengung. Hinzu kommen klischeehafte Verallgemeinerungen wie z. B. die Aussage, »dass eine Resozialisation mit Betagten der Unterschicht kaum möglich« sei (S. 226), die eine selbstkritische Distanzierung Böhms von einzelnen Beobachtungen aus seiner Praxis vermissen lassen. Für viele Teile seiner Theorie und Methode lassen sich keine nachvollziehbaren Begründungen finden. So bleibt die diagnostische Unterscheidbarkeit zwischen der primären und der sekundären Demenz unklar, ebenso wie die therapeutischen Konsequenzen, die im ersten Fall in einem nicht näher erläuterten Training, im zweiten Fall in einer ebenso unklaren Starthilfe bestehen sollen. Auch die Liste der Faktoren, die zu einer Late-Life-Crisis führen sollen, wirkt zum Teil wie beliebig zusammengestellt. Warum sollen zum Beispiel Seilbahnfahrten, eine Änderung der Wohnung oder ein defekter Wasserhahn für eine solche Krise verantwortlich sein? Das gleiche gilt für die Indikatoren, mit deren Hilfe die Erreichbarkeitsstufen und die Gefühlsparameter bestimmt werden sollen. An keiner Stelle macht Böhm eine Angabe zur Validität dieser Messverfahren. Dabei ist schon deren Konstruktion nicht nachvollziehbar, da nirgendwo deutlich wird, aus welchen Theorien die genannten Erreichbarkeitsstufen und Gefühlsbereiche hergeleitet wurden. Wie Pflegende angesichts dieser Unklarheiten und fehlenden Nachvollziehbarkeit diese Messverfahren anwenden sollen, bleibt unklar.

Die detaillierte Beschreibung der Erreichbarkeitsstufen und Gefühlsbereiche, die Böhm in seinen Assessmentinstrumenten gibt, steht dabei nicht nur im Widerspruch zu ihrer Schlüssigkeit, sie suggeriert zugleich auch die Möglichkeit einer exakten Bestimmbarkeit psychischer Leistungen. Dem psychobiographischen Modell liegt implizit ein funktionalistisches Menschenbild zugrunde, anhand dessen sich vor allem die Defizite einer konkreten Person bestimmen lassen. Demenz wird als eine Dekompensation der Ich-Instanz verstanden, deren Dysfunktion durch gezielte Impulse zumindest teilweise wieder behoben werden soll. Ein funktionierendes Ich besteht dabei aus seiner Integrationsleistung von Zwängen und Trieben, die sich stufenweise entwickelt und solange aufrechterhalten wird, wie die Anforderungen der Umwelt nicht die Kapazität der Ich-Instanz übersteigen. Bei der Pflege von Menschen mit Demenz ist es demzufolge nicht erforderlich, dass Pflegende in einen Dialog mit ihnen treten und versuchen, die Welt aus ihrer Perspektive wahrzunehmen, sie müssen lediglich die Prägungen identifizieren, die ihr Verhalten bestimmen, um dann geeignete Impulse zu setzen, durch die sie zumindest graduell wieder funktionstüchtig werden. Böhms Modell vermeidet auf diese Weise zwar eine moralische Überforderung, die bei Feil durch die Aufforderung zu authentischer Nähe entsteht, es verführt jedoch zu einer distanzierten Haltung, die glaubt, die Psychodynamik der Pflegeempfänger durch Pflegemaßnahmen kontrollieren zu können.

Das mechanistische Menschenbild in Freuds Theorie, die Böhm im Grunde unhinterfragt übernimmt, hatte bereits Viktor Frankl aufgezeigt und entsprechend kritisiert: »Den Patienten sieht die Psychoanalyse an als beherrscht von Mechanismen. Und der Arzt steht in ihrer Optik als derjenige da, der mit diesen Mechanismen umzugehen versteht, der also jene Technik beherrscht, mit deren Hilfe diese Mechanismen, sobald sie gestört sind, wieder in Ordnung gebracht werden können« (Frankl 2017, S. 9). Die Rolle des Pflegepersonals scheint in Böhms Modell eine ähnliche zu sein. Böhm geht auf die genannte Kritik allerdings nicht weiter ein, obwohl er angibt, das Glück gehabt zu haben, mit Frankl arbeiten zu dürfen (S. 29). Dadurch, dass er nur die Theorien von Freud und Adler aus der Frühphase der Psychoanalyse zur Kenntnis nimmt, und deren Weiterentwicklungen durch Autoren wie Erikson oder Frankl ignoriert, wirkt sein eigenes Modell eher antiquiert. So lässt Böhm außer Acht, dass zur Entfaltung des Person-Seins auch eine Bewältigung von Aufgaben gehört wie, für andere zu sorgen, kreativ zu sein und Weisheit zu entwickeln – wie es Erikson sieht – oder dass Person-Sein nicht triebdeterminiert, sondern sinnorientiert ist und in einer Übernahme von Verantwortung für das eigene Dasein besteht – so wie Frankl es beschreibt.

3.4 Person-zentrierte Pflege nach Kitwood

3.4.1 Theorie

Der Begriff »person-zentrierte Pflege«, der mittlerweile als Schlagwort für zahlreiche Konzepte dient, die für sich beanspruchen, das Person-Sein der Pflegeempfänger in den Mittelpunkt zu stellen, geht auf den britischen Psychogerontologen Tom Kitwood zurück. Das gleichnamige Konzept wurde von ihm gemeinsam mit Kathleen Bredin entwickelt. Die Bradford Dementia Group an der Universität von Bradford, deren Leiter er bis zu seinem Tod war, setzt seine Arbeit fort und bietet neben Studiengängen zur Pflege von Menschen mit Demenz auch Trainingskurse für Praktiker an.[21] In Deutschland griffen bereits die Rahmenempfehlungen zum Umgang mit herausforderndem Verhalten bei Menschen mit Demenz in der stationären Altenhilfe (Bundesministerium für Gesundheit 2006) seine Gedanken auf. Und auch der aktuelle Expertenstandard zur Beziehungsgestaltung in der Pflege von Menschen mit Demenz (DNQP 2019) bezieht sich auf Kitwoods Konzept.

Kitwood wurde zu seinem Konzept zur Pflege und Betreuung von Menschen mit Demenz durch die humanistische Psychologie von Carl Rogers angeregt. Dabei kritisiert er das in Wissenschaft und Gesellschaft etablierte Verständnis des Person-Seins, das vor allem durch die Eigenschaften von Rationalität und Autonomie bestimmt sei. Dieses Verständnis führe dazu, dass Menschen mit Demenz das Person-Sein aberkannt werde, da sie offensichtlich die Fähigkeit zu rationaler Selbstbestimmung und Selbstkontrolle verloren haben. Kitwood zufolge ist Person-Sein jedoch viel grundlegender durch Gefühle und Emotion gekennzeichnet, welche es ermöglichen, in Beziehung mit anderen zu leben.

Person-Sein wird damit nicht als ein Resultat einer inneren Entwicklung gesehen, etwa als Herausbildung einer Ich-Instanz im Sinne Freuds, deren Funktion in einer Vermittlung von Es und Über-Ich besteht oder als stufenweise Synthese gegenläufiger Bestrebungen, wie Erikson es sieht. Person-Sein ist vielmehr »ein Stand oder Status, der dem einzelnen Menschen im Kontext von Beziehung und sozialem Sein von Anderen verlie-

---

21 Nähere Information hierzu finden sich unter https://www.bradford.ac.uk/dementia/.

hen wird« (Kitwood 2016, S. 31). Kitwood greift hierbei auf die Grundgedanken der dialogischen Philosophie Martin Bubers (1983) zurück. Buber zufolge stehen Personen immer schon in einer Beziehung zu anderen – diese Beziehung kann jedoch sowohl authentisch als auch nicht authentisch sein. »Es gibt kein Ich an sich – nur das Ich des Grundworts Ich-Du und des Grund-Worts Ich-Es.« (Buber 1983, S. 4).

Dabei sind es nicht-authentische Ich-Es Beziehungen, die in der Regel den Alltag bestimmen. In ihnen wird das Ich als autonom und vom Anderen unabhängig wahrgenommen, während der Andere distanziert als ein Gegenstand der Erfahrung betrachtet wird, der berechenbar und gegebenenfalls eigenen Zwecken dienlich ist, wobei das Ich sich nicht wirklich auf ihn einlassen muss. Personen im Sinne der Freud'schen Psychoanalyse (und damit auch in Sinne von Böhms Modell) werden im Rahmen solcher Ich-Es-Beziehungen erfahren. Ich-Es-Beziehungen basieren Kitwood zufolge auf Handlungsschemata, auf die Personen zur Bewältigung von Alltagssituationen zurückgreifen. Diese sind adaptiv, d. h. sie bestehen »aus erlernten Weisen, angemessen auf die versteckten und expliziten Erwartungen anderer, auf soziale Situationen sowie auf die Anforderungen gegebener Rollen zu reagieren« (Kitwood 2016, S. 43). Sie sind damit eine Anpassungsleistung der Person an ihre soziale Umwelt, die zur Routine geworden ist – weshalb die Handlungsschemata knapp unterhalb der Schwelle zur bewussten Wahrnehmung liegen. Persönlichkeit ist so gesehen der Bestand an erlernten Handlungsschemata.

Begegnungen mit anderen können jedoch auch auf direkter Erfahrung beruhen, da Personen auch die Fähigkeit haben, unmittelbar (und das heißt ohne vorgegebene Handlungsschemata) wahrzunehmen, was ihnen selbst in einer Begegnung mit einem anderen widerfährt. In diesem Fall findet eine authentische Begegnung statt, in der beide Seiten füreinander aufgeschlossen sind. Buber (1983) zufolge können Personen auf diese Weise in eine Ich-Du-Beziehung treten. Durch eine solche Beziehung wird eigentliches Person-Sein überhaupt erst möglich, d. h. eine Person findet erst dann zu sich selbst, wenn ihr andere authentisch begegnen. In einer Ich-Du Beziehung erkennt das Ich seine Angewiesenheit auf den Anderen, es geht daher auf den Anderen zu, betrachtet ihn nicht als Gegenstand, sondern ist bereit, sich ihm zu öffnen, sich auf ihn einzulassen und ihn dabei so zu akzeptieren wie er ist. Die Begegnung in einer Ich-Du-Beziehung ist damit offen und zweckfrei und besteht im unmittelbaren Gegenwärtig-Sein des Anderen. Eine solch authentische Beziehung gewährt dem Gegenüber die Freiheit der Selbstentfaltung, bei der die eigentlichen Bedürfnisse von Personen zum Ausdruck kommen (die sich von einem bloßen Verlangen nach etwas dadurch unterscheiden, dass sie die Selbstaktualisierung der Person ermöglichen). Das zentrale Bedürfnis ist dabei das Bedürfnis nach Liebe, aus dem sich die Bedürfnisse nach Bindung, Einbeziehung, Trost, Beschäftigung und Identität ergeben (Kitwood 2016, S. 145). Diese Sichtweise auf das Person-Sein lässt sich allerdings nicht empirisch verifizieren. Sie hat vielmehr einen paradigmatischen Charakter, da sie der Beobachtung vorausgeht und diese strukturiert. Kitwood macht deutlich, dass man sich für diese Sichtweise entscheiden müsse, wobei die Entscheidung davon abhänge, ob sie hilfreich sei, den eigenen Alltagserfahrungen einen Sinn zu geben oder nicht (ebd., S. 38).

Bei der Erklärung des Krankheitsbildes Demenz verzichtet Kitwood auf die Unterscheidung zwischen einer neurodegenerativ bedingten und einer psychosozial verursachten Demenz wie dies Feil und Böhm versuchen. Demenz wird bei ihm konsequent aus der Interaktion von Person und Umwelt erklärt. Dabei geht er davon aus, dass psychische Erfahrungen und neuronale Aktivitäten des Gehirns nicht in einem Verhältnis von Ursache und Wirkung zueinanderstehen, sondern dass sie zwei Aspekte bzw. Erscheinungsweisen der gleichen Realität darstellen: »Jedes psychosoziale Ereignis ist gleichermaßen auch ein Zustand oder Ereignis des Gehirns..., dessen Struktur von Faktoren der Entwicklung und der Pathologie bestimmt worden ist.« (Kitwood 2013, S. 48). Auf dieser Grundlage komme es zu einer »Dialektik der Demenz«. Diese bestehe darin, dass das Gehirn plastisch sei und in seiner Struktur von Umwelteinflüssen mitbestimmt werde. Das Erleben des Person-Seins, das in einer Ich-Du-Beziehung stattfinde, wirke sich förderlich auf die Gehirnstruktur aus, wodurch wiederum Verhaltensweisen verstärkt würden, die zu einer Ausbildung positiver Ich-Du-Beziehungen beitrügen. Das Erleben eines Verlusts von Person-Sein, der dann stattfinde, wenn die soziale Umwelt das Person-Sein untergrabe, wirke sich hingegen schädlich auf die Gehirnentwicklung aus, wobei eine Schädigung der Gehirnstruktur wiederum zu Verhaltensweisen führe, welche die soziale Umwelt zu einem weiteren Untergraben des Person-Seins veranlassten.

Person-Sein wird dabei durch Verhaltensweisen untergraben, die Kitwood als maligne Sozialpsychologie bezeichnet. Zu diesen gehören: eine Person zur Machtlosigkeit zu verurteilen, sie einzuschüchtern, zum Objekt zu erklären, sie anzuklagen, zu überholen (d. h. durch zu schnelles informieren unter Druck zu setzen), zu unterbrechen, Zwang auf sie anzuwenden, über sie zu lästern, sie zu infantilisieren, zu etikettieren, zu stigmatisieren, sie herabzuwürdigen, zu entwerten, zu verbannen, zu ignorieren, zu betrügen oder ihr etwas vorzuenthalten. Da diese Verhaltensweisen zu einem Abbau der Hirnleistung führen und bei Menschen mit Demenz Reaktionen auslösen, die in ihrem sozialen Umfeld weitere maligne Sozialpsychologie provozieren, kommt es zu einer Devolutionsspirale, die zu fortschreitendem kognitiven Abbau bis hin zum Vegetieren und schließlich zum Tod der betroffenen Person führt. Anders als Böhm und Feil teilt Kitwood diesen Prozess jedoch nicht in voneinander abgrenzbare Phasen ein, wodurch sich ein entsprechendes Assessment erübrigt.

3.4.2 Methode

Das Ziel der person-zentrierten Pflege nach Kitwood ist der Erhalt des Personseins, den die Betroffenen als subjektives Wohlbefinden erleben, da sie ihre eigentlichen Bedürfnisse befriedigen können. Da das Ich nicht unabhängig von anderen ist, hängt sein Person-Sein davon ab, wie andere ihm begegnen. Während Ich-Es-Beziehungen die Depersonalisation fördern, können Ich-Du-Beziehungen zu einem Erhalt des Person-Seins beitragen. Daraus lassen sich die Grundprinzipien der person-zentrierten Pflege nach Kitwood ableiten, die Dawn Brooker (2004), Kitwoods Nachfolgerin an der University of Bradford, in vier Punkten zusammenfasst (und mit dem Akronym VIPS versah):

- Wertschätzung (auf Englisch Valuing) für die Menschen mit Demenz und diejenigen, die für sie sorgen.
- Menschen mit Demenz als Individuen behandeln.
- Die Welt aus ihrer Perspektive betrachten.
- Ein positives soziales Umfeld schaffen, in dem Menschen mit Demenz relatives Wohlbefinden erfahren.

Das Prinzip der Wertschätzung ergibt sich aus der Akzeptanz des Anderen, die durch Ich-Du-Beziehungen entstehen sollte, und die Wahrnehmung der Individualität aus dem Absehen von erlernten Handlungsschemata und der daraus resultierenden Offenheit, die in Ich-Du-Beziehungen notwendig ist. Beide Prinzipien führen dazu, dass die Welt aus der Perspektive der Betroffenen betrachtet werden muss, um den Menschen mit Demenz zu verstehen und seinen Bedürfnissen gerecht zu werden. Hierzu ist Empathie notwendig, die Kitwood allerdings anders als Feil definiert: Empathie bedeutet ihm zufolge »nicht zu fühlen, was eine andere Person fühlt«, sondern »ein Verständnis für das zu haben, was eine Person unter Umständen erlebt und wie das Leben – von ihrem Bezugsrahmen aus betrachtet – sein könnte« (Kitwood 2016, S. 223). Was Menschen mit Demenz bewegt, kann nur annäherungsweise rekonstruiert werden. Da Menschen mit Demenz hierzu nicht immer selbst Auskunft geben können, schlägt Kitwood eine Reihe von Informationsquellen vor, die bei der Rekonstruktion behilflich sein und einander ergänzen können: Berichte von Menschen mit Demenz (z. B. von Bryden 2005), eigene Interviews mit Betroffenen, beachten, was diese im Alltag sagen, ihr Verhalten beobachten, Berichte von Menschen, die ähnliche Krankheitsbilder (z. B. Depression) überstanden haben, die eigene poetische Vorstellungskraft sowie Rollenspiele.

Die Schaffung eines positiven sozialen Umfelds durch die Pflegenden kann dann auf der Grundlage des so gewonnenen Verständnisses für die Menschen mit Demenz erfolgen. Hierbei kommt jedoch kein Pflegeprozess in Form eines Regelkreises wie bei Böhm zur Anwendung, der durch das Setzen von Impulsen messbare Ergebnisse erzielen soll. Pflege und Betreuung bestehen vielmehr in einer offenen und zweckfreien Beziehungsgestaltung, in der die Pflegenden sich auf den Menschen mit Demenz einlassen und in eine fortlaufende Interaktion mit ihm treten, die das Gegenteil der malignen Sozialpsychologie darstellt, in der Kitwood die Ursache für die progrediente Verschlechterung des Zustands der Betroffenen sieht. Stattdessen sollen Pflegende und Betreuungspersonen eine positive Arbeit an der Person leisten. Deren Merkmale sind nachfolgend (▶ Kasten 3.2) dargestellt.

Kasten 3.2: Positive Arbeit an der Person

Anerkennen: Einnahme einer vorurteilsfreien Haltung ohne Stereotypisierung.
Verhandeln: Menschen mit Demenz nach ihren Vorlieben fragen und Pflege entsprechend vereinbaren.
Zusammenarbeiten: Eine Aufgabe gemeinsam mit der Person mit Demenz erledigen, z. B. im Haushalt oder bei der Körperpflege.
Timalation: Sensorische Stimulation z. B. durch Aromatherapie oder Massage.
Spielen: Spontane Aktivitäten ohne vorgegebenes Ziel. Dienen dem Selbstausdruck.
Feiern: Gemeinsame Aktivitäten zum Ausdruck von Freude. Grenze zwischen Betreuer und Betreutem verschwindet, beide werden von Freude erfasst.
Entspannen: Zur Ruhe kommen entweder allein oder durch Nähe zu anderen.
Validation: Die Erfahrung des Menschen mit Demenz akzeptieren, seine Gefühle anerkennen.
Halten: Einen sicheren psychologischen Raum bieten, der es erlaubt, Verwundbarkeit zum Ausdruck zu bringen und Traumata zu verarbeiten.
Erleichtern: Eine Person in die Lage zu versetzen, etwas zu tun, was sie sonst nicht tun könnte.
Schöpferisch Sein: Die Person ist von sich aus kreativ.
Geben: Die Person mit Demenz bietet Hilfe an oder macht ein Geschenk.
(Kitwood 2016, S. 159 f.)

Validation ist auch bei Kitwood eine mögliche Weise des Umgangs mit Menschen mit Demenz. Im Unterschied zu Feil müssen hier jedoch nicht durch spezielle Fragetechniken das Stadium der Demenz und die unbewältigten Lebensaufgaben ermittelt werden, um dann das eigene Verhalten auf diese Assessmentbefunde abzustimmen. Das Verhaltensrepertoire, mit dem Pflegende Menschen mit Demenz entgegentreten sollen, ist dafür umfangreicher. Positive Arbeit an der Person bleibt nicht darauf beschränkt, durch kommunikative Strategien den Betroffenen ein Ausfließen ihrer Emotionen zu ermöglichen, sondern erlaubt es auch, ihnen Anregungen zu vermitteln und sie in gemeinsame Handlungen miteinzubeziehen. Sie ist somit nicht so sehr reaktiv als vielmehr proaktiv, da sie es erlaubt, Menschen mit Demenz auf neue Gedanken zu bringen. Darüber hinaus ist es nicht immer der Pflegende oder die Betreuungsperson, die eine positive Arbeit an der Person leistet. Vielmehr kann die Initiative hierzu auch von den Menschen mit Demenz ausgehen und andere einbeziehen, wenn sie schöpferisch sind oder etwas geben.

Um positive Arbeit an der Person leisten zu können, reichen Kitwood zufolge allgemeine Freundlichkeit und gesunder Menschenverstand nicht aus (Kitwood 2016, S. 207). Vielmehr sei hierzu eine hochentwickelte Persönlichkeit vonnöten, die offen, flexibel, kreativ und empathisch sei und sich innerliche wohlfühle. Dies erfordert eine Arbeit der Pflegenden an sich selbst, bei der sie sich ihr Lebenskonzept, das sie blind und zwanghaft befolgen, bewusst machen, um sich dadurch von ihm zu lösen (Kitwood 2016, S. 213 f.). So können distanzierte Ich-Es-Beziehungen zur unreflektierten Verhaltensnorm geworden sein und als psychischer Abwehrmechanismus gegen die Gefühlsäußerungen der Menschen mit Demenz dienen. Ebenso können Pflegende eigene Defizite wie z. B. verdrängte Gefühle von Hilflosigkeit in einen Menschen mit Demenz projizieren und ihn dazu bringen, diese auszuagieren. Pflegende können dabei in ein »interaktionistisches Gefängnis« (ebd., S. 158) geraten, da sie durch ihr Verhalten die Reaktionen der Anderen provozieren, die sie wiederum auf ihre gewohnheitsmäßigen Abwehrmechanismen zurückgreifen lassen. Sie steuern damit nicht mehr die Interaktion mit Anderen, sondern werden von ihr gesteuert. Ein Ausbruch aus dem interaktionistischen Gefängnis ist so nur möglich durch eine Arbeit an sich selbst. Hierzu schlägt Kitwood den Pflegenden entweder eine Psychotherapie zur Bewusstmachung verdrängter Persönlichkeitsanteile oder (ähnlich wie Feil mit ihren Atemübungen) eine meditative Praxis zur Entwicklung eines gelassenen inneren Zentrums vor.

Im Unterschied zu Feil und Böhm wird die Verantwortung für die Umsetzung des Konzepts allerdings nicht allein bei den Pflegenden gesehen. Kitwood sieht sie als Teil eines Systems, das selber der Veränderung bedarf, wenn sich die Pflegenden ändern sollen. Dies erfordert die Entstehung einer neuen, von allen Pflegenden geteilten Pflegekultur, bei der nicht mehr die medikamentöse Behandlung, sondern der Aufbau von Beziehungen als wesentlicher Teil der Pflege von Menschen mit Demenz gesehen wird. Damit Pflegende den Menschen mit Demenz mit Wertschätzung begegnen können, müssen sie selbst Wertschätzung erfahren. Hierzu sind institutionelle Voraussetzungen notwendig. Eine fürsorgliche Institution stärkt dabei die Ressourcen der Mitarbeit und ist Kitwood zufolge gekennzeichnet durch gerechte Bezahlung, eine sorgfältige Einarbeitung von neuen Mitarbeitern, den Aufbau unterstützender Teams, Supervision, betriebsinternes Training, individuelle Personalentwicklung, Anerkennung von Erfahrung und Leistung sowie Feedback durch Maßnahmen der Qualitätssicherung (Kitwood 2016, S. 193 f.).

Zur Evaluation der person-zentrierten Pflege nach Kitwood wurde das Dementia Care Mapping (DCM) entwickelt. Hierbei handelt es sich um ein aufwendiges Verfahren, bei dem externe und speziell geschulte Beobachter das Verhalten von Menschen mit Demenz im öffentlichen Bereich einer Pflegeeinrichtung mit Hilfe eines strukturierten Beobachtungsbogens kategorisieren und bezüglich der dabei empfundenen Affekte bewerten. Darüber hinaus wird auch das Verhalten des Personals gegenüber den Menschen mit Demenz in Bezug auf die Anwendung von maligner Sozialppsychologie und positiver Arbeit an der Person eingeschätzt, um die Abhängigkeit des Befindens der Menschen mit Demenz von ihrer Interaktion mit dem Personal aufzuzeigen. Eine detaillierte Beschreibung des Verfahrens gibt Riesner (2014). Auch wenn eine Reihe von psychometrischen Untersuchungen zum DCM vorliegen, soll dieses Assessment wie bei Feil vor allem pragmatischen Ansprüchen genügen, denn die Pflegenden erhalten nach der Beobachtung ein Feedback, auf dessen Grundlage sie dann ihr Verhalten überdenken und einen Plan zu dessen Veränderung entwickeln können.

3.4.3 Kritik

Zur Frage der Anwendbarkeit von person-zentrierter Pflege können fünf qualitative Studien betrachtet werden, die danach fragten, wie Pflegende mit Menschen mit Demenz umgingen, inwieweit dieser Umgang dem Konzept der person-zentrierten Pflege entsprach, und welche Faktoren ihr Verhalten beeinflussten (▶ Tab. 3.1). Zwar waren in einer Studie die Teilnehmer kaum in person-zentrierter Pflege geschult worden und in drei weiteren war undeutlich, in welchem Umfang dies geschehen war, da in allen Studien jedoch das Konzept der person-zentrierten Pflege als Vergleichsfolie für das Verhalten und die Beschreibungen der Pflegenden diente, können ihre Befunde zumindest Hinweise auf die Möglichkeiten und Grenzen bei der Umsetzung des Konzepts geben.

So beobachteten Doyle et al. (2014) in einer ethnographischen Studie, wie Pflegende einerseits persönliche Beziehungen zu Bewohnern mit Demenz aufbauten, sich aber andererseits von ihnen abgrenzten und distanzierten und sie nicht als Person, sondern vor allem als Krankheitsbild wahrnahmen. Trotz einer Schulung in person-zentrierter Pflege blieben sie so zum Teil der etablierten biomedizinischen Sichtweise verhaftet und zeigten Verhaltensweisen einer malignen Sozialpsychologie. Auf ähnliche Weise beschrieben auch Pflegende mit einer gerontopsychiatrischen Weitebildung in einer Studie von Höwler (2008) ihren Umgang mit herausforderndem Verhalten von Menschen mit Demenz. Dieser bestand oftmals in Formen der Machtausübung wie Fixierungen, der Verabreichung von sedierender Medikation und personaler Detraktionen wie Zwang, Einschüchterung oder Ignoranz. Daneben wendeten die Pflegenden auch Strategien der emotionalen Entlastung an wie zeitweise Abstandnehmen, Wechsel der Bezugsperson und Abreagieren im Team. Vereinzelt wurden auch problemlösende Ansätze beschrieben, die dem Konzept der person-zentrierten Pflege entsprachen, zum Aufbau einer therapeutischen Pflegebeziehung führten und auf einer Bedürfnisanalyse durch hermeneutisches Fallverstehen basierten.

Die Pflegenden in der Studie von Höwler (2008) benannten auch emotionale Gründe dafür, dass person-zentrierte Ansätze eher selten zum Einsatz kamen. Dies war ein Gefühl der Hilflosigkeit (da sie keine personengerechte Lösung kannten), eine Zermürbung durch das wiederholte Auftreten des immer gleichen Verhaltens, Ärger, aber auch Furcht, die durch aggressives Verhalten der Bewohner ausgelöst wurde. Da den Pflegenden bei diesen Gefühlen scheinbar keine andere Wahl als der Rückgriff auf personale Detraktionen blieb, gerieten sie in das von Kitwood beschriebene »interaktionistische Gefängnis« (S. 158). Durch ihre Reaktion wurde das herausfordernde Verhalten der Menschen mit Demenz verstärkt, bis dass sie es nur noch mehr oder minder gewaltsam unterbinden konnten. Solche Situationen führten dann aber auch zu Unzufriedenheit, da sie dem eigenen Anspruch an eine gute Pflege nicht gerecht wurden. Die Strategien der emotionalen Entlastung können in diesem Zusammenhang als partieller Ausstieg aus dem circulus vitiosus von herausforderndem Verhalten und personaler Detraktion

3.4 Person-zentrierte Pflege nach Kitwood

Tab. 3.1: Studien zu Erfahrungen Pflegender bei der Anwendung von person-zentrierter Pflege

Studie	Forschungsfrage	Forschungstradition	Land	Zielgruppe/Setting	Methode der Datensammlung	Teilnehmer	Dauer der Datensammlung	Datenauswertung
Höwler (2008)	Wie erleben Pflegende mit gerontopsychiatrischer Ausbildung herausforderndes Verhalten von MmD und wie gehen sie damit um?	Hermeneutik	Deutschland	Pflegende mit gerontopsychiatrischer Ausbildung, die MmD betreuen in div. Settings	Problemzentrierte Interviews	n = 12 Alter Ø: k. A. davon ♀ = k. A.	k. A.	Qualitative Inhaltsanalyse nach Mayring
Doyle et al. (2014)	Wie wird PZP von Pflegenden definiert und umgesetzt?	Ethnographie	USA	Personal & Bewohner* aus Einrichtung mit Assisted Living & Pflegeheim, die PZP implementiert, k. A. zur Ausbildung der TN in PZP	Teilnehmende Beobachtung & Interviews	N = 25 Alter Ø: k. A. davon ♀ = 88 % NA: 40 % LPN/RN: 20 % Sonstige: 40 %	Beobachtung: 400 h in 8 Mon. Interviews Personal: Ø 56 Min.	Qualitative Inhaltsanalyse nach k. A.
Colomer & de Vries (2014)	Wie nehmen Pflegeassistenten PZP und die Einflussfaktoren für ihre Ausübung wahr?	k. A.	Irland	Pflegeassistenten aus 2 Pflegeheimen die PZP implementieren, TN zumeist ohne Zusatztraining in PZP	Interviews	N = 13 Alter Ø: k. A. davon ♀ = k. A.	35 Min.–1 h	Qualitative Inhaltsanalyse nach k. A.
Kolanowski et al. (2015)	Wie erhalten Pflegende die notwendigen Informationen für PZP und wie kommunizieren sie diese?	k. A.	USA	Personal aus 2 Pflegeheimen, k. A. zur Ausbildung in PZP	Fokusgruppen	N = 59 Alter Ø 46,5 J. Davon ♀ 93 % NA: 50 % LPN: 22 % RN: 7 % Sonstige: 21 %	1 h	Qualitative Inhaltsanalyse nach k. A.

Tab. 3.1: Studien zu Erfahrungen Pflegender bei der Anwendung von person-zentrierter Pflege – Fortsetzung

Studie	Forschungsfrage	Forschungstradition	Land	Zielgruppe/Setting	Methode der Datensammlung	Teilnehmer	Dauer der Datensammlung	Datenauswertung
Chenoweth et al., (2015)	Welcher Unterschied entsteht durch PZP (und PZU**) in der Pflegequalität welche Faktoren beeinflussen die Implementierung?	Mixed Method**	Australien	Manager, Pflegende und Angehörige**, Einrichtungen, die an RCT zur Implementierung von PZP (und PZU**) teilnahmen	Teilnehmende Beobachtung, Interviews & quantitative Befragung**	N = 99 Alter Ø k. A. davon ♀ k. A. Manager 27 % NA & RN 70 %	k. A.	Qualitative Inhaltsanalyse nach k. A.

*Perspektive der Bewohner nicht berichtet, da für hiesige Fragestellung nicht relevant.
** Quantitative Daten, Daten zu PZU und Perspektive der Angehörigen nicht berichtet, da für hiesige Fragestellung nicht relevant.
k. A.: keine Angabe; PZP: Person-zentrierte Pflege; PZU: Person-zentrierte Umgebungsgestaltung; NA: Nursing Assistant; LPN: Licensed Practical Nurse; R. N. Registered Nurse; MmD: Menschen mit Demenz

gesehen werden, da sie einen temporären Abstand und im Anschluss daran einen Neuansatz der Beziehungsaufnahme zu dem Bewohner ermöglichten. Das gelegentliche Auftreten problemlösender Ansätze kann zudem als Hinweis darauf gewertet werden, dass es möglich ist, aus dem interaktionistischen Gefängnis auszubrechen und person-zentrierte Beziehungen aufzubauen.

Dass sich diese Ansätze nicht verstetigen, scheint aus Sicht der Pflegenden durch institutionelle Hindernisse bedingt zu sein. Allen voran wurden hier der Personal- und Zeitmangel genannt (Höwler 2008, Colomer & de Vries 2016). Ein weiterer Punkt war der Mangel an entsprechend weitergebildetem Personal, der qualifizierte Pflegekräfte zu Einzelkämpfern gegen das Unverständnis des Teams werden ließ (Höwler 2008). Dieses Problem hing auch mit der Hierarchisierung in der Pflege zusammen, die in den untersuchten Institutionen anzutreffen war. So waren es vor allem Pflegeassistenten, die keine (Colomer & de Vries 2016) oder eine ihrem Lernstil nicht angepasste Fortbildung in person-zentrierter Pflege erhalten hatten (Kolanowski et al. 2015). Ihr geringer Bildungsstand ging damit einher, dass sie für ihre Arbeit keine Wertschätzung erfuhren (Colomer & de Vries 2016) und zum Teil von Bewohnerbesprechungen im Team ausgeschlossen wurden, was einerseits dazu führte, dass ihnen Informationen zum Verständnis der Bewohner fehlten, andererseits Wissen, das sie über die Bewohner hatten, keine Beachtung bei der Planung der Pflege fand. Dabei waren es gerade die Pflegeassistenten, die den meisten Kontakt zu den Bewohnern der Einrichtung hatten und von daher eine Schlüsselrolle bei der Implementierung von person-zentrierter Pflege einnehmen sollten (Colomer & de Vries 2016).

Der kombinierte Effekt von Fortbildung und organisatorischen Umständen wurde auch in der Studie von Chenoweth et al. (2015) als zentraler Faktor benannt. Anders als in den übrigen Studien war hier zwecks Testung des Effekts von person-zentrierter Pflege eine speziell darauf abgestimmte Schulung in den Versuchseinrichtungen erfolgt, die in einem 32-stündigem Training von 5 Mitarbeitern bestand, die dann wiederum als Champions das Konzept in ihrem Team verbreiten sollten. Dadurch sollte eine größere Beteiligung des gesamten Teams einschließlich der Pflegeassistenten ermöglicht werden. Chenoweth et al. (2015) beobachteten dabei, dass die Pflegenden vermehrt die körperliche Aktivität der Bewohner förderten, bei Unruhe beruhigend auf sie einwirkten und weniger sedierende Medikamente verabreichten. Die Pflegenden selbst gaben an, dass sie mehr Wissen über die Biografie der Bewohner erworben hatten, was es ihnen erlaubte, diese in Aktivitäten, die für sie von Bedeutung waren, einzubinden, und dazu führte, dass ihnen der Umgang mit den Bewohnern mehr Freude bereitete. Da sie den Bewohnern mehr Freiraum gewährten wurde ihre Arbeit insgesamt entspannter. Diese Angaben können zwar zum Teil auf einem Bias sozialer Erwünschtheit zurückzuführen sein, der durch die Teilnahme an der experimentellen Studie entstand. Allerdings wurden auch von Chenoweth et al. (2015) Einschränkungen bei der Implementierung von person-zentrierter Pflege festgestellt, die darauf zurückzuführen waren, dass das Management die Champions nicht in ihrer Arbeit unterstützte, indem es den Erfahrungsaustausch zwischen ihnen behinderte und der Fortbildung und Supervision keine Priorität einräumte. Hinzu kamen die Erwartungen von einigen Angehörigen, die dem gepflegten Aussehen der Bewohner eine größere Priorität einräumten als deren freier Bedürfnisentfaltung, die einer planmäßigen Körperpflege entgegenstand.

Insgesamt bestätigen die Befunde dieser Studien Kitwoods These, dass eine Implementierung person-zentrierter Pflege ohne eine Veränderung der institutionellen Rahmenbedingungen und der dadurch aufrecht erhaltenen Pflegekultur nicht möglich ist. Person-zentrierte Pflege sollte den Ergebnissen Höwlers (2008) zufolge im Rahmen der persönlichen Belastbarkeit durchgeführt werden. Die Grenzen ihrer Umsetzbarkeit unter den gegenwärtigen Bedingungen werden auch von Kitwood beschrieben: »Pflegende müssen bei der Versorgung mehrerer Personen zur gleichen Zeit widerstreitende Anforderungen miteinander vereinbaren und geraten so in Situationen, in denen es keine Ideallösung gibt und die sie mit Gefühlen der Unzulänglichkeit und Schuld zurücklassen« (Kitwood 2016, S. 212).

Es stellt sich allerdings die Frage, ob derartige Gefühle der Unzulänglichkeit nicht auch auf ein allzu idealistisches Bild des Person-Seins und der interpersonalen Begegnung zurückzuführen sind, wie es in Kitwoods Theorie in Anlehnung an Buber vermittelt wird. Gefordert wird eine authentische Begegnung, in der sich die eine Seite auf die andere einlässt, um das zentrale Bedürfnis nach Liebe, das in jeder Person wirksam sein soll, wahrzunehmen. Derartige Begegnungen setzen eigentlich eine wechselseitige Anerkennung voraus, die im Alltag zumeist allerdings nicht gegeben ist. Wie Buber selbst schreibt, sind authentische Begegnungen nicht lange aufrecht zu erhalten. »Das aber ist die erhabene Schwermut unseres Loses, dass jedes Du in unserer Welt zum Es werden muss.« (Buber 1983, S. 17). Menschen tendieren mit anderen Worten normalerweise dazu, den Anderen nicht als die Person wahrzunehmen, die er eigentlich ist. Authentische Begegnungen sind demzufolge ein Ausnahmezustand, der sich nicht lange aufrechterhalten lässt. Ein Versuch, dies zu tun, dürfte so zu Gefühlen der Unzulänglichkeit führen. Hinzu kommt, das Kitwood ein einseitig positives Bild des Person-Seins zeichnet, wenn er Liebe als dessen zentrales Bedürfnis identifiziert. Herausforderndes Verhalten bei Menschen mit Demenz ist so auf die maligne Sozialpsychologie der Pflegenden zurückzuführen, und deren Versuche, solchem Verhalten Grenzen zu setzen, erscheinen zwangsläufig in einem unethischen Licht.

Darüber hinaus muss gefragt werden, ob zu einer Veränderung von festgefahrenen Verhaltensmustern und damit zu einem Ausbruch aus dem interaktionistischen Gefängnis Psychotherapie und Meditation probate Mittel sind. Aus den Studien zur Anwendbarkeit von person-zentrierter Pflege ist nicht ersichtlich, ob diese Methoden in den Fortbildungen an die Pflegenden vermittelt wurden – was Kitwood zufolge nötig gewesen wäre. Im Rahmen von Gruppenschulungen dürfte derartiges allerdings kaum möglich sein. Psychotherapie erfordert stets eine Auseinandersetzung des Individuums mit seinen verdrängten Persönlichkeitsanteilen und setzt damit ein Vertrauensverhältnis zwischen Klient und Therapeut voraus, wobei letzterer auch der Schweigepflicht unterliegt. Meditation als ein Weg zur Herstellung eines inneren Gleichgewichts ist Teil einer Lebensführung, die auf innerer Überzeugung beruht. Für diese kann man sich entscheiden, muss es aber nicht. Auch die Durchführung einer Psychotherapie setzt eine entsprechende Bereitschaft voraus. Beides kann nur freiwillig geschehen und als private Angelegenheit nicht die Voraussetzung für die Ausübung eines Berufes in der Pflege sein. Die Einführung von person-zentrierter Pflege sollte daher auch ohne Eingriffe in die privaten Persönlichkeitsanteile der Pflegenden möglich sein.

3.5 Das mäeutische Pflegemodell nach van der Kooij

3.5.1 Theorie

Das mäeutische Pflegemodell wurde von der niederländischen Pflegewissenschaftlerin Cora van der Kooij entwickelt. Mäeutik bezeichnet dabei ihre didaktische Methode für die Ausbildung von Pflegenden in der integrierten-emotionsorientierten Pflege (integrated emotion-oriented care) (van der Kooij 2012), die auch als erlebens-orientierte Pflege (auf Niederländisch: belevingsgerichte zorg) bezeichnet wird, da in ihr das Erleben der Menschen mit Demenz im Mittelpunkt steht. Das Konzept wird in den Niederlanden von der IMOZ-Akademie mit Sitz in Apeldoorn in Grund- und Aufbaukursen sowohl an Pflegende als auch an ganze Pflegeeinrichtungen vermittelt. IMOZ ist die Abkürzung der niederländischen Bezeichnung »Institut für die mäeutische Entwicklung in der Pflegepraxis«.[22] In Deutschland wird das Konzept von der Akademie für Mäeutik in Köln[23] verbreitet.

Person-Sein ist van der Kooij zufolge durch die Selbstzuschreibung einer Identität gekennzeichnet. Identität zu haben bedeutet, »dass eine Person eine einmalige kontinuierliche, innerlich zusammenhängende und dadurch von anderen zu unterscheidende Einheit ist« (van der Kooij 2017, S. 26). Diese manifestiert sich im bewussten Empfinden der eigenen Identität, im unbewussten Streben nach Kontinuität und in der synthetisierenden Verarbeitung von Geschehnissen, um ihnen eine der Identität angemessene Bedeutung zu verleihen. Personen schaffen sich somit ihre eigene Identität, weil sie ein unbewusst wirksames Identitätsbedürfnis haben. Die Entwicklung der eigenen Identität vollzieht sich dabei in den aufeinanderfolgenden Phasen der Kindheit, Pubertät und Adoleszenz und ist eingebettet in einen kulturellen Rahmen, der aus den Ebenen der familiären, der regionalen und der zeitbedingten Kultur besteht, die das Individuum mehr oder minder direkt beeinflussen.

Zentral an van der Kooijs Überlegungen zur Person ist dabei ihre Einsicht, dass die Identität nicht einfach gegeben ist, sondern in einem fortlaufenden Prozess erst hergestellt und aufrechterhalten werden muss. Dies liegt daran, dass Personen in ihrem Leben mehrere Rollen auszuüben hatten und haben, die in ihrer inneren Welt gegenwärtig oder (wenn es sich um vergangene Rollen handelt) aufgespeichert und dabei wieder abrufbar sind. Wie van der Kooij es selbst formuliert: »Wir leben alle in der Mehrzahl, denn in unserer inneren Welt herrscht ein Riesengedränge.« (ebd., S. 27). In der Regel gelingt es Personen allerdings, dieses Gedränge der Identitäten zu kontrollieren, in dem sie eine situativ angemessene Rolle ausüben, welche die übrigen Persönlichkeitsanteile in den Hintergrund drängt.

Die Herstellung und Aufrechterhaltung der personalen Identität geschieht dabei durch eine kontinuierliche Arbeit an Lebensthemen, die van der Kooij zufolge »immer eine dynamische Ladung enthalten, also immer wieder neuen Aufruhr in unserer inneren Welt hervorrufen können« (ebd. S. 27). Im Unterschied zu den Lebensaufgaben, die Erikson zufolge in einer jeweils bestimmten Phase der Persönlichkeitsentwicklung zu bewältigen und danach im Grunde abgeschlossen sind, spricht van der Kooij den prinzipiell unvollendbaren Lebensthemen eine dauerhafte Relevanz für die Lebensgestaltung zu. Persönlichkeitsentwicklung ist damit auch nicht mit dem Ende der Prägungsphase abgeschlossen, so wie Böhm es sieht.

Da Identität kontinuierlich hergestellt und aufrechterhalten werden muss, ist sie zugleich

---

22 Nähere Informationen zum Institut finden sich im Internet unter https://imoz.nl/.

23 https://afmd.de

auch immer gefährdet. Versteht man Person-Sein als einen solch fortlaufenden Prozess ist persönliche Integrität nur ein Moment in diesem Prozess, der auch Phasen der Desintegration und des Scheiterns beinhalten kann. Person-Sein ist nicht nur dann gegeben, wenn die Aufrechterhaltung der Identität gelingt, es ist auch dann vorhanden, wenn Menschen eine Krise durchleben und dabei ihren inneren Halt verlieren. Person-Sein umfasst somit nicht nur Intaktheit, sondern auch Verletzlichkeit.

Nach van der Kooij kann Demenz sowohl eine Folge normaler Altersverwirrtheit sein als auch eine neurologische Erkrankung. Beides kann ein Krisenerlebnis auslösen, bei dem die Ich-Identität der Betroffenen zerfällt. Dies führt dazu, dass Menschen mit Demenz die Kontrolle über das »Gedränge ihrer Identitäten« im Inneren verlieren und diese unkontrolliert zum Vorschein kommen, unabhängig davon, ob dies situationsangemessen ist oder nicht. Durch die Demenz ändert sich zugleich die Erfahrungswelt der Betroffenen, d. h. die Verarbeitung der Eindrücke, die auf sie zukommen. Diese Veränderungen betreffen ihr körperliches Erfahren, da sie immer mehr verlernen, wie sie ihren Körper benutzen sollen, ihr sinnliches Erfahren, da sensorische Eindrücke unerwartete Erinnerungen aktivieren können, ihr verstandesmäßiges Erfahren, da ihre kognitiven Leistungen und ihre Realitätsorientierung nachlassen, ihr gefühlmäßiges Erfahren, da sie ihre Emotionen immer weniger im Zaum halten können, ihr soziales Erfahren, da sie den Kontakt zu ihren Mitmenschen verlieren, und ihr spirituelles Erfahren, da ihre Sinnsuche nicht mehr in gedanklichen Überlegungen sondern in emotionalen Erfahrungen eine Befriedigung findet.

Die Betroffenen können dabei die Veränderung ihrer Erfahrungswelt durch unterschiedliche Copingstrategien bewältigen. So können sie versuchen, den Schein der Normalität zu wahren, indem sie ihre Erkrankung vor anderen leugnen und sich bemühen die Selbstkontrolle aufrechtzuerhalten oder indem sie sich zurückziehen in der Hoffnung, dass die Veränderung ihres Zustandes unbemerkt bleibt. Es ist jedoch auch möglich, dass sie die Erkrankung offen zugeben. Dies setzt allerdings einen Abbau der gesellschaftlichen Stigmatisierung voraus, die die Demenz umgibt.

Wie sich die Demenz äußert und wie die Betroffenen darauf reagieren hängt allerdings vom Stadium der Erkrankung ab. Van der Kooij übernimmt dabei die Einteilung der Stadien von Feil, nur dass sie die Stadien anders benennt. So werden bei ihr die mangelhafte oder unglückliche Orientierung zum Stadium des bedrohten Ichs, die Zeitverwirrtheit zum Stadium des verirrten Ichs, das Stadium der sich wiederholenden Bewegungen zum Stadium des verborgenen Ichs, und das Vegetieren zum Stadium des versunkenen Ichs.

3.5.2 Methode

Das mäeutische Pflegemodell verfolgt explizit kein Ziel im herkömmlichen Sinne. Ziele, so van der Kooij, seien nur da sinnvoll sind, wo tatsächlich etwas zu erreichen sei (van der Kooij 2017, S. 105). Dies sei der Ansatz einer problemlösenden Pflege, der es um eine Wiederherstellung von Funktionen für die Bewältigung des Alltags geht wie z. B. die Wiederherstellung der Mobilität oder der Orientierungsfähigkeit. Diese reaktivierende Pflege scheitere allerdings früher oder später bei Menschen mit Demenz. Aufgabe der Pflege sei es daher, im Hier und Jetzt herauszufinden, welche Möglichkeiten der Lebensgestaltung den Pflegeempfängern noch zur Verfügung stehen, wobei zu akzeptieren sei, dass auch ihre zunehmende Hinfälligkeit zum Leben gehört (ebd., S. 45). Pflege ist damit keine systematische Vorgehensweise zur Zustandsverbesserung von Menschen mit Demenz, die in einem Prozess von Vermutung, Maßnahmenplanung, Implementierung und

Evaluation abläuft (so wie es Böhm darstellt), sondern eine Begleitung von Pflegeempfängern, die sich situativ ereignet.

Für Pflege in diesem Sinne sieht van der Kooij den englischen Begriff »Care« als grundlegend an. Hierbei geht es auf der einen Seite darum, etwas für den Pflegeempfänger zu tun (z. B. für seine Hygiene oder Ernährung zu sorgen), anderseits aber kommt es darauf an, »(selbstlose) Zuwendung, Verbundenheit, Bekümmernis, Trost und Liebe« (ebd., S. 46) zum Ausdruck zu bringen. Ohne diese emotionale Komponente gebe es keine Pflege im eigentlichen Sinne, sondern nur eine Verrichtung von Tätigkeiten. Anderseits sei die bloße Präsenz der Pflegeperson (ohne eine spezielle Aufgabe zu verrichten) als Pflege zu betrachten: »Präsenz heißt so viel wie leiblich und seelisch da zu sein, mit der Absicht, dem Gegenüber entgegenzukommen in dessen Bedürfnis nach Aufmerksamkeit, Verständnis, Mitmenschlichkeit.« (ebd., S. 46).

Professionelle Pflege erfordert damit eine emotionale Intelligenz, die van der Kooij an einer Stelle als »Herzdenken« bezeichnet (ebd., S. 56). Zentrale pflegerische Eigenschaften sind dabei: Wärme vermitteln, von Herzen Pflegen, Selbstlosigkeit. Wie bei Feil ist hierzu Empathie erforderlich, unter der van der Kooij ganz ähnlich die Fähigkeit, sich in einen anderen Menschen hineinzuversetzen im Sinne eines Sich-Einfühlens aber auch Sich-Eindenkens versteht. Ausgangspunkt der erlebensorientierten Pflege ist schließlich das Krankheitserleben der Betroffenen. Um dieses in Erfahrung zu bringen, ist es zunächst erforderlich einen Kontakt zu ihnen herzustellen, wozu die oben geschilderte Präsenz notwendig ist. Im Verlauf der Beziehung, müssen die Pflegenden dann »suchend reagieren«. Dies bedeutet, dass sie situativ entscheiden müssen, welche Reaktion jeweils angemessen ist, wobei sie natürlich auf Vermutungen angewiesen sind, die sie möglichst unvoreingenommen (also nicht in Abhängigkeit von der Meinung anderer) anstellen sollten. In Abhängigkeit vom Stadium und seinem typischen Verhaltensbild schlägt van der Kooij darauf abgestimmte Betreuungsmöglichkeiten vor, die mit den Vorgehensweisen, welche Feil benennt, vergleichbar sind:

- In der Frühphase der Demenz (dem »bedrohten Ich«) sollen die Pflegenden Betroffene den Schein wahren lassen und ihnen die Beibehaltung von Routinen erlauben.
- In der zweiten Phase (dem »verirrten Ich«) sollen sie deren Gefühle akzeptieren, sie validieren, ihre alte Identität bestätigen und bei Entscheidungsfindungen assistieren.
- In der dritten Phase (dem »verborgenen Ich«) sollen sie Nähe vermitteln, eine angenehme Atmosphäre schaffen und bei Entscheidungen Zeit lassen und Alternativen wahrnehmbar machen.
- In der letzten Phase (dem »versunkenen Ich«) sollen sie sensorische Anregungen durch basale Stimulation oder Snoezelen geben.

Prinzipiell haben Pflegende für ihre situativen Reaktionen gegensätzliche Entscheidungsmöglichkeiten. Sie können entweder mit dem Verhalten des Bewohners mitgehen (d. h. es validieren) oder aber gegensteuern, um das Verhalten einzudämmen (z. B., wenn ein Pflegeempfänger sich isoliert oder aggressiv verhält). Sie können zudem einen Appell an ihn richten, in der Absicht seine Ressourcen zur Selbständigkeit zu fördern oder aber Hilfestellung leisten und seine Versorgung übernehmen. Pflegende müssen dabei die richtige Balance zwischen diesen gegensätzlichen Handlungsmöglichkeiten finden. Zum Herstellen dieser Balance gibt es jedoch keine feste Regel, vielmehr kommt es auf das Gespür der Pflegeperson an.

Pflege vollzieht sich damit in einem Spannungsfeld, das durch Nähe und Distanz zum Pflegeempfänger, Sorge um Andere und Sorge um sich selbst, Routine und Flexibilität, Handeln und Präsenz gekennzeichnet ist. Professionalität besteht so nicht einseitig in

Selbstlosigkeit und Empathie, sie umfasst auch einen Gegenpol dazu, der in ein Gleichgewicht zu den altruistischen Tendenzen zu bringen ist. Nur so ist es möglich, dass van der Kooij feststellt: »Pflegende erleben Menschen in ihrer äußersten Verzweiflung und sind im Stande, sich mit dem Leiden dieser Menschen zu identifizieren, ohne dabei selbst unterzugehen« (ebd., S. 99).

Eine Pflege, die suchend reagiert, um eine Balance zwischen gegensätzlichen Tendenzen zu finden, lässt sich dabei nicht als ein Prozess in Form eines Regelkreises verstehen. Sie ist vielmehr »ein sich über eine gewisse Zeit erstreckender Vorgang, bei dem etwas (allmählich) entsteht« (ebd., S. 95), und damit ein Prozess im eigentlichen Sinne, wie er van der Kooij zufolge mit dem Überhandnehmen des problemlösenden Denkens in der Pflege in Vergessenheit geraten sei. Dieser eigentliche Pflegeprozess ist ergebnisoffen, da die Pflegeperson keine Ziele bestimmt, welche die Pflegebedürftigen erreichen sollen. Vielmehr muss sie sich auf die Pflegebedürftigen und ihre momentanen Bedürfnisse einlassen. Für deren tägliche Betreuung sind dabei keine Zielformulierungen notwendig, weil Menschen bei der Gestaltung ihres Alltags in der Regel keine extrinsischen Ziele verfolgen. Der Sinn ihrer Handlungen ist intrinsisch gegeben und entsteht durch den Vollzug. Daher muss in der Pflegeplanung nur die zu erbringende Betreuung beschrieben werden, welche die Pflegebedürftigen zur Gestaltung ihres Alltags benötigen.

Ziele sind van der Kooij zufolge nur bei der Behandlungspflege zu setzen, da hier ein bestimmtes Ergebnis erreicht werden soll. Zielorientierung hat in gewissem Rahmen ihre Berechtigung, etwa wenn bei einem Bewohner eine Wunde zu versorgen ist. Pflegende müssen daher auch eine Balance zwischen der Erlebensorientierung und ihrer pflegemedizinischen Fachlichkeit finden, die für die Behandlungspflege notwendig ist.

Der Kern des professionellen Pflegehandelns besteht allerdings in der Beziehungsgestaltung zu den Pflegeempfängern und ist durch situatives Handeln auf der Grundlage der eigenen Wahrnehmungen gekennzeichnet. Dabei kann auch die Pflegewissenschaft den Pflegenden nicht ihr Verhalten vorschreiben, sie kann ihnen nur helfen, ihre Praxis zu reflektieren. Dies ist die Aufgabe der Mäeutik. Der altgriechische Ausdruck bezeichnet eigentlich die Hebammenkunst und wurde im übertragenen Sinn von Sokrates zur Bezeichnung seiner philosophischen Methode verwendet, die darin bestand, seinen Gesprächspartnern durch kritisches Nachfragen zu einer neuen Erkenntnis zu verhelfen, an der sie bis dahin die unreflektierte Übernahme von gängigen Meinungen gehindert hatte. Ähnlich kommt es van der Kooij darauf an, den Pflegenden ihr implizites Wissen deutlich zu machen, welches sie normalerweise durch die unreflektierte Übernahme von Routinen nicht beachten. Pflegende sollen dabei nicht blind ihrer Intuition vertrauen, sondern diese im Team auf der Grundlage der dokumentierten Beobachtung der Pflegebedürftigen reflektieren. Durch einen Austausch im Rahmen von Bewohnerbesprechungen und in der Auseinandersetzung mit der Pflegewissenschaft soll ihnen ihre eigene Kompetenz bewusst werden. Professionalität ist dabei »das Vermögen, authentisch und kreativ zu beobachten, darauf zu reagieren und wenn nötig zu handeln, und dieses Verhalten anschließend in Worte fassen und begründen zu können« (ebd., S. 20) Auf diese Weise soll Mäeutik zu einem Empowerment der Pflegenden führen.

Da für die erlebensorientierte Pflege ein Austausch im Team zur Abstimmung der Pflege notwendig ist, müssen natürlich ein Assessment der Bewohnerbedürfnisse und eine Planung der Pflege erfolgen. Dies sollte gemäß van der Kooij in drei aufeinanderfolgenden Schritten geschehen. Beim Einzug eines Bewohners in eine Pflegeeinrichtung wird zunächst eine Checkliste zu seinen Gewohnheiten und Bedürfnissen und zu seinem Pflegebedarf erstellt, um eine erste Orientierung für den Umgang mit ihm zu gewinnen. In der dann folgenden Eingewöhnungsphase von ungefähr sechs Wochen wird ein detaillierter Beobachtungsbogen für die erlebnisorientierte Pflege rund um die Uhr (oder für den Verarbeitungsprozess nach dem Einzug) ausgefüllt, um eine vorläufige Pflege- und Betreuungsübersicht zu erstellen. Diese soll dreimal pro Woche in Teambesprechungen diskutiert und überarbeitet werde. Zusätzlich soll die Lebensgeschichte mit Leitfaden erhoben werden, um eine Bewohnercharakteristik in der Teambesprechung zu erstellen. Am Ende der Eingewöhnungsphase sollte dann eine endgültige Pflege- und Betreuungsübersicht und Beschreibung der Tagestruktur des Bewohners vorhanden sein. In der sich anschließenden Verstetigungsphase sollten die, Bewohnercharakteristik sowie die Pflege- und Betreuungsübersicht zweimal im Jahr im Team besprochen und überarbeitet werden. Falls möglich sollten dabei Pflegespräche mit Bewohnern und/oder Angehörigen als Informationsquellen in den Überarbeitungsprozess einfließen.

3.5.3 Kritik

Zur Anwendbarkeit des mäeutischen Pflegemodells liegt bis dato eine qualitative Studie vor, die im Rahmen einer Testung des Effekts von erlebnis-orientierter Pflege durchgeführt wurde. Hierzu erhielten die Pflegenden auf den Versuchsstationen einen Basiskurs in erlebensorientierter Pflege sowie ein daran sich anschließendes On-the-Job-Training, und ein Viertel des so ausgebildeten Personals absolvierte zusätzlich einen Aufbaukurs, um als interne Berater die Implementierung des Konzepts zu unterstützen. Um die Pflege auf den Versuchsstationen mit den ungeschulten Kontrollstationen zu vergleichen, wurde von de Lange (2004) auf allen beteiligten Stationen eine teilnehmende Beobachtung vor und nach der Schulung durchgeführt. Abzüglich des Teilnehmerverlustes konnten nach der Schulung 22 Pflegekräfte in den Versuchs- und 16 in den Kontrollstationen beobachtet werden.

Pflegende auf den Versuchsstationen gingen dabei vermehrt auf die Gefühle der Bewohner ein, ermutigten sie, diese zum Ausdruck zu bringen und versuchten falls notwendig Trost zu spenden. Anstatt die Bewohner über die durchzuführende Pflege zu informieren, fragten sie nunmehr nach der Pflege, die sich die Bewohner wünschten. Zudem waren sie mit der Biografie der Bewohner besser vertraut und bezogen diese in die Gestaltung der Pflege mit ein. Auch das Zusammengehörigkeitsgefühl der Bewohner wurde gestärkt, da die Pflegenden z. B. dafür sorgten, dass sie beim Frühstück mehr Kontakt untereinander hatten, während sie ihre Mahlzeit mit Unterstützung auf ihrem Teller selbst zubereiteten, und nachher an den Aufräumarbeiten beteiligt waren.

Die Implementierung der erlebens-orientierten Pflege wurde de Lange (2004) zufolge begünstigt durch ein Abteilungsmanagement, das sich für das Konzept begeisterte, Berater, die sich Zeit für die Beratung ließen, erfahrene Pflegekräfte und kleine Teams. Hinderlich waren hingegen Faktoren, welche die Kontinuität der Umsetzung beeinträchtigten, wie ein Wechsel bei der Abteilungsleitung, der Ausfall von im Konzept trainierten Personal, das Hinzukommen von neuem Personal und der Einsatz von Zeitarbeitern. Diese Befunde bestätigen die Bedeutung der organisatorischen Rahmenbedingungen, die auch von Kitwood angesprochen wurden.

Eine Veränderung des Umgangs mit den Bewohnern war allerdings nicht bei allen Pflegenden zu beobachten. Einige behielten eine distanzierte, verrichtungsorientierte Pflege bei. De Lange vermutet dabei, dass sie erlebens-orientierte Pflege nicht mit ihrer inneren Einstellung vereinbaren konnten, da die Mäeutik die Pflegenden dazu aufforderte, sich ihrer Emotionen bewusst zu werden und diese zu reflektieren. Pflegende, die eine funktionale Haltung verinnerlicht hatten, wurden durch eine Auseinandersetzung mit ihren bisher unterdrückten Emotionen eher verunsichert. Für sie schien ein Wechsel zu einer anderen Einrichtung, in der sie ihren bisherigen Pflegestil fortsetzen konnten, die beste Lösung zu sein.

Es stellt sich allerdings die Frage, ob die Unfähigkeit, eigene Emotionen zuzulassen, nur als eine Schwäche der betreffenden Pflegepersonen zu interpretieren ist. Wenn Pflegende sich gegen Emotionen abschirmen, die Bewohner mit Demenz in ihnen auslösen, kann dies auch als ein notwendiger Schutzmechanismus verstanden werden, der ihnen erst die Arbeit in den Einrichtungen erlaubt. Sowohl die Studie von Dammert et al. (2016) als auch die Studie von Höwler (2008) legen nahe, dass eine Distanzierung zu den Bewohnern (und damit zu den Gefühlen, die diese auslösen) eine Entlastungsfunktion für die Pflegenden haben kann. Ein einseitiges Eingehen auf die Bewohner kann so zu einer Überforderung der Pflegenden führen und ein Konzept, das derartiges fordert, wäre damit als unrealistisch einzustufen. Van der Kooij selbst scheint sich dieser Problematik bewusst zu sein, wenn sie es als notwendig erachtet, dass Pflegende eine innere Balance zwischen Nähe und Distanz, Empathie und Autorität, Fürsorge und Aufforderung zur Selbständigkeit finden. Sie ist daher auch die einzige Autorin, die nicht einseitig für ein Verständnis für Menschen mit Demenz plädiert, sondern in gewissen Situationen auch ein Gegensteuern und Grenzen-Setzen für angebracht hält. Wenn Pflegende dabei eine Balance zwischen diesen gegensätzlichen Tendenzen finden sollen, schließt dies eine einseitige Orientierung zu nur einer Seite aus. Einem solchen Verständnis von Pflege steht allerdings das Care-Konzept mit seinem einseitigen »Herzdenken« entgegen, welches van der Kooij als grundlegend für die Pflege ansieht. Dessen einseitige Emotionslastigkeit ist nicht mit einem ausgewogenen Verhältnis von emotionaler Nähe und rational-kritischer Distanz vereinbar, da durch dieses ja jede Art von Einseitigkeit ausgeschlossen wird.

Die Unvereinbarkeit dieser unterschiedlichen Auffassungen von Pflege wird leider von van der Kooij nicht weiter thematisiert. Bei der Vermittlung des Konzepts dürfte dies zu Problemen führen, denn einerseits wird den Pflegenden zugestanden, eine Balance zwischen gegensätzlichen Tendenzen zu finden und dabei von Situation zu Situation stets neu zu entscheiden, ob Nähe und Empathie oder Distanz und Autorität angemessen sind. Andererseits legt ihnen die Forderung nach einem einseitigen »Herzdenken« nahe, bedingungslos empathisch zu bleiben und gibt ihnen zu verstehen, dass eine distanzierte Haltung mit einer guten Pflege nicht vereinbar ist. Es bleibt dabei unklar, wie die Pflegenden mit diesen widersprüchlichen Empfehlungen umgehen sollen.

3.6 Fazit

Durch eine vergleichende Betrachtung werden die Übereinstimmungen und Unterschiede, sowie die Stärken und Schwächen der unterschiedlichen Konzepte zur Pflege und Betreuung von Menschen mit Demenz deutlich. Die folgende Tabelle (▶ Tab. 3.2) zeigt die wesentlichen Merkmale der hier vorgestellten Konzepte im Überblick.

Tab. 3.2: Übersicht über die Konzepte zur Pflege und Betreuung von Menschen mit Demenz

	Validation nach Feil	Validation nach Richard	Psychobiographisches Modell nach Böhm	Person-zentrierte Pflege nach Kitwood	Mäeutik nach van der Kooij
Person-Sein	Integrität durch Bewältigung von Lebensaufgaben	Personen haben ein Lebensthema, das sie fortwährend beschäftigt	Ich-Funktion durch Vermittlung von Es und Über-Ich	Selbstverwirklichung durch Ich-Du Beziehung	Entwicklung einer unterscheidbaren Einheit, kulturell geprägt, Integration von mehreren Rollen, Arbeit an Lebensthemen
Demenz	Neunte Lebensphase zur Aufarbeitung unbewältigter Lebensaufgaben	Resultat hirnorganischer Veränderungen	Dekompensation der Ich-Funktion durch Überforderung führt zu Regression in frühere Erreichbarkeitsstufen	Wechselwirkung von neuronalem Abbau und maligner Sozialpsychologie	Kann sowohl das Resultat hirnorganischer Veränderungen als auch negativer Umweltbedingungen sein.
Methode	Assessment des Demenzgrades, der unbewältigten Lebensaufgabe, des primären Sinnes → Wertschätzende Interaktion	Negative Emotionen durch wertschätzendes Verhalten ausfließen lassen Biografie als Ressource von Fähigkeiten nutzen	Pflegeprozess mit Assessment der Erreichbarkeitsstufen, Planung von Impulsen, Evaluation	Positive Arbeit an der Person	Offener Prozess: Suchend reagieren, Balance zwischen Mitgehen und Gegensteuern, Appell und Prothese Situatives Entscheiden und Reflektion im Team
Anforderung an Anwender	Empathiefähigkeit durch persönliche Integrität, reifes Erwachsenen-Ich,	Empathiefähigkeit	Distanzierte Reflektion des Falls	Selbstreflexion, Wahrnehmung der eigenen Projektion und des interaktionistischen Gefängnisses	Emotionale Intelligenz Professionelle Balance
Kritik	Überforderung durch Forderung nach Empathie und Ehrlichkeit Widerspruch zwischen Haltung und Technik	Überforderung durch Forderung nach Empathie und Ehrlichkeit Widerspruch zwischen Haltung und Technik	Patchwork-Theorie System auf der Grundlage von Durcheinander Verdinglichung durch psychodynamische Steuerung	Eingriff in persönliche Lebensführung durch Maßnahmen der Persönlichkeitsentwicklung	Widerspruch zwischen Care-Ideal und Theorie der Balance

Allen Konzepten gemeinsam ist der Versuch einer Rettung des Person-Seins der Menschen mit Demenz, welches in den eingangs zitierten Sichtweisen hinter der Erkrankung zu verschwinden droht. Demenz wird hier nicht einseitig als eine hirnorganische Erkrankung wahrgenommen, deren progredienter Verlauf durch den unaufhaltbaren Abbau von Hirnsubstanz determiniert ist. Vielmehr schreiben alle Theorien den Umweltbedingungen einen maßgeblichen Einfluss auf das Erscheinungsbild der Demenz zu, wobei sie davon ausgehen, dass dieses auch ohne hirnorganische Veränderungen auftreten kann. Hängt das Erscheinungsbild der Demenz von Umweltfaktoren ab, kann es natürlich durch pflegerisches Handeln beeinflusst werden, denn Pflege versucht ja gerade über eine Modifikation der Umwelt den Gesundheitszustand von Pflegebedürftigen positiv zu beeinflussen. Als Konzepte für ein pflegerisches Handeln grenzen sie sich von einer rein medizinischen Sichtweise und der mit ihr einhergehenden Medikalisierung von Demenz ab. Nur Feil und Böhm gehen auch von der Existenz einer zweiten, rein hirnorganischen Erkrankung aus, die für Modifikationen der Umwelt unempfänglich sei, wobei sie allerdings keine Angaben dazu machen, wie eine pflegeresistente von einer pflegeempfänglichen Demenz zu unterscheiden sei.

Mit dieser Abgrenzung von einer medizinischen Sichtweise und der Fokussierung auf den Einfluss der Umwelt ist allerdings noch nicht gesagt, worin das Person-Sein der Menschen mit Demenz bestehen soll und wie die Pflege dieses fördern kann. Wenn – wie Kitwood schreibt – das Person-Sein ein Status ist, der von Anderen zuerkannt wird, muss es einen Grund dafür geben. Was unterscheidet Personen von Tieren oder Robotern? Und trifft dieses Unterscheidungsmerkmal auch auf Menschen mit Demenz zu? Jedes der hier vorgestellten Konzepte basiert dabei auf einer anderen Theorie des Person-Seins. Auf der einen Seite gibt es Ansätze, die den Fokus der Betrachtung auf die Innenwelt legen und Person-Sein als Entwicklungsprozess beschreiben, in dem innere Gegensätze zu einer Synthese gebracht werden müssen, damit personale Integrität entsteht. Hierzu ist eine Auseinandersetzung mit der Umwelt durch eine Bewältigung von Lebensaufgaben oder eine Arbeit an Lebensthemen notwendig. Auf der anderen Seite steht die Annahme, dass Person-Sein erst in einer Ich-Du-Beziehung durch Andere ermöglicht wird. Diese Annahmen schließen einander jedoch nicht aus. In der ersten Annahme steht die innere Dynamik der Person im Vordergrund, die allerdings ohne Auseinandersetzung mit der personalen Umwelt nicht möglich ist, in der zweiten Annahme die Aktivität der personalen Umwelt, die allerdings Person-Sein nur dann ermöglichen kann, wenn sie sich auf die innere Dynamik einer Person einlässt. Durch die Aktivität der personalen Umwelt wird eine Person mithin nicht passiv gemacht, sondern zu ihrer Eigenaktivität gebracht. Person-Sein ist damit ein innerer Entwicklungsprozess, der in einer Auseinandersetzung der Person mit sich selbst und mit anderen die gegensätzlichen, inneren Handlungstendenzen in Einklang zu bringen versucht. Dementsprechend ist die Biografie als Entwicklungsgeschichte das wesentliche Merkmal des Person-Seins, das auch bei Menschen mit Demenz gegeben ist.

Es ist das Verdienst von Erwin Böhm, die zentrale Bedeutung der Biografie für die Pflege von Menschen mit Demenz erkannt zu haben. Folgt man allerdings der Sichtweise Viktor Frankls, besteht der größte Unterschied zwischen seinem Konzept, das sich auf die Freud'sche (und manchmal auch Adler'sche) Frühform der Psychoanalyse bezieht und den übrigen Konzepten darin, dass letztere das Person-Sein nicht als durch Triebe determiniert ansehen und dementsprechend auch keine Mechanismen suchen, mit der sich das Verhalten der Menschen mit Demenz steuern ließe.

Dieser Unterschied wirkt sich dann auch auf der methodischen Ebene aus. Während

Böhm versucht, im Rahmen eines Regelkreises durch das Setzen von Impulsen das Verhalten der Menschen mit Demenz zu steuern und so ihre dekompensierte Ich-Funktion wiederherzustellen, schlagen die anderen Konzepte vor, sich auf die Menschen mit Demenz einzulassen und mit ihnen mitzugehen. Am deutlichsten ist die Ablehnung des Regelkreismodelles bei van der Kooij ausgeprägt, die in diesem Modell nur eine technologische Entstellung des eigentlichen Beziehungsprozesses sieht, der ihr zufolge den Kern des pflegerischen Geschehens ausmacht. Das heißt jedoch nicht, dass eine Evaluation der Pflege mit deren Kern unvereinbar ist. Evaluiert wird in allen hier vorgestellten Konzepten – nur im Rahmen eines jeweils anderen Prozessverständnisses. Bei Böhm ist die Evaluation eine Funktion in einem Regelkreis, mit dessen Hilfe das Verhalten der Menschen mit Demenz auf einen gewünschten Zustand hingesteuert werden soll. Bei van der Kooij erfolgt sie im Rahmen eines offenen Prozesses, in dem nicht einseitig die Pflege Steuerungsimpulse setzt, um bestimmte Ziele zu erreichen, sondern beide Seiten aufeinander einwirken und im Rahmen eines Dialogs die Zielsetzung entwickeln, wobei diese sich im Verlauf dieses Prozesses ändern kann.

Dies heißt jedoch nicht, dass es auf der einen Seite ein falsches da technologisch-distanziertes Verständnis von der Pflege von Menschen mit Demenz gäbe und auf der anderen Seite ein wahres, da empathisches und verständnisvolles. Letzteres bringt nämlich die Gefahr mit sich, Pflegekräfte einer zu großen Nähe zu den Bewohnern auszuliefern und sie durch ein idealistisches (und damit im Grunde unrealistisches Bild) zu überfordern. Dieses Verständnis von Pflege geht auf einen Begriff von Care zurück, der teils unterschwellig, teils explizit in den meisten hier vorgestellten Konzepten wirksam ist. Diese Vorstellung von Care ist dabei bis heute in den Definitionen von Pflege anzutreffen. So sieht ein zeitgenössisches Lehrbuch für Bachelorstudenten in der »inneren Selbstverpflichtung zur Sorge« (Müller 2018, S. 90) ein bestimmendes Merkmal von professioneller Pflege, wobei diese Sorge auf einer »Bereitschaft, das Leid des Gegenübers mitzutragen, sich diesem auszusetzen, sich von diesem berühren zu lassen« (ebd.) basiert und es mit sich bringt, dass »Sorgepersonen ihre eigenen Bedürfnisse als nachrangig behandeln und gegebenenfalls zurückstellen« (ebd., S. 88).

Pflegende sind jedoch keine Übermenschen, die selbstlos über ihre Bedürfnisse hinwegsehen können (es sei denn, sie tun nur so als ob und das auch nur für fünf Minuten). Pflegende sind einfach nur Menschen, die sich ihre menschlichen Schwächen zugestehen müssen, und ihre Professionalität zeigt sich darin, dass sie es gelernt haben, mit ihren Schwächen umzugehen und ihre Grenzen zu erkennen. Vor diesem Hintergrund laufen die hier vorgestellten Konzepte zur Pflege und Betreuung von Menschen mit Demenz Gefahr, sich in einem von zwei Extremen zu verlieren: entweder in einer technologisch-distanzierten Haltung, die zu einer Verdinglichung der Menschen mit Demenz führt, oder in einer emotionalen Selbstaufopferung, die einem Eingriff in das Person-Sein der Pflegenden gleichkommt. Professionelle Pflege und Betreuung von Menschen mit Demenz sollte hingegen durch eine Balance zwischen diesen beiden Extremen gekennzeichnet sein, und es ist das Verdienst von Cora van der Kooij, dieses Prinzip explizit benannt zu haben.

Die Antwort auf die (manchen Leser vermutlich beschäftigende) Frage, welches der hier vorgestellten Konzepte denn nun das am besten geeignete für die Pflege und Betreuung von Menschen mit Demenz sei, lautet: Es gibt nicht die eine Methode als Patentrezept. Werden Pflegende – etwa auf Anweisung der Pflegedienstleitung – in einem dieser Konzepte geschult, schwört man sie zwar auf dieses ein, nimmt ihnen aber die Möglichkeit es distanziert zu betrachten und zu beurteilen. Professionalität in der Pflege entsteht jedoch nicht dadurch, dass Pflegende nach Feil,

Böhm, Kitwood, van der Kooij oder sonst einem Konzeptentwickler pflegen. Professionelle Praktiker verfügen vielmehr über ein Repertoire an Methoden, um in Abhängigkeit von einer gegebenen Situation einzelne Elemente daraus einzusetzen, deren Einsatz sie im Anschluss daran selbstkritisch reflektieren. Dies ermöglicht es ihnen dann, wenn sie wieder in eine ähnliche Situation kommen, angemessener zu reagieren.

Literatur

Böhm E (2018) Psychobiographisches Pflegemodell nach Böhm. Band 1: Grundlagen. Wien: Facultas/ Maudrich.

Buber M (1983) Ich und Du. Ditzingen: Reclam.

Bundesministerium für Gesundheit (2006) Rahmenempfehlungen zum Umgang mit herausforderndem Verhalten bei Menschen mit Demenz in der stationären Altenhilfe. Online verfügbar unter https://www.bundesgesundheitsministerium.de/fileadmin/Dateien/Publikationen/Pflege/Berichte/Bericht_Rahmenempfehlungen_zum_Umgang_mit_herausforderndem_Verhalten_bei_Menschen_mit_Demenz_in_der_stationaeren_Altenhilfe.pdf.

Brooker D (2003) What is person-centred care in dementia? Reviews in Clinical Gerontology, 13, S. 215–222 doi:10.1017/S095925980400108X.

Chenoweth L, Jeon Y.-H., Stein-Parbury J, Forbes I, Fleming R, Cook J, Cheah S, Fletcher S & Tinslay L (2015) PerCEN trial participant perspectives on the implementation and outcomes of person-centered dementia care and environments. International psychogeriatrics, 27 (12), S. 2045–2057.

Colomer J& de Vries J (2016) Person-centred dementia care. A reality check in two nursing homes in Ireland. Dementia, 15 (5), S. 1158–1170.

Dammert M, Keller C. Beer T & Bleses H (2016) Person-Sein zwischen Anspruch und Wirklichkeit. Eine Untersuchung zur Anwendung der Integrativen Validation und der Basalen Stimulation in der Begleitung von Menschen mit Demenz. Weinheim/ Basel:Juventa.

De Lange J (2004) Omgaan met Dementie. het effect van geïntegreerde belevingsgerichte zorg op adaptatie en coping van mensen met dementie in verpleeghuizen; een kwalitatief onderzoek binnen een gerandomiseerd experiment. Dissertation. Erasmus Universiteit Rotterdam, Rotterdam.

Deutsches Netzwerk für Qualitätsentwicklung in der Pflege (DNQP) (2019) Expertenstandard Beziehungsgestaltung in der Pflege von Menschen mit Demenz. Osnabrück: Hochschule Osnabrück.

Doyle PJ, Rubinstein RL (2014) Person-centered dementia care and the cultural matrix of othering. The Gerontologist, 54 (6), S. 952–963.

Erdmann A & Schnepp W (2014) Conditions, components and outcomes of Integrative Validation Therapy in a long-term care facility for people with dementia. A qualitative evaluation study. Dementia, 0 (0), 1–21.

Erikson EH (1997) The Life Cycle Completed. New York: W.W. Norton & Company.

Feil N (2000) Validation. Ein Weg zum Verständnis verwirrter alter Menschen. München: Reinhardt.

Frankl V (2017) Der unbewußte Gott. Psychotherapie und Religion. 17. Aufl. München: Deutscher Taschenbuchverlag.

Gschwandtl P & Laussermayer M (2008) Das psychobiographische Pflegemodell in Österreich. In: Schneider C, Zehender I (Hrsg.) Seelenpflege von Montag bis Dezember. Das Psychobiographische Modell nach Erwin Böhm. Wien: Maudrich, S. 63–74.

Höwler E (2008) Herausforderndes Verhalten bei Menschen mit Demenz. Erleben und Strategien Pflegender. Stuttgart: Kohlhammer.

Kitwood T (2016) Demenz. 7. Aufl., Bern: Hogrefe.

Kochanski M (2008) Das psychobiographische Modell in Deutschland. Von der Theorie zur Praxis. In: Schneider C, Zehender I (Hrsg.) Seelenpflege von Montag bis Dezember. Das Psychobiographische Modell nach Erwin Böhm. Wien: Maudrich, S. 45–51.

Kolanowski A, van Haitsma K, Penrod J, Hill N, Yevchak A (2015) »Wish we would have known that!« Communication Breakdown Impedes Person-Centered Care. The Gerontologist 55 Suppl 1, S50–60.

Müller K (2018) Berufsverständnis, In: Büker C, Lademann J, Müller K (Hrsg.). Moderne Pflege heute. Stuttgart: Kohlhammer, S. 81–102.

Ottinger E & Plank C (2008) Die Übergangspflege in Wien. In: Schneider C, Zehender l (Hrsg.) Seelenpflege von Montag bis Dezember. Das Psychobiographische Modell nach Erwin Böhm. Wien: Maudrich, S. 36–45.

Richard N (2004) Kommunikation und Körpersprache mit Menschen mit Demenz – die integrative Validation. Unterricht Pflege, 9 (5), 13–16.

Richard N & Richard M (2016) Die integrative Validation nach Richard. 2. Aufl., Eigenverlag Institut für Integrative Validation GbR.

Riesner C (2014) DCM – Instrument und Methode. In: Riesner C (Hrsg.) Dementia Care Mapping (DCM), Evaluation und Anwendung im deutschsprachigen Raum. Bern: Huber, S. 31–56.

Reuter P (2008) Die Umsetzung des psychobiographischen Modells in Luxemburg. In: Schneider C, Zehender l (Hrsg.) Seelenpflege von Montag bis Dezember. Das Psychobiographische Modell nach Erwin Böhm. Wien: Maudrich, S. 52–62.

Söderlund M, Norberg A & Hansebo G (2013) Validation method training. Nurses' experiences and ratings of work climate. International journal of older people nursing, 9 (1), S. 79–89.

Schneider C (2008) Demenz und Biographie. In: Schneider C, Zehender l (Hrsg.) Seelenpflege von Montag bis Dezember. Das Psychobiographische Modell nach Erwin Böhm. Wien: Maudrich, S. 93–116.

Schneider C & Wappelshammer E (2010) Dementia Care Mapping. Eine Interventionsstudie zum personenzentrierten Ansatz von Betreuung und Pflege für Menschen mit Demenz. St. Pölten: Zentrum für Soziales & Generationen.

Taylor J (2010) On recognition, caring, and dementia. In: Mol A, Moser I, Pols J. (Hrsg.) Care in Practice. Bielefeld: Transcript Verlag, S. 27–56.

Tuckman B (1965). Developmental sequence in small groups. Psychological Bulletin. 63 (6), S. 384–399.

van der Kooij, C. (2017) Das mäeutische Pflege- und Betreuungsmodell: Darstellung und Dokumentation. Bern: Hogrefe.

van Gorp B & Vercruysse T (2012) Frames and counter-frames giving meaning to dementia. A framing analysis of media content. Social science & medicine, 74 (8), S. 1274–1281.

4 Expertengespräch: Pflege- und Betreuungskonzepte für Menschen mit Demenz – Eine Inszenierung von Authentizität?

Einführung

Wie im vorangegangenen Kapitel (▶ Kap. 3) dargelegt, liegen zur Implementierbarkeit von Validation unterschiedliche Ergebnisse vor. So kamen Helma Bleses und Matthias Dammert in ihrer Studie zur Anwendung der integrativen Validation nach einer Befragung von entsprechend geschulten Pflegekräften zu dem Schluss, dass dieses Konzept nicht umsetzbar sei, da es von den Pflegenden einerseits Ehrlichkeit im Umgang mit den Menschen mit Demenz verlange, andererseits eine Inszenierung von Zuwendung notwendig mache. Anke Erdmann hingegen konnte in ihrer Studie zur Implementierung von Validation in dem Modellheim Haus Schwansen eine relativ problemlose Umsetzung dieses Konzepts durch die Pflegenden feststellen. Diese widersprüchlichen Befunde werfen nicht nur Fragen zur Validation, sondern auch zu den anderen, in diesem Band vorgestellten Konzepten zur Pflege und Betreuung von Menschen mit Demenz auf. Sind Forschungsbefunde, die eine gelungene Umsetzung solcher Konzepte feststellen, nur darauf zurückzuführen, dass diese Konzepte ihre Überzeugungskraft aus ihrer Abgrenzung gegen die medizinische Sichtweise gewinnen? Wirkt sich also in solchen Befunden ein Erwünschtheitsbias aus? Oder entspricht den unterschiedlichen Befunden der genannten Studien auch eine unterschiedliche Realität in den von ihnen untersuchten Einrichtungen? In einem Online-Expertengespräch am 08.03.2021 wurden daher folgende Fragen diskutiert:

- Inwieweit sind die Konzepte zur Pflege und Betreuung von Menschen mit Demenz realistisch und umsetzbar?
- Wie sollte ihre Implementierung in der Praxis aussehen?
- Welchen Einfluss hat die Durchführung von Studien zur Implementierung dieser Konzepte auf die in ihnen erzielten Ergebnisse?
- Wie sollten Evaluationsstudien zur Implementierung dieser Konzepte durchgeführt werden?

Expertinnen und Experten

Prof. Dr. Helma Bleses: Promovierte Pflegewissenschaftlerin, Professorin für Pflegewissenschaft und Klinische Pflege am Fachbereich Pflege und Gesundheit der Hochschule Fulda. Ihre Forschungsschwerpunkte liegen auf den Gebieten der Personal- und Organisationsentwicklung, des Qualitätsmanagement, der Mensch-Maschine-Interaktion im Gesundheitswesen und der Pflege- und Versorgungsforschung mit dem Schwerpunkt Demenz. Sie ist Mitautorin der Studie zur Anwendung der integrativen Validation.

Dr. Matthias Dammert: Dr. phil., MPH, Sozial- und Gesundheitswissenschaftler, Wissenschaftlicher Mitarbeiter am Fachbereich Pflege und Gesundheit an der Hochschule Fulda. Er ist Mitautor der Studie zur Anwendung der integrativen Validation.

Dr. Anke Erdmann: Dr. rer. medic., wissenschaftliche Mitarbeiterin in der Arbeitsgruppe Medizinethik des Instituts für Experimentelle Medizin an der Christian-Albrechts-

Universität zu Kiel. Im Rahmen ihrer Promotion untersuchte sie die Anwendung der Integrativen Validation in einem Pflegeheim in Schleswig-Holstein.

Dr. Cornelia Schneider: Dr. phil., Soziologin (Schwerpunkt Pflegewissenschaft, Gerontologie), Expertin für Dementia Care Mapping, ehemalige Lehrbeauftragte für das psychobiographische Modell nach Böhm. Arbeitsschwerpunkte: Lebensqualität in der stationären Pflege, Demenz und Umgang mit herausfordernden Verhaltensweisen. Durch ihre Tätigkeit in der Weiterbildung ist sie mit den Möglichkeiten und Grenzen der Umsetzung der Konzepte von Böhm und Kitwood vertraut.

Beteiligt an der Diskussion sind außerdem die drei Autoren des Buches.

Die Moderation übernimmt ***Florian Schimböck***, M.Sc., akademischer Mitarbeiter für Pflegewissenschaft und klinische Pflege am Studiengang Pflegewissenschaft an der Brandenburgischen Technischen Universität Cottbus-Senftenberg

Das Expertengespräch

Florian Schimböck: Ich würde gern die Experten und Expertinnen bitten zu den einzelnen Konzepten die Vor- und Nachteile zusammenzutragen.

Anke Erdmann: Ich kann über die Integrative Validation sprechen. Ich habe eine qualitative Studie durchgeführt in einem Heim, in dem die Rahmenbedingungen für die Integrative Validation ausgesprochen gut waren. Es handelt sich um ein Pflegeheim, welches sich auf Menschen mit Demenz spezialisiert hatte, was eine sehr lange Erfahrung mit der Integrativen Validation (IVA) hatte, und die Mitarbeiter waren schon sehr lange dort beschäftigt. Die durchschnittliche Beschäftigungszeit der befragten Mitarbeiter betrug 13 Jahre. Es waren Mitarbeiter, die die Integrative Validation dort erlernen konnten und immer wieder durch Vorbilder geschult wurden. Die Rahmenbedingungen wurden durch das Management gestützt, und diese Bedingungen haben dazu geführt, dass ich so positive Beobachtungen machen konnte. Mein Eindruck war, dass die Integrative Validation gut implementiert war und dass die Befragten positive Effekte feststellen konnten wie zum Beispiel einen Rückgang von herausforderndem Verhalten. Viele Mitarbeiter haben auch gesagt, dass die IVA zum Wohlbefinden der Bewohner beiträgt und dass sie das auch in den Gesichtern der Bewohner sehen können, dass sie sich wohlfühlen.

Florian Schimböck: Herr Dr. Dammert, Frau Professor Bleses, welche Vorteile haben Sie im Konzept IVA im Rahmen ihrer Untersuchungen festgestellt?

Helma Bleses: Wir haben fünf Anwender-Einrichtungen untersucht, die ihre Mitarbeitenden in Integrativer Validation geschult hatten und zur Kontrastierung vier Einrichtungen, in denen die Leitungen angaben, dass sie eher nicht nach dem Konzept der Integrativen Validation arbeiten. Wir haben sowohl Interviews geführt als auch teilnehmende Beobachtungen durchgeführt. Wir haben Videografien erstellt, um später in Analysesitzungen zu sehen, wie sich die Interaktion zwischen den Personen zeigt. Die Ergebnisse waren sehr unterschiedlich: Zum Teil haben wir in Nicht-Anwender-Häusern Ansätze von Integrativer Validation beobachten können, die wir in Anwender-Häusern nicht finden konnten. Also insgesamt stellt sich für uns ein sehr diffuses Bild der Anwendung dieser Konzepte dar.

Matthias Dammert: In Bezug auf die Fortbildungen in IVA konnten wir feststellen, dass diese einen positiven Effekt auf die Mitarbeitenden haben können, insofern manche Mitarbeitenden sagten, sie seien dort für die Lebenswelt von Menschen mit Demenz sensibilisiert worden. Bei der Validation wird man sensibilisiert für die Bedeutung der Gefühle.

In der Praxis haben wir jedoch beobachtet, dass die Integrative Validation modifiziert angewendet wurde, das heißt nicht den theoretischen Vorgaben entsprechend. Es war eher ein Methodenmix. Wenn Validation angewendet wurde, dann eher im Sinne des Reagierens. Nicole Richard unterscheidet zwischen Agieren und Reagieren. Das Reagieren nimmt Bezug auf die aktive Intervention in einer Situation, bei der herausforderndes Verhalten plötzlich auftritt. Das haben wir gar nicht beobachtet. Wir haben eher das Agieren im Sinne von ritualisierten Begegnungen beobachtet. Die Mitarbeiter gehen zum Beispiel an einer Bewohnerin vorbei und sprechen die Biografie an: Hier sitzt die Frau Meyer, unsere Friseurin, Sie kennen sich aus mit Frisuren, der Friseursalon war ihr ganzer Stolz. Das und das Ansprechen bzw. Validieren von Persönlichkeitseigenschaften, wie Pflichtbewusstsein, Ordnungssinn usw., ist das Agieren. Das haben wir hin und wieder beobachtet und es kann durchaus positive Effekte haben, wenn man versucht, auf die Biografie und auf Persönlichkeitseigenschaften einzugehen. Es kann auch Sympathie erzeugen und Vertrauen schaffen, was allerdings auch ambivalent sein kann, da manche Mitarbeitenden sagen, das schaffe eine Erwartungshaltung. Ich bin jetzt der Bewohnerin sympathisch, da sie merkt, ich interessiere mich dafür, wie es ihr geht, und das ist damit verbunden, dass Sie mich jetzt häufiger anspricht, dass ich jetzt zu einer Lieblingsmitarbeiterin werde. Es war schwierig Nähe und Distanz auszubalancieren, also wieviel gebe ich jetzt einer Bewohnerin an Aufmerksamkeit und ab wann wird es zu viel.

Zu den kritischen Aspekten: es gab einige Mitarbeitende, die hatten nach dem IVA-Kurs das Gefühl, dass sie sich eher verunsichert fühlten in der Begegnung mit Menschen mit Demenz, da dadurch ein Stück weit ihre Intuition verloren gegangen sei, da sie jetzt eine bestimmte Technik erlernt hatten. Sie fühlten sich unter Druck, das anzuwenden. Und alle Mitarbeitenden sagten, sie seien aus dem Kurs gekommen und es sei Ihnen völlig einsichtig gewesen, worum es bei der IVA geht, doch dann, sobald sie konkret in den Situationen waren, hätten sie gemerkt, dass es doch nicht so einfach sei, wie man zunächst glaubte. Alle Mitarbeitenden hatten den Wunsch nach einem Validationstrainer in ihrer Einrichtung geäußert, es sollte eine Person geben, die man immer wieder ansprechen und bei der man sich Hilfe in Validationsfragen holen kann.

Florian Schimböck: Frau Dr. Erdmann, wollen sie noch anknüpfen bei den positiven und weniger positiven Aspekten?

Anke Erdmann: Herr Dammert hat ein paar Rahmenbedingungen genannt, die ich ganz anders erlebt habe. In dem Heim, in dem ich die Untersuchung durchgeführt habe, hatten die Anwender regelmäßig die Möglichkeit, erfahrene Validationsanwender zu sprechen. Der damalige Pflegedienstleiter war selbst IVA-Trainer. Und das Haus hat regelmäßig sogenannte IVA-Besprechungen durchgeführt, also Fallbesprechungen, dort konnten die Mitarbeiter auch mit schwierigen Situationen kommen und besprechen, wie sie in diesen Situationen am besten reagieren können.

Cornelia Schneider: Ich kann die Erfahrungen bestätigen. Bei der Umsetzung des Böhm'schen Pflegemodells sagten viele Schulungsteilnehmer, jetzt kann ich nachvollziehen, wie es zu herausforderndem Verhalten kommt. Sobald sie in der Praxis waren, sagten sie dann oft bei uns ist das alles anders, wir haben andere Bewohner, das lässt sich so nicht umsetzen. Das zeigt, dass die Pflegenden auch bei der Umsetzung der Pflegekonzepte die Unterstützung der Trainer benötigen. Ich kann aus meiner eigenen Erfahrung berichten. Als wir Ende der 90er Jahre in einem psychiatrischen Krankenhaus das Böhm-Modell umsetzten, habe ich selbst erlebt, dass es nicht einfach ist, zu verstehen, was tatsächlich in den Patienten vorgeht und was herausforderndes Verhalten auslöst. Wir müssen davon ausgehen, dass es unterschiedliche Gründe gibt, die z. B. Aggression auslösen. Meine Erfahrung ist, dass regelmäßige Fallbesprechungen helfen, einen verstehenden Zugang zu herausfordernden Verhaltensweisen zu erlernen.

Florian Schimböck: Sonst noch Probleme oder Nachteile, Frau Professor Bleses?

Helma Bleses: Uns haben die Mitarbeiter auch gesagt, dass sie den Vorsatz hatten, alles genau umzusetzen. Dabei formulierte eine Person im Interview, dass sie das Gefühl habe die Person mit Demenz zu täuschen. Und das begründete sie damit, dass sie mit dem, was sie in solch einer Situation sagt, nicht authentisch ist, denn »eigentlich wollen wir etwas ganz anderes sagen, müssen uns dann aber auf die Situation, auf unser Gegenüber einstellen und spielen eigentlich eine Rolle, die nichts mit unserer Haltung zu tun hat«. Wir müssten aber anders reagieren, für Sicherheit sorgen. Eine Patientin lag zum Beispiel in ihrem Bett und war pflegebedürftig und die Pflegende überlegte, ob sie jetzt das Bett frisch beziehen kann oder ob sie darauf eingehen muss, was die Person möchte, nämlich – erkennbar – jetzt kein frisches Bett zu bekommen. Das hat die Pflegenden in Konflikte versetzt. Sie sind da in eine Situation geraten, die fast ausweglos war. Zudem haben uns die Mitarbeitenden gesagt, es sei viel leichter, wenn eine Person kein herausforderndes Verhalten zeigt. »Wenn Sie ruhig ist, dann kann man mit ihr ritualisierte Begegnungen durchführen. Aber nicht, wenn sie aufgeregt sind.«

Hermann Brandenburg: Ich greife mal das auf, was Frau Bleses gerade ausgeführt hat, es geht um den Inszenierungscharakter. Den kann man negativ diskutieren und moralisch problematisieren, man kann ihn aber auch stehen lassen, wenn man auf unauflösbare Dilemmata in der Praxis verweist. Meine Frage an die Expertinnen und Experten lautet: »Wird in den Theoriemodellen diese Ambivalenz in irgendeiner Weise thematisiert?« Meine Vermutung ist, dass da seitens Feil oder Böhm eine Lösung der Problematik versprochen wird, die eigentlich unmöglich ist und dass damit ein Lösungsdruck bei den Pflegenden erzeugt wird, bei dem sie eigentlich nur scheitern können. Ich frage mich, ob die theoretischen Konzepte nicht zu viel versprechen.

Anke Erdmann: Das wohlbekannte Dilemma zwischen Autonomie und Fürsorge, dass ich einen Bewohner versorgen muss, waschen muss und der möchte das aber nicht, das findet man sehr häufig. Soweit ich weiß, hat Nicole Richard nie etwas dazu gesagt. Aber in einem Interview wurde es thematisiert. Da wurde eben gesagt, wir duschen die Leute nicht, wenn sie das nicht wollen. Und das hat mich schon sehr beeindruckt, weil die Leitung des Hauses das unterstützt hat. Niemand wurde gezwungen, versorgt zu werden. Und die Mitarbeiter waren auch davon befreit, das tun zu müssen. Wichtig ist dabei auch, dass die Leitung dafür gesorgt hat, dass mit den Angehörigen diese Dinge besprochen wurden. Wenn die Bewohner verschmutzte Kleidung trugen oder nicht gut gepflegt waren, konnten so die Angehörigen die Gründe dafür nachvollziehen. Es wurde immer gesagt, an erster Stelle steht für uns das Wohlbefinden des Bewohners. Und er fühlt sich unter Umständen auch in verschmutzter Kleidung wohl, und auch wenn er zwei Wochen nicht geduscht hat.

Thomas Boggatz: Ich denke dieser Widerspruch kommt zumindest in den Ausführungen von Feil zum Vorschein, weil sie einerseits sagt, man muss empathisch sein, man muss fühlen, was der andere fühlt und zwei Sätze später heißt es dann, Validation ist eine Technik, die man anwendet. Aber wenn man eine Technik anwendet, ist es eben nicht mehr authentisch, sondern ein Schauspiel. Und wer sie anwendet, ist vermutlich in der Lage, diese Schauspielrolle einzunehmen. Der Widerspruch ist also in der Theorie vorhanden. Aber wenn Pflegende die Theorie anwenden, dann lösen sie ihn ganz pragmatisch. Sie machen das, was Everett Rogers als Transformation von Innovationen bezeichnet, das heißt bei der Implementierung der Theorie wird die Theorie verwandelt und man nutzt sie so, wie sie für die eigenen Zwecke handhabbar ist.

Matthias Dammert: Also meiner Wahrnehmung nach ist es so, dass in den Kursen zur Validation die inneren Widersprüche des Konzepts ausgeklammert werden. Die Integrative Validation besteht ja aus zwei Teilen. Das eine ist die Technik, das andere ist die Haltung, und zur Haltung gehört Wertschätzung, Empathie, Authentizität. Es wird aber zu wenig oder gar nicht geklärt, was das aus der Perspektive der Mitarbeitenden bedeutet. Man kann das durchaus problematisieren und sich fragen, ist die Validation nicht auch eine Manipulation, dient Validation nicht auch dazu, mein Pflegeziel zu erreichen? Und wie passt das zusammen mit der Wertschätzung? Und da sind wir bei diesem Dilemma zwischen der Selbstbestimmung und dem Fürsorgeprinzip. Und was zur IVA-Anwendung auch dazugehört ist das Spiegeln. Wenn ein Bewohner ein sehr extrovertiertes Verhalten zeigt, dann soll ich das spiegeln, und da haben uns einige Mitarbeitenden gesagt, für mich ist das unglaublich schwierig, denn ich bin eigentlich eher ein introvertierter Typ. Wenn ich jetzt so was Extrovertiertes spiegeln muss, ist das doch ein Schauspiel und kein normales Sprechen. Das entspricht nicht meiner Persönlichkeit.

Anke Erdmann: Ich verstehe die Integrative Validation als Intervention. Ich sehe es als therapeutische Intervention, um ein bestimmtes Pflegeziel zu erreichen, zum Beispiel Wohlbefinden. Ich sehe das eigentlich nicht als Manipulation an. Ich vergleiche das ein wenig mit einer Psychotherapie. Der Psychotherapeut, der ist ja auch nicht vollständig authentisch, und der spiegelt auch und sagt auch manchmal Sätze, die nicht vollständig seiner persönlichen Gefühlslage entsprechen, aber dem Klienten in dem Moment weiterhelfen. Ich kann das verstehen, dass manche das erst einmal so empfinden, als sei es ein Schauspiel. Aber ich sehe es als eine therapeutische Intervention, die man erlernen muss. Da geht zwar ein Teil der Spontanität verloren. Aber so, wie ich es in der Praxis erlebt habe, wirkt es überhaupt nicht gespielt, sondern sehr natürlich.

Cornelia Schneider: Man muss Böhm und Feil unterscheiden. Bei Böhm spielt Technik viel weniger eine Rolle, bei ihm steht die Biografiearbeit im Vordergrund und die Bedürfnisse von Bewohnern kennenzulernen und zu respektieren.

Florian Schimböck: Zu dieser Ambivalenz, gibt es dazu auch Gedanken von Erwin Böhm? Oder gibt es da Gedanken, dass das Konzept irgendetwas verspricht, dass es am Ende gar nicht leisten kann in der Realität?

Cornelia Schneider: Natürlich gibt es auch im Böhm'schen Ansatz Widersprüche und Ambivalenzen. Trotzdem habe ich über viele Jahre erlebt, dass der Ansatz gut implementiert werden kann, wenn die Pflegekräfte die entsprechende Unterstützung von der Leitung bekommen. Das Problem ist nur, dass in vielen Häusern davon ausgegangen wird, dass man diese Pflegekonzepte in die bestehenden Strukturen implementieren kann und es genüge, wenn Pflegekräfte in eine Fortbildung geschickt werden, dann können die das nachher umsetzen. Ich habe in den letzten sechs, sieben Jahren immer wieder Fortbildungen gemacht zum Kitwood'schen Ansatz, und jedes Mal, wenn ich in den Häusern nachgefragt habe, ob sie Unterstützung bei der Umsetzung benötigen, dann kam zur Antwort, nein, wir schaffen das schon, wir können das, wir tun das teilweise schon.

Thomas Boggatz: Also mein Eindruck ist, dass man bei der Anwendung des Böhm-Modells stark schauspielern muss. Ich hatte eine Kollegin, die begleitete eine Studierende bei einem Praktikum in einer Böhm-Einrichtung und kam nachher ganz erstaunt zurück. Es war folgendes passiert: die Studierende ging zu der Bewohnerin ins Zimmer, es handelte sich um eine Frau aus dem bäuerlichen Milieu, und um jetzt Impulse zu setzen, die aus deren Prägungszeit stammten, legte sie eine Kassette ein, auf der Kuhglocken zu hören waren und dazu rief sie ganz laut »Aufstehen Gritti!«. Und auf diese Reize hat die Bewohnerin tatsächlich reagiert. Das waren die Impulse, die man Böhm zufolge setzen sollte. Aber das war eine reine Inszenierung. Man spielt den Leuten vor, dass sie sich in ihrer Prägungszeit befinden. Und was Frau

Erdmann sagte, das finde ich auch sehr interessant. Sie versteht Validation als eine Art Psychotherapie, und das würde Böhm auch sagen, er nennt sein Modell ja ein psychobiographisches Modell. Böhm bezieht sich dabei auf Freud. In Freuds Theorie gibt es das Es und das Über-Ich als zwei widerstreitende Mächte im Inneren des Menschen, und wenn es in diesem Widerstreit zu einer Synthese kommt, dann entsteht die Ich-Funktion. Böhm behauptet nun, dass bei Menschen mit Demenz dieses Ich dekompensiert, das heißt die psychische Funktion ist nicht mehr intakt, und er will sozusagen diese psychische Funktion wiederherstellen. Man setzt ein paar Impulse, stimmt sie auf den Klienten ab – welche Impulse das sind, das erfährt man aus seiner Biografie – und damit macht man die Leute wieder funktionstüchtig.

Cornelia Schneider: Ich würde ihn da anders verstehen. Aber bei dem Beispiel, das Sie gerade erzählt haben mit den Kuhglocken, kann ich Ihre Einschätzung gut nachvollziehen. Böhm hat sich tatsächlich auf Freud in seiner Theorieentwicklung bezogen. Mit Freud war es ihm möglich, einen verstehenden Zugang zu herausfordernden Verhaltensweisen zu entwickeln. Im Böhm'schen Ansatz spielt zudem Biografiearbeit eine wichtige Rolle, das verbindet ihn auch mit Feil.

Anke Erdmann: Ich möchte nicht missverstanden werden, ich möchte die Integrative Validation nicht als Psychotherapie verstanden wissen. Das wäre ein bisschen zu viel verlangt. Aber ich möchte sie gerne damit vergleichen. In der *Nursing Intervention Classification* wird *validation therapy* als *method of therapeutic communication*, also als eine Methode therapeutischer Kommunikation beschrieben. Und insofern hat sie natürlich Ähnlichkeit zur therapeutischen Arbeit.

Helma Bleses: Ich würde gerne noch einmal auf das zurückkommen, was Prof. Brandenburg als Frage in den Raum gestellt hat. Nicole Richard hat für die Integrative Validation betont, dass sie dazu führen soll, dass Gefühle ausfließen können. Das bedeute, dass die Personen ihren Gefühlen freien Lauf geben können und dadurch die Situation eintritt, dass sie sich wohler fühlen. Nicole Richard hat aber keinen Hinweis darauf gegeben, wie es Mitarbeitenden dabei geht bzw. gehen soll. Sie hat eher Anforderungen an Mitarbeitende gestellt, diese ziemlich starken Anforderungen, empathisch zu sein, wertschätzend zu sein, also all das, was Emotionsarbeit ist. Und wir haben uns folgende Frage gestellt: Wenn Pflegende das Gefühl haben Theater zu spielen, warum sollten sie es dann nicht auch tun, denn gutes Theaterspielen kann sehr befriedigend und hilfreich sein. Man kann beim Theaterspielen auch authentisch sein. Und unsere Frage ist, was Pflegenden helfen würde, diese Konzepte umzusetzen und dabei so authentisch wie möglich eine Rolle zu spielen und »mitzuspielen«. Im Verlauf unserer weiteren Forschungsaktivitäten kamen wir immer wieder auf das zurück, was Irving Goffman u. a. sagt: »Wir alle spielen Theater. Wir alle sind sowohl auf einer Hinterbühne als auch auf einer Vorderbühne, und haben eine Rolle, wir bekleiden diese Rolle.« Und wieso eigentlich nicht? Ich glaube, dass man über Authentizität reden muss. Wie authentisch kann ich in diesem Theaterspiel sein, also es ernst meinen in meiner Rolle, die ich spiele. Gerade das wäre aus unserer Sicht eine Möglichkeit, Pflegende in ihrer Rolle zu unterstützten und dabei, die hohen Anforderungen auszuhalten.

Hermann Brandenburg: Ich möchte das gerne unterstützen. Es geht darum, den Blick auf die Mitarbeiterinnen und Mitarbeiter zu lenken, nicht nur auf die Bewohner. Denn wenn das Personal zerbricht, nützt alles nichts. Die Rahmenbedingungen sind katastrophal in der Langzeitpflege, das wissen wir. Nur zwei Punkte dazu: Erstens muss es darum gehen Druck rauszunehmen. Und das bedeutet mehr als an der pädagogischen Ebene anzusetzen. Allein mit Fort- und Weiterbildungen Lösungen zu suggerieren, provoziert enormen Druck und ist zum Scheitern verurteilt. Denn gleichzeitig müssen strukturelle und systemische Mängel beseitigt werden. Und zweitens ist die Reflektion in den Einrichtungen selbst, mit Supervision, Fallbesprechungen etc. sehr wichtig. Haben Mitarbeiterinnen die Möglichkeit der Reflektion dessen, was sie dort tun, oder gibt es nur das Abarbeiten der MDK-Richtlinien?

Thomas Boggatz: Was Frau Prof. Bleses angesprochen hat, ist eine dialektische Synthese aus Authentizität und Schauspiel. Sie hat gesagt, man kann, indem man eine Rolle spielt, authentisch sein. Und wenn man auf der Bühne steht und eine Rolle spielt, muss man in dem Moment auch in der Rolle aufgehen, also authentisch sein. Vielleicht war es das, was Naomi Feil vorgeschwebt hat. Sie hat es nur nicht so ausgedrückt, denn es ist ja erst einmal ein Widerspruch, wenn man einerseits sagt, sei authentisch, andererseits muss man schauspielern, also eine Technik anwenden. Aber was Frau Bleses vorgeschlagen hat, könnte eine Lösung sein. Außerdem möchte ich noch etwas anmerken zur Frage: Ist Validation eine Therapie? Hat sie ein Outcome? Es gibt ja Untersuchungen über die Effektivität von Validation. Es gibt einen ganzen Cochrane-Review zu der Frage: führt Validation zu einer Reduktion von Agitation bei Menschen mit Demenz? Das Resultat dieses Reviews war, dass sie keine spürbaren Effekte hat. Da fragt man sich natürlich: Wie kommt das? Dabei muss man jedoch einen kritischen Blick auf diese Art von Interventionsstudien werfen. In diesen Studien wurde nicht Validation als durchgehendes Handlungsprinzip untersucht, sondern die sogenannte Validationstherapie. Bei dieser führt man mit einer Reihe von Menschen mit Demenz Gruppensitzungen in einem begrenzten Zeitraum durch. Dabei wird jeder Teilnehmer persönlich angesprochen und validiert, und dann gehen alle zurück in ihre übliche Umgebung. Was dort passiert, beschreiben die Studien in der Regel nicht. Wenn man Validation testen will, kann man das nur in Form von Gruppensitzungen durchführen, denn nur so hat man eine gut dosierte Portion an Validation, die man zu Testzwecken verabreichen kann. Das entspricht der Logik der pharmakologischen Studien. Aber die Validation, von der wir die ganze Zeit reden, ist eine durchgehende Validation. Dabei muss man immer wieder auf den Menschen mit Demenz eingehen. Das kann eine sehr anstrengende Angelegenheit sein. Hierzu gibt es keine Studien. Was in dem Heim, in dem Frau Erdmann ihre Untersuchung durchgeführt hat, praktiziert wurde, war aber nicht nur Validationstherapie. Das war ein Gesamtkonzept und Validation war eine Komponente. Es gab Musiktherapie, Milieutherapie, basale Stimulation. Man könnte sagen, dort wurde das, was Kitwood positive Arbeit an der Person genannt hat, vorweggenommen. Und wenn Kitwood sagt, wir brauchen eine fürsorgliche Institution, die die Mitarbeiter darin stärkt, positive Arbeit an anderen Personen zu leisten, dann scheint dieses Heim eine solche Institution gewesen zu sein. Und vielleicht war das in den Einrichtungen, die Frau Bleses und Herr Dammert gesehen haben, nicht der Fall.

Anke Erdmann: Was ich noch gerne ergänzen möchte. Es wurde dieses Nähe-Distanz-Problem der Pflegenden angesprochen. Das sehe ich auch als Problem an für die Mitarbeiter. Nicole Richard hat in ihren Ausführungen sehr hohe Anforderungen an die Pflegenden gestellt. Sie sagt, die Pflegenden müssen sich als Bindungsperson für Menschen mit Demenz zur Verfügung stellen. In ihrer Studie, Herr Dammert, haben die Pflegenden das als Problem angesehen, die Berührungen und der Blickkontakt. In meiner Studie war es tatsächlich so, dass die Pflegenden einen ziemlich intensiven Kontakt zu den Bewohnern hatten, auch mit Berührung, Umarmung. Das ging so weit, dass die Pflegenden ihre eigenen Rückzugsräume aufgegeben haben. Wenn zum Beispiel bei der Übergabe ein Bewohner ins Dienstzimmer kam, wurde er dazu gebeten, und ihm wurde eine Tasse Kaffee angeboten. Und wenn man über ihn dann berichtet hat, dann hat man über, »den Gast zur Rechten« gesprochen. Das heißt, die Pflegenden waren ständig verfügbar für die Bewohner, und waren auch bereit, diese Emotionsarbeit zu leisten. Ich glaube, wenn man mit Menschen mit Demenz arbeitet, muss man auch dazu bereit sein.

Helma Bleses: Uns ist aufgefallen, dass die Betreuungskräfte intensive Emotionsarbeit geleistet haben, während professionell Pflegende diese Emotionsarbeit gar nicht als Arbeit betrachtet haben. Für sie war die Körperpflege oder das Essen Anreichen konnotiert mit Arbeit. Einzelne Betreuungskräfte beklagten sich darüber, dass sie »überhaupt nicht ernst genommen werden mit dem, was wir hier tun« und dass das, was sie als Betreuungskräfte zu sagen hatten, teilweise nicht gehört wurde.

Matthias Dammert: Das ist ein ganz wichtiger Punkt, den Frau Bleses angesprochen hat: Was ist überhaupt Arbeit? Wir hatten den Eindruck, dass die Pflegenden emotions-orientiertes Arbeiten nicht als Arbeit sehen und auch bei anderen nicht als Arbeit wahrnehmen. Einige Mitarbeitende sagten: Validieren, das kann ich machen, wenn ich die Arbeit erledigt habe und wenn dann noch Zeit ist. Als Arbeit scheint das wahrgenommen zu werden, was nach außen sichtbar und dokumentierbar ist. Beziehungsarbeit wird gar nicht als Arbeit gesehen. Das ist etwas, was man gemeinsam mit Pflegenden besprechen und aufarbeiten müsste, vielleicht auch in den IVA-Schulungen.

Helma Bleses: Es müsste politisch diskutiert werden, wie Emotionsarbeit abgerechnet wird. Es hängt oft daran, dass es dafür keine Einstufung gibt und der MDK das auch nicht im klassischen Sinne überprüfen kann. Wie kann man Emotionsarbeit darstellen?

Cornelia Schneider: Ich denke, dass die Emotionsarbeit zur Überforderung von Pflegekräften führt, weil die Strukturen nicht vorhanden sind. Das muss an die Politik gehen und das muss entsprechend honoriert werden. Erst dann lässt sich die Pflege verändern. Die strukturellen Bedingungen in der Langzeitpflege sind eine Katastrophe. Es ist zu wenig Personal da, es wird zu wenig gezahlt. Vor diesem Hintergrund von Pflegekräften auch noch zu verlangen, dass sie dies und jenes machen sollen, führt zu Überforderung. Grundsätzlich wäre es wichtig zu klären, welche Strukturen für die Umsetzung dieser Ansätze notwendig sind.

Hermann Brandenburg: Drei Punkte noch einmal dazu. Erstens: Die Politik hat keine Vision, was die Versorgung von Menschen mit Demenz angeht. Und das führt zu einer extremen Regulierung in der Demenzbetreuung, was den MDK angeht. Man kann die Emotionsarbeit nicht standardisiert abrechnen, wie man das zum Beispiel bei der Körperpflege machen kann. Diese Machbarkeitslogik im Hinblick auf die Demenzbetreuung ist sicher hoch problematisch. Zweiter Punkt: Was heißt das konkret für die Einrichtungen vor Ort? Klar – da wird mehr Autonomie der Praxis vor Ort gefordert, zu Recht. Aber da zeigt sich ein Widerspruch. Denn auf der einen Seite wird davon geredet, dass die Pflegenden systemerhaltend sind und entscheiden sollen und auf der anderen Seite wird jede Tätigkeit im Detail vorgegeben und extern überwacht. Gerade in der Demenzbetreuung sollte man einen gewissen Freiraum lassen, ohne dabei einen Freibrief zu verteilen. Nein, das muss begleitet werden mit Fortbildungen, Supervision, der Entwicklung vor Ort. Und der allerwichtigste Punkt ist, dass die Emotionsarbeit, das Zentrum in der Begegnung mit Menschen mit Demenz, als Arbeit wahrgenommen wird. Mit dem Thema sind viele grundlegende Fragen verbunden. Also nicht nur ein Appell an die Politik, sondern auch die Forderung, noch mal ganz neu über dieses Problemfeld nachzudenken.

Florian Schimböck: Wenn wir jetzt mal an die Umsetzung dieser Konzepte denken wollen, Hierzu wurde schon viel genannt, zum Beispiel Fallbesprechungen, die Mitarbeiter unterstützen, was wesentliche Dinge im Kontext der Implementierung sind. Gibt es noch mehr, was in Bezug auf die Implementierung bedacht werden sollte? Was würden Sie denen mitgeben, die diese Konzepte umsetzen wollen?

Thomas Boggatz: Die Einrichtung, in der Frau Erdmann ihre Untersuchung durchgeführt hat, ist eine Modellpflegeeinrichtung. Völlig zurecht wurde diese in einer Studie untersucht und ich habe mich gefragt, warum gibt es so eine Modelleinrichtung nur dort? Eigentlich müsste doch in jedem Bundesland zumindest eine Modelleinrichtung verfügbar sein, sodass auch andere Pflegeeinrichtungen sich daran orientieren können.

Anke Erdmann: Es war nicht so, dass irgendjemand gesagt hat, wir entwickeln jetzt eine Modelleinrichtung, sondern sie ist aus der Initiative der Leitung und Mitarbeiter heraus entstanden und über viele Jahre hinweg aufgebaut worden. Was man daraus lernen kann, ist, dass die Unterstützung des Managements an erster Stelle steht. Der damalige Pflegedienstleiter hat gesagt: Ich muss wissen, was ich von meinen Mitarbeitern verlange. Der hat sich auch selbst Bewohnern zugewendet, ihnen was auf der Gitarre vorgespielt und war geschult in Validation. Die Mitarbeiter hatten die Möglichkeit, sich an ihrem Vorgesetzten zu orientieren.

Cornelia Schneider: Und wenn Pflegekräfte sagen, wir müssen im Tagesablauf dies oder jenes ändern, dann müssen die Leitungen das mittragen. Sie müssen Pflegekräfte unterstützen, wenn es um Angehörige geht. Man muss Angehörige darüber informieren, was sich in der Einrichtung ändert, damit die Pflegekräfte nicht alleine dastehen.

Florian Schimböck: Frau Prof. Bleses, Herr Dr. Dammert. Sie haben in mehreren Einrichtungen die Umsetzung der IVA gesehen. Was wären ihre wesentlichen Aspekte in Bezug auf die Implementierung?

Matthias Dammert: Da sind ganz viele Aspekte zu berücksichtigen. Wenn Einrichtungen sich überlegen, das Konzept der IVA zu implementieren, würde ich erst einmal darauf aufmerksam machen, dass die IVA nicht unbedingt das Nonplusultra ist. Das Konzept hat viele positive Ansätze, aber es ist im Umgang mit Menschen mit Demenz eben nur eine Option, die sich bei bestimmten Menschen in bestimmten Situationen eignen kann. Aber Einrichtungen sollten nicht glauben, dieses Konzept sei das einzig Wahre. Auch das Ablenken, das Beschwichtigen oder die Realitätsorientierung können in bestimmten Situationen für bestimmte Bewohner ebenso durchaus legitim sein. Das zweite wäre, dafür zu sensibilisieren, dass auch unsichtbare Arbeit Arbeit ist. Darüber würde ich mit den Mitarbeitenden sprechen. Das geschieht in den theoretischen Ausformulierungen dieser Konzepte viel zu wenig, aber das muss man machen, und das schützt die Mitarbeitenden davor, sich zu überfordern. Und es braucht diese Rahmenbedingungen, regelmäßige IVA-Fallbesprechungen, in denen gelernt werden muss, Gefühle zu erkennen. Das ist nicht selbstverständlich. Nicole Richard sagte im IVA-Kurs: Gefühle Lesen ist ganz einfach. Menschen, die im sozialen Bereich arbeiten können das. Wir haben aber festgestellt, es ist für die Mitarbeitenden doch nicht so einfach. Das ist viel schwieriger, als sich das die Begründerin des Konzepts vorgestellt hat.

Florian Schimböck: Also keine Selbstverständlichkeit, das muss langsam angegangen werden und braucht eine kontinuierliche Begleitung.

Anke Erdmann: Auch bei mir hat ein Mitarbeiter in einem Interview gesagt, dass es sein kann, dass er falsch liegt mit dem, was er da validiert. Und er sagte auch, das ist der Grund dafür, dass manche Pflegende die Validation nicht annehmen wollen. Auf der anderen Seite berichtete er aber auch, dass wenn man falsch liegt, und die Person sagt dann »Ich bin überhaupt nicht wütend«, oder »Ich bin nicht traurig«, dass man dann auch umlenken und die Situation wieder geradebiegen kann.

Helma Bleses: Ich denke, dass wir Begegnungen mit Personen mit Demenz ganz neu denken müssen, vielleicht in die Richtung, dass wir auch spielend pflegen. Wie können wir im Spiel miteinander umgehen und dabei authentisch sein? Wie können wir Wohlbefinden auf beiden Seiten dadurch herstellen, dass sich beide Seiten ernst genommen fühlen und ernst nehmen in der Situation. Wie könnten Schulungen aussehen, damit Pflegende bewältigen können, was an Anforderungen an sie gerichtet ist? Es könnte die Herausforderung der Zukunft sein, dass wir dafür Konzepte generieren.

Florian Schimböck: Ich denke, das bietet auch viel Potenzial für zukünftige Forschung.

Thomas Boggatz: Wenn man Integrative Validation als die alleinige Lösung versteht, ist das sicherlich falsch verstanden. Es ist vielmehr eine mögliche Option neben vielen anderen. Dazu fällt mir der Satz ein: das Ganze ist mehr als die Summe seiner Teile. Wenn ich mir die besagte Modelleinrichtung ansehe, dann ist diese ein Ganzes, das sehr viele Komponenten hat. Wenn ich diese Komponenten separat betrachte, habe ich eigentlich nicht das Ganze erfasst. Die Validation ist dort Teil eines Gesamtkonzeptes und nur aus diesem Gesamtkonzept heraus kann die Validation ihre Wirkung entfalten. Das würde ich dann auch kritisch anmerken zu den Interventionsstudien. Diese haben Validation nur isoliert betrachtet und dabei keinen Effekt festgestellt. Und wir wissen nichts über den Kontext in den Einrichtungen, in denen Validation als isolierte Intervention betrachtet wurde.

Florian Schimböck: Damit ist schon das Thema Forschung angesprochen. Was ist eigentlich für die zukünftige Beforschung dieser Konzepte aus ihrer Sicht essenziell? Welche Fragen sollen uns in Zukunft leiten? Frau Dr. Schneider, was sind Ihre Gedanken zum Thema Forschung und Böhm-Modell?

Cornelia Schneider: Was ich mir wünsche, wäre, dass sich die Wissenschaft anschaut, wie herausforderndes Verhalten entsteht. Ich habe mit einer Kollegin in einzelnen Häusern DCM-Evaluierungen durchgeführt und wir konnten immer wieder beobachten, wie Situationen entstehen, in denen Bewohner z. B. plötzlich aggressiv geworden sind. Böhm hat bereits in den 80er Jahren darauf hingewiesen, dass viele herausfordernden Verhaltensweisen in Wirklichkeit Hospitalisationseffekte sind und somit von den strukturellen Rahmenbedingungen abhängen. Wir müssen uns also überlegen, welche strukturellen Bedingungen wir brauchen, sodass die Konzepte auch greifen. Wir sollten nicht Strukturen belassen, von denen wir wissen, dass sie herausfordernde Verhaltensweisen fördern und dann sollen Pflegekräfte mit der Validation da eingreifen.

Florian Schimböck: Von unseren Experten zum Thema IVA, was sind da Ihre Gedanken für zukünftige Forschung?

Anke Erdmann: Meine Idee nach Abschluss des Forschungsprojektes war, dass man zunächst ein Instrument entwickeln müsste, um den Implementierungsgrad der Integrativen Validation in einer Einrichtung zu messen. Dann könnte man versuchen, Effekte der Validation herauszufinden. Und mir ist noch wichtig, dass die IVA nur ein Baustein im Zusammenhang mit vielen anderen Interventionen ist. Die Biografiearbeit ist eine grundlegende Voraussetzung, um überhaupt mit der IVA arbeiten zu können. Und es gibt viele andere Interventionen, die ich für wichtig halte, zum Beispiel die tiergestützte Therapie oder die Musiktherapie.

Florian Schimböck: Also nicht auf eine Intervention setzen, sondern auf mehrere, die dann zusammenspielen.

Hermann Brandenburg: Ich meine, wir sind eine ganze Gruppe von Personen, die sich zum Teil schon über viele Jahre mit der Demenzforschung befassen. Warum bilden wir kein Netzwerk? Ich rate davon ab, auf Forschungsprojekte zu warten, die von den Ministerien ausgeschrieben werden, das ist immer eine Agenda von anderen. Und da geht es darum, wie das Projekt X innerhalb von wenigen Monaten umgesetzt werden kann. Aber Forschungsthemen zu generieren, wie sie zum Teil hier aus dem Kreis bearbeitet worden sind, dafür gibt es in der Regel keine oder nur bedingt Forschungsmittel. Pflegewissenschaft – jetzt mal eine grundlegende

Aussage – steht vor dem Dilemma, einerseits auf externe Ausschreibungen reagieren zu müssen, andererseits aber auf diese Weise nur begrenzte Mittel zu bekommen und die Agenda anderer abzuarbeiten. Und da können wir nur bedingt das diskutieren, was wir heute in den zwei Stunden besprochen haben. Ich muss gestehen, so eine gute Diskussion findet man nicht sehr häufig. Von daher macht es Sinn, sich zusammenzuschließen und gemeinsame Projekte auf den Weg zu bringen, ohne immer darauf zu warten, was andere von einem erwarten.

Florian Schimböck: Frau Professor Bleses, Herr Dr. Dammert, was sind Ihre Gedanken, was zukünftig die Forschung leisten oder leiten soll?

Matthias Dammert: Wenn es um emotions- und person-zentriertes Arbeiten geht, dann wäre es wichtig, dass die Forschung künftig stärker die Perspektive der Mitarbeitenden in den Blick nimmt. Denn wenn das nicht geschieht, dann wird es schwierig diese Interventionen und diese Haltung zu implementieren. Das ist bislang ein Defizit, solche Konzepte sind sehr normativ, es geht immer darum, was Pflegende alles tun sollen, wie sie handeln sollen. Die Forschung müsste viel stärker auch die Frage danach stellen, was dies eigentlich aus der Perspektive der Pflegenden bedeutet?

Florian Schimböck: Also, die Perspektive der Pflegenden selbst in den Blick nehmen, um sie unterstützen zu können. Frau Professor Bleses.

Helma Bleses: Das ist für mich ein Dreiklang: Emotionsarbeit auf der einen Seite, Belastungen der Mitarbeitenden auf der anderen Seite, und dann die Frage der Inszenierung für beide Seiten. Es könnte ein interessanter Ansatz sein, um mit Anforderungen und Belastungen umzugehen und ich finde es eine sehr gute Idee, wenn wir uns hier zusammentun, unsere Expertise bündeln und uns auf den Weg begeben.

Florian Schimböck: Herr Prof. Boggatz, Sie haben sich ja intensiv mit den Konzepten beschäftigt. Was sind ihre Perspektiven für zukünftige Forschungsaktivitäten?

Thomas Boggatz: Zunächst muss man sich darüber klar sein, dass nicht nur die Forscher Erkenntnisse gewinnen. Der Pflegeprozess, den die Pflegenden täglich durchführen, ist ja schon ein Erkenntnisprozess, wenn sie darüber nachdenken, was sie da tun. Durch den Pflegeprozess kann man neue Erkenntnisse gewinnen. Wenn man einen Menschen mit Demenz in einer Pflegeeinrichtung empfängt, weiß man zunächst nicht, wie man mit ihm umgehen kann, man muss es ausprobieren. Das ist ein Lernprozess und ein Erkenntnisprozess, und dieser Prozess sollte eigentlich immer in der Pflege stattfinden. Das kann man forcieren, in dem man Fallbesprechungen in Pflegeeinrichtungen durchführt. Das bringt dann die Pflegekräfte dazu, sich ihre Erkenntnisse bewusst zu machen. Häufig bleiben Einsichten unbeachtet, weil sie nicht verbalisiert werden. Und man kann noch einen Schritt weitergehen. Man kann auch diesen ganzen Erkenntnisprozess inklusive der Fallbesprechung selbst beforschen. Man kann *Case Studies* durchführen zur Adaption von Menschen mit Demenz in Pflegeeinrichtungen. Dieser Adaptionsprozess ist aus mehreren Perspektiven beschreibbar. Es gibt die Perspektiven der Pflegenden, die Perspektive des Bewohners selbst, und natürlich auch die Perspektiven der Angehörigen. Und nun gibt es Menschen, die sich relativ gut in Pflegeeinrichtungen adaptieren, und andere können das nicht. Die entscheidende Frage ist, wieso gelingt es einigen und wieso gelingt es anderen nicht. Wenn man eine Reihe von *Case Studies* durchführt, wird es beide Arten von Fällen geben, und man kann durch einen Vergleich der Fälle neue Erkenntnisse gewinnen.

Florian Schimböck: Um dann auch die Konzepte auf theoretischer Ebene weiterzuentwickeln.

Thomas Boggatz: Ja, natürlich.

Florian Schimböck: Okay, dann sage ich an dieser Stelle vielen herzlichen Dank für diese sehr umfassende Diskussion.

5 Settings für die Pflege von Menschen mit Demenz

Hermann Brandenburg, Volker Fenchel, Manfred Borutta, Ruth Ketzer

Zusammenfassung

Der Beitrag thematisiert aus pflegewissenschaftlicher, gerontologischer und systemtheoretischer Perspektive die Settings, in denen Langzeitpflege bei Menschen mit Demenz stattfindet. Grundlegend ist die Überlegung, dass das räumlich-institutionelle Arrangement der Pflegearbeiten – im häuslichen oder stationären Setting – wichtig ist, jedoch die psychologische und soziale Dynamik innerhalb dieser Settings entscheidend für Lebensqualität und Wohlbefinden sind. Darüber hinaus ist es bedeutsam den Hintergrund, die Funktionsweise und den Kontext der Pflegearbeiten zu verstehen. Beispielsweise unterliegt das private Setting einer ganz anderen Ordnung als dies im Heimsektor der Fall ist, der sehr stark extern reguliert wird.

Der Text ist wie folgt gegliedert: Im ersten Schritt werden empirische Daten zur Versorgungssituation dargelegt. Es werden Ambivalenzen und Herausforderungen herausgearbeitet, die durch die Settings verstärkt oder gemindert werden können. Während der theoretische Zugang im ersten Teil vorwiegend auf ökogerontologischen Modellen liegt, so geht es bei der Frage danach, wie und warum die Settings »funktionieren« um eine systemtheoretische Zugangsweise. Dabei wird vor allem deutlich, dass Settings durch organisationale Eigenlogiken bestimmt sind und es als komplex anzusehen ist, hinter die damit verbundene Fassade der Inszenierungen zu blicken. In jedem Fall wird aus unseren Ausführungen erkennbar, dass eine gute Pflege nicht ohne die jeweiligen Person-Umwelt Konstellationen in Settings denkbar ist. Kluge Interventionen in Organisationen müssen diese Situation theoretisch und praktisch reflektieren – um dann die Konsequenzen zu ziehen, welche die Lebensqualität in den Einrichtungen nicht nur inszenatorisch nach vorne bringen. Den normativen Fluchtpunkt dafür markiert der letzte Teil, der einige Essentials der Gerontologischen Pflege – vor allem mit Verweis auf die britische Diskussion des Six Senses Framework von Mike Nolan – zur Sprache bringt. Das abschließende Resümee greift dann noch einmal unsere Grundüberlegung auf.

5.1 Einleitung

Pflege findet in bestimmten Settings statt. Ob zu Hause, teilstationär oder im Heim bzw. im Krankenhaus – es geht immer wieder um bestimmte Arrangements von Pflege. Jemand muss sie organisieren, durchführen, verantworten. Im gesellschaftspolitischen Rahmen Deutschlands, das man als konservativen Wohlfahrtsstaat bezeichnen kann (Esping-Andersen 1990), wird dabei Pflege primär als private Aufgabe angesehen, für die dann (vor allem) die Frauen zuständig sind (Statistisches Bundesamt 2020). Der Sektor ist nach wie vor wenig professionalisiert, überwiegend sind angeleitete Personen, Hilfskräfte und Laien in die Pflege alter Menschen – auch von Menschen mit Demenz – involviert. In der Literatur kann man viel über die fachlichen Anforderungen lesen, die an eine gute Pflege von Menschen mit Demenz gestellt werden. Es gibt Leitlinien, regionale Demenznetzwerke, auch die Alzheimergesellschaft ist bundesweit organisiert. Im Kern geht es um die Frage, wie die Beziehung zwischen Pflegenden und zu Pflegenden gestaltet werden muss. Dieser Blick entspricht der Pflegepraxis (und überwiegend auch der Pflegewissenschaft). Er fokussiert auf die Interaktion und fachlichen Herausforderungen, weniger auf die Struktur, von der diese abhängig sind. Denn hier geht es um organisatorische, finanzielle und rechtliche Rahmenbedingungen, die das bestimmen, was in der Pflege möglich oder nicht möglich ist. Wir möchten dieses Desiderat aufgreifen und uns auf die Organisation der Pflege konzentrieren, die wichtigsten Settings sind oben bereits genannt worden.

Wir konzentrieren uns auf die Langzeitpflege. Und zwar vor allem deswegen, weil hier die Herausforderungen kumulieren und eigentlich eine »Prüfstelle« für Reformen am ehesten erkennbar ist. Vor allem die Heimsituation ist problematisch, da die pflegebedürftige Person (häufig schon in einem sehr hohen Alter) das vertraute Wohnumfeld verlassen muss, sich an ein neues institutionelles Reglement anpassen muss. Es wird versucht, so etwas wie ein »Zuhause« zu simulieren, die sogenannten »Hausgemeinschaften« sind das beste Beispiel dafür. Allerdings sollten die mehr oder weniger impliziten Normalitätsvorstellungen der Akteure kritisch reflektiert und im Hinblick auf ihre ambivalenten Konsequenzen beachtet werden. Neben der klassischen Familien- und Heimpflege wird in zwei Exkursen auf neuere Entwicklungen eingegangen. Zum einen betrifft das die Wohngemeinschaften für Menschen mit Demenz, zum anderen das Krankenhaus, das zunehmend auch zu einem wichtigen Ort der Versorgung von Demenzbetroffenen wird.

Was ist unsere Agenda? Wir fragen erstens danach, durch welche Merkmale diese Settings (vor allem die ambulante und stationäre Pflege) bestimmt werden. Es ist klar, dass hier Zahlen, Daten und Fakten präsentiert werden müssen, welche die Bedeutung dieser Felder hervorheben. Zweitens befassen wir uns mit der Frage, in welcher Art und Weise diese Settings eigentlich funktionieren. Das geht nicht ohne Verständnis und eine Erklärung dahingehend, warum die Dinge eigentlich so sind, wie sind. Wir brauchen also Theorie. Damit sind nicht die Pflegetheorien gemeint, sondern theoretische Ansätze, die uns die Logik von ambulanten Diensten und stationären Pflegeheimen näherbringen. Wir rekurrieren in diesem Zusammenhang auf organisations- und systemtheoretische Ansätze. Und drittens brauchen wir eine Vorstellung davon, wohin sich eigentlich Innovation und Veränderung in der Altenpflege[24] bewegen sollen. Welche Optionen einer Weiterentwicklung – vor allem bezogen auf Menschen mit Demenz – müssen wir beachten? Auch dafür ist wieder Theorie erforderlich, zumindest erste Bausteine liegen hier vor. Dabei richten wir den Blick über den deutschen Tellerrand hinaus und schauen u. a. nach Großbritannien.

Unsere Botschaft ist klar: Es kommt nicht nur auf das räumliche Arrangement in den Settings an, wichtig ist eine Analyse und ein Verständnis ihrer Funktionsweise. Und darüber kommt es auf Fachlichkeit, Umgang und Haltung an. Und die wiederum braucht einen normativen Fluchtpunkt.

Bevor wir einen Einblick in die Settings geben, sollen zunächst einige Daten zu Pflegebedürftigkeit und Demenz präsentiert werden.

---

24 Statt dem Begriff der Altenpflege, der aus unserer Sicht antiquiert ist, nutzen wir lieber den Terminus Pflege alter Menschen oder Gerontologische Pflege (vgl. hierzu umfassender: Brandenburg 2018, Brandenburg & Güther 2015).

5.2 Pflegebedürftigkeit und Demenz im Alter – Die aktuelle Situation

Differenzierte Daten zur Pflegebedürftigkeit erheben die Statistischen Ämter des Bundes und der Länder seit 1999 regelmäßig in den sog. Pflegestatistiken. Aus diesen Daten geht hervor, dass wir es mit einer gesellschaftlichen Herausforderung zu tun haben, die in den letzten Jahren an Bedeutung gewonnen hat. Bezogen auf unsere Fragestellung lassen sich folgende zentrale Ergebnisse festhalten:

1. Die Zahl der Empfängerinnen von Leistungen nach dem Pflegeversicherungsgesetz ist zwischen 1999 und 2019 angestiegen, von gut 2 Millionen auf nun 4,1 Millionen (Statistisches Bundesamt 2002 und 2020). Wenn man diese Zahl ins Verhältnis zur Gesamtbevölkerung setzt, ist festzustellen, dass knapp jeder zwanzigste Einwohner Deutschlands Leistungen aus der Pflegeversicherung bezieht.
2. Schätzungen zufolge gibt es gegenwärtig etwa 1,7 Millionen Menschen mit Demenz in Deutschland. Insbesondere der steigende Anteil der älteren Menschen an der Gesamtbevölkerung ist auch mit einer Zunahme der Demenzbetroffenen verbunden. Allerdings muss man sich davor hüten einfach die Steigerungsraten weiter zu prognostizieren. In den Ländern mit hohen Einkommen – und dazu zählt Deutschland in Europa aber auch weltweit – lässt sich ein Trend zu sinkenden altersadjustierten Demenzraten beobachten. Vor allem die Kontrolle kardiovaskulärer Erkrankungen wird als eine mögliche Ursache diskutiert (vgl. Heinrich et al. 2020). Bickel rechnet auf der Basis zweier Modellvarianten[25] mit einer Zahl zwischen 2,3 bis 2,7 Millionen an Demenz erkrankter Menschen im Jahr 2050 (Bickel 2020, S. 7).
3. Ein weiteres interessantes Ergebnis der Pflegestatistiken ist die Verteilung der Leistungsempfängerinnen auf die unterschiedlichen Settings, in denen Pflege stattfindet. Nahezu zwei Drittel von ihnen werden zu Hause versorgt, das gilt auch für die überwiegende Mehrheit von Menschen mit Demenz. Bei 52 % der pflegebedürftigen Personen erfolgt die Pflege ausschließlich durch Angehörige, d. h. ohne ambulante Dienste oder sonstige professionelle Unterstützung (Statistisches Bundesamt 2020). Grundsätzlich muss man feststellen, dass die »Familienpflege« sogar noch weiter zugenommen hat, seit 2017 von 50 auf 70 %. Dieser Anstieg ist als Folge politischer Präferenzen für die ambulante Pflege zu verstehen, die mit Inkrafttreten des Pflegestärkungsgesetzes verstärkte Wirkung zeigen.
4. Die mittlere Krankheitsdauer[26] liegt europäischen Studien zufolge bei drei bis sechs Jahren, wobei zu beachten ist, dass in Abhängigkeit unter anderem von der Demenzform starke Schwankungen festgestellt werden. Außerdem hat das Alter bei

---

[25] Variante 1: »Relativ junge Bevölkerung« mit einem Anteil von 22,15 % der über 65-jährigen Personen an der Gesamtbevölkerung und Variante 2: »Relativ alte Bevölkerung« mit einem Anteil von 23,98 % der über 65-jährigen Personen an der Gesamtbevölkerung.
[26] Streng genommen ist die Demenz keine Krankheit, bestenfalls ein Syndrom (S3-Leitlinie). Hinter diesem Phänomen können sich Krankheiten verbergen, dies ist aber nicht zwingend (vgl. auch DSM V TR oder ICD). Darüber hinaus wird der Krankheitsstatus von Demenz grundlegend angezweifelt (vgl. hierfür den Beitrag von Manfred Schnabel in diesem Band). Wir nutzen aber dennoch an verschiedenen Stellen den Begriff »Demenzerkrankung«.

Erkrankungsbeginn einen hohen Einfluss auf die Dauer und den Verlauf der Erkrankung (vgl. Bickel 2020, S. 5). Ein beachtlicher Unterschied findet sich hinsichtlich des geschlechtsspezifischen Risikos, an einer Demenz zu erkranken: von den über 65-jährigen Männern erkranken zwischen 25 und 30 % an einer Demenz, bei den Frauen sind zwischen 37 und 50 % betroffen. Dieser geschlechtsspezifische Unterschied zeigt sich auch darin, dass 2/3 der Demenzerkrankten weiblich und 1/3 männlich sind; die Differenz lässt sich hauptsächlich auf die höhere Lebenserwartung von Frauen zurückführen (vgl. Bickel 2020, S. 5).

Insgesamt ist die Pflege älterer Menschen (und damit auch die Versorgung von Menschen mit Demenz) mit fast 1,4 Millionen Beschäftigten in Deutschland zu einem bedeutenden Wirtschaftsfaktor geworden; etwa die Hälfte dieser Personengruppe (601.000) sind sozialversicherungspflichtig angestellte Pflegekräfte (Bundesagentur für Arbeit 2020). Die Daten belegen eindrucksvoll, wie schnell sich in diesem Zeitraum Pflegebedürftigkeit (und Demenz) ausgeweitet haben und zu einem gesamtgesellschaftlichen Phänomen geworden sind.[27] Dabei ist zu beachten, dass der überwiegende Teil der Pflegebedürftigen (auch der Menschen mit Demenz) im häuslichen Umfeld betreut wird, die große Mehrheit sogar ausschließlich von privaten Pflegepersonen. Die stationäre Pflege spielt daher – querschnittsmäßig betrachtet – quantitativ eine untergeordnete Rolle. Die Wahrscheinlichkeit, im Anschluss an die familiale Pflege in ein Pflegeheim ziehen zu müssen, ist aber wesentlich höher als bei anderen Formen der Pflegebedürftigkeit. Betroffen sind vor allem Menschen mit fortgeschrittener Demenz.[28]

5.3 Pflegesettings

Bevor die verschiedenen Settings im Einzelnen näher beschrieben werden, sind einige theoretische Vorbemerkungen angebracht. Nicht nur der Begriff benötigt eine Präzisierung, sondern auch der Zusammenhang, der hier zwischen der Pflege von Menschen mit Demenz und einem Setting angenommen wird. Der Begriff Setting findet in den einzelnen Wissenschaftsdisziplinen sehr vielfältige Verwendung mit zum Teil heterogener Bedeutung. Für unsere Fragestellung verweisen wir mit »Setting« auf unterschiedliche Person-Umwelt-Konstellationen, in denen Menschen mit Demenz leben und altern.

Grob lassen sich in Bezug auf die Umwelt drei Dimensionen unterscheiden:

- Die *soziale Umwelt* als »relativ dauerhafter und den Nutzern bzw. Akteuren auch subjektiv bewusster Sozialzusammenhang« (Rosenbrock 2015, S. 216), in dem die Beziehungen zwischen den beteiligten Akteuren eine tragende Rolle spielen,

---

27 Wichtig ist an dieser Stelle der Hinweis, dass in den Angaben zu den Leistungsempfängerinnen alle Altersgruppen enthalten sind. Im Jahr 2017 lag die Zahl der unter 60jährigen bei knapp 507.000 Personen, was einem Anteil von lediglich ca. 15 % entspricht.
28 Ausführliche Daten finden sich in den jährlich veröffentlichten Pflege-Reports (Jacobs et al. 2018; 2021). Außerdem sind zu erwähnen: BpB 2020.

- die *technische Umwelt*, mit der die gesamte für die Bewältigung des Alltags vorhandene und zur Verfügung stehende Technik beschrieben wird,
- die *räumliche Umwelt* als Gesamtheit aller Einflüsse auf die Lebensgestaltung, die durch den physikalischen Raum und die Art der Räumlichkeit gegeben sind. Dazu gehören in erster Linie Merkmale der Wohnung (wie Größe, Lage, Infrastruktur), aber auch die des Wohnorts.

Diese drei Dimensionen stehen in einem komplexen Interaktionszusammenhang, der erst dann vollständig erfasst wird, wenn man die Rolle der subjektiven Wahrnehmung der Umwelt durch die beteiligte(n) Person(en) in Rechnung stellt. Diese wird in der Ökogerontologie als *trans*aktionales Phänomen verstanden. Denn sowohl das Altern – mit und ohne Demenz – als auch die Pflege im Alter, sind Ergebnis eines kontingenten Geschehens, das von prinzipiell offenen, individuellen Einschätzungs-, Interpretations- und Bewertungsprozessen beeinflusst wird. Das bedeutet, dass vor allem die wechselseitigen Bezüge zwischen der Person und ihrer Umwelt in den Blick genommen werden müssen. Und es geht darum, Interventionen nicht nur auf *einer* Umwelt-Ebene zu realisieren. Konkret auf unser Thema bezogen resultiert daraus die Konsequenz: Der Fokus auf die demenzfreundliche Gestaltung räumlich-architektonischer Umwelten ist dann zu eng, wenn nicht *zugleich* an einer bestimmten Haltung, adäquaten Ressourcen und einer inhaltlichen Konzeption im Hinblick auf eine personenzentrierte Pflege gearbeitet wird. Das ist aus unserer Sicht ein wesentliches Argument dafür Theoriearbeit zu stärken, der Verweis auf Nolan erfolgt am Ende unseres Beitrags. Werfen wir aber zunächst einmal einen Blick auf die gerontologische Debatte im engeren Sinne.

Bereits in den 1970er Jahren haben Lawton & Nahemow (1973; Lawton et al. 1982) diesen Grundgedanken in einem Modell abgebildet, das als Umwelt-Anforderungs-Modell (Environmental Press) bezeichnet wird. Person und Umwelt werden in einen systemischen Zusammenhang eingebettet und zwar in der Form, dass die Personen sich mit ihrer jeweiligen Umwelt in Form von mehrfachen Anforderungen auseinandersetzen müssen. Wenn dies erfolgreich gelingt, erfährt sich die Person als unabhängig und selbstbestimmt, und dies versteht Lawton als Voraussetzung für individuelles Wohlbefinden. Für Lawton & Nahemow ist das Alter in dieser Hinsicht ein kritischer Lebensabschnitt, weil die nachlassenden Kompetenzen zur Folge haben, dass ältere Menschen zunehmend abhängig von ihrer Umwelt werden. Es kommt immer häufiger zu Situationen, in denen alternde Menschen überfordert sind und Stress und ein reduziertes Wohlbefinden erleben. Letzteres ist übrigens auch dann gegeben, wenn die Umweltanforderungen niedrig sind, die personellen Kompetenzen aber in einem hohen Ausmaß vorhanden sind – dann fühlt sich die Person unterfordert; ist diese Situation chronisch, stellen sich Langeweile und Frustration ein.

Wahl & Oswald (s. Claßen et al. 2014, S. 22 ff.; Wahl & Oswald 2010, S. 114 f.) haben diese Idee in ihrem Rahmenmodell zum Person-Umwelt-Austausch übernommen und bezeichnen die Bewahrung der Autonomie älterer Menschen (bzw. von Menschen mit Demenz), die durch das Absenken der Anforderungen ermöglicht wird, als *Agency*. Ihr Modell erweitert die objektive Dimension des Person-Umwelt-Kontextes durch eine subjektive, die das individuelle Erleben der Umwelt beinhaltet. Dadurch wird das Modell der zuvor beschriebenen transaktionalen Qualität des Person-Umwelt-Austauschs gerechter.

Menschen mit Demenz gelingt es immer weniger, sich situativ zu orientieren und ihr Handeln aus eigenem Vermögen situationsadäquat zu regulieren. Die Folge ist eine mangelnde Passung zwischen der Person mit

Demenz und den situativen Umweltanforderungen. Die Chronifizierung der Erfahrung dieser Misserfolge führt dann zu einer Destabilisierung des Selbst und zu Irritationen in der Identitätserfahrung, sodass der Stabilisierung der Identität daher eine wichtige Rolle zukommt (vgl. dazu Romero 1997, Kitwood 2015). Gelingt dies, dann nimmt sich die betroffene Person als Teil ihrer Umwelt wahr und fühlt sich ihr zugehörig; Wahl und Oswald bezeichnen dies in ihrem Modell als *Belonging*.

Die Umwelt hat demzufolge eine therapeutische Funktion und muss zur Stabilisierung der Identität und Autonomie beitragen. Hier kommt es aus unserer Sicht vor allem auf die Akteure in der Umwelt der Menschen mit Demenz an, also auf ihre Angehörigen und die professionellen Pflege- und Betreuungskräfte. Sie benötigen die notwendige Sensibilität, um die Beziehung zu den demenziell veränderten Menschen so zu gestalten, dass diese sich in ihrem Verhalten als selbstwirksam erfahren und zugleich als zu den anderen Menschen zugehörig erleben.

An dieser Stelle können wir festhalten: Da der demenziell bedingte Kompetenzverlust nach unserem heutigen Verständnis irreversibel ist, zieht Wojnar (2001) daraus den Schluss, dass sich die Umwelt an die Menschen mit Demenz anpassen muss, und zwar so, dass sie ihre Anforderungen an dem reduzierten Kompetenzniveau der Menschen mit Demenz ausrichten muss. Eine Antwort auf die räumlichen Orientierungsstörungen könnte dann beispielsweise sein, mit geeigneten Orientierungshilfen die Wegfindung zu erleichtern; Schwierigkeiten bei Handlungsabläufen beispielsweise können kompensiert werden, wenn Handlungen von den Pflegepersonen vorgemacht werden. Die Umwelt – und damit auch das Pflege-Setting – bekommt in dieser Hinsicht eine prothetische und kompensatorische Funktion. Geschieht dies nicht, dann befinden sich Menschen mit Demenz in einem ständigen Wechselbad zwischen Über- und Unterforderung und erleiden eine chronische Beeinträchtigung ihres Wohlbefindens und ihrer Lebenqualität. Gelingt es optimal, dann können drei positive Effekte in Bezug auf Menschen mit Demenz erwartet werden: die Stabilisierung der Identität und der Autonomie und damit des individuellen Wohlbefindens (vgl. Wojnar 2004 und 2007).

Der Begriff des »Settings« ist bereits mehrfach thematisiert worden. Dabei haben wir uns zunächst auf Person-Umwelt-Interaktionen für ein gutes Altern konzentriert. Aber der Begriff muss noch weiter konkretisiert werden, er ist anschlussfähig an den Begriff der Lebenswelt (vgl. z. B. Radzey 2014); diese ist ein für das Subjekt relevantes System, welches informale wie formale Bereiche umfasst. Es stellt eine je subjektive komplexe Konstruktion dar, die mit spezifischen lebenslaufbezogenen Erfahrungen, Interpretationen und darauffolgenden Handlungen angereichert ist. Lebensraum betont die subjektive Bedeutung, die das Individuum den Umwelten beimisst. Theoretische Bezugspunkte finden sich zum einen im Begriff des »Lebensraums« innerhalb der psychologischen Feldtheorie von Kurt Lewin (2012), die wiederum Bezüge zur Gestalttheorie aufweist. Zum anderen ist hier das Konzept der lebensweltorientierten Sozialen Arbeit nach Hans Thiersch (2014) zu nennen. Thiersch sieht den Menschen in der Erfahrung seiner eigenen Wirklichkeit. Lebenswelten sind demnach als alltägliche Orte der Erfahrung und Bewältigung zu sehen. »Alltag stellt sich in modernen Gesellschaften stets als komplex, widersprüchlich und nur schwer durchschaubar dar. Er ist nicht mehr so konkret fassbar, wie dies in vormodernen Zeiten möglich war« (Lambers 2020).

Wenn wir dies berücksichtigen, dann können wir den Begriff des Settings genauer fassen: In einer eng gefassten Definition geht es um sozial-räumliche Determinanten, denen sich ein Individuum gegenübersieht. Demgegenüber betont ein weiter gefasstes Definitionsverständnis, »… das physische oder strukturelle Aspekte mögliche, jedoch keine hinreichenden und ausschließlichen Charakteristika von Settings darstellen« (Dadaczynski 2019, S. 3). Aus einer systemischen Perspektive können unter Settings (wie Familien, Schulen, Kommunen oder Betriebe) komplexe und dynamische Systeme verstanden werden, deren einzelne Elemente – z. B. Menschen, Werte, psychische Strukturen[29] – miteinander in Verbindung stehen und sich wechselseitig beeinflussen. Dadaczynski (2019) plädiert in diesem Zusammenhang dafür, Lebenswelten gegenüber Settings grundlegend als eine übergeordnete Entität zu fassen. Lebenswelt wird im Anschluss daran verstanden als subjektive Repräsentation der für eine Person relevanten Einzelsettings. Die individuelle Konstruktion von Wirklichkeit stellt hier das konstituierende Element der Lebenswelt dar. Grundlegend hierfür ist die kritische gesellschaftstheoretische Auseinandersetzung von Jürgen Habermas um die zentralen Begriffe der »Systemwelt« und der »Lebenswelt« (Habermas 1995). Habermas (1995) konstatiert ein zunehmendes Auseinanderdriften von Gesellschaftssystem und Lebenswelt. Wobei die Systemwelt über die Medien Macht, Recht und Geld die großen Systeme der Gesellschaft (Politik, Recht, Wirtschaft, Verwaltung usw.) repräsentiert ist. Dort herrscht eine instrumentelle Kommunikationsform vor, die an eine Zweck-Rationalität gebunden ist. Die Lebenswelt hingegen repräsentiert nach Habermas als »Reservoir von Selbstverständlichkeiten« (1985, S. 189) die privaten, vertrauten zwischenmenschlichen Beziehungen und ist durch eine verständigungsorientierte Kommunikation geprägt.

5.3.1 Das häusliche Setting

> »My home is my castle«
> (Englisches Sprichwort)

---

29 Was mit einem systemtheoretischen Ansatz nicht kompatibel ist.

Die Familie als Ort der Pflege

»Am Eingangsbereich findet sich eine verschlossene Tür. [...] Hinter der Tür befindet sich eine eigene kleine Welt – nicht vollständig isoliert, aber deutlich separiert. In der Binnensphäre des Wohnraums, in dem zusammen als Familie gelebt wird, sind die Dinge, die Räume, die Atmosphäre, die regelmäßigen Abläufe und Umgangsweisen den Bewohnern hochgradig vertraut. [...] Das Zusammenleben als Familie basiert auf konkreten Orten und Räumen und ist grundlegend auf solche bezogen, damit von einem Zusammenleben die Rede sein kann.« Der Einstieg in das häusliche Setting mit diesem fast schon prosaischen Zitat von Sebastian Schinkel (2013, S. 9) ist bewusst gewählt. In ihm kommen gleich mehrere Aspekte zum Ausdruck, die insbesondere für Menschen mit Demenz von großer Bedeutung sind: die Nähe und Qualität der Beziehungen, die Privatheit und Intimität, aber auch ihre Überschaubarkeit. Hier ist der soziale Ort, in dem enge Bindungen und emotionale Beziehungen zu anderen Menschen besonders intensiv erfahren werden. Hier knüpfen wir gleich an den vorherigen Abschnitt an, in dem wir auf die besondere Bedeutung der Stabilisierung der Identität von Menschen mit Demenz eingegangen sind. Die personale Identität, die Erfahrung des Selbst, ist das Ergebnis der Interaktion mit der sozialen Umwelt, und die Familie ist der primäre Ort im Lebenslauf, in dem sich diese Erfahrung vollzieht. Dies gilt insbesondere im Alter, wenn in der nachberuflichen Phase die familiären Beziehungen wieder eine größere Bedeutung erhalten – nicht zuletzt durch die zunehmende Vulnerabilität (vgl. z. B. Klaus & Mahne 2019, auch Ellwardt & Hank 2019).

Die Familie gilt als Lebenswelt par excellence, ganz in dem Sinne, wie sie Habermas (1995, S. 184) versteht. Diese Lebenswelt zeichnet sich im Ergebnis aus durch Konventionen in Bezug auf einen eigenen Lebensstil, eine zeit-räumliche Organisation des Zusammenlebens mit individuellen Alltagspraktiken wie Routinen, Ritualen und Präferenzen. Es geht um die einfachen, aber wichtigen Dinge und Fragen des Lebens: Worum geht es im Leben? Wie leben wir zusammen, und wie gehen wir miteinander um? Was ist Zusammenhalt? Wer kocht was? Wann und wie wird gegessen? Der Psychologe Hans Thomae hat in diesem Kontext auch von *Daseinsthemen* gesprochen, vereinfacht sind dies Konventionen, die dem Leben und Handeln häufig implizit Sinn geben und die in der familialen Lebenswelt irgendwann zu Selbstverständlichkeiten werden. Die Familie als Lebenswelt ermöglicht ihren Mitgliedern, Geborgenheit und Zugehörigkeit zu erfahren. Hierin liegt auch die große Bedeutung der Familie und privaten Häuslichkeit als Setting der Sorgearbeit für Menschen mit Demenz und der Schlüssel für das Verständnis, warum die meisten älteren Menschen – mit oder ohne Demenz – den Verbleib in der eigenen Häuslichkeit gegenüber anderen Wohnformen bevorzugen.

Wie lässt sich das häusliche Pflege-Setting charakterisieren? Die »klassische« Familie verliert zwar zunehmend an Bedeutung und erhält Konkurrenz durch andere Lebensformen, dennoch gilt die Familie in Deutschland nach wie vor als zentrale Pflegeinstanz. Das hat zur Folge, dass die Hauptlasten der Pflege auf die Familien, d. h. konkret ungleich auf die Frauen, verteilt sind.[30] Hier verstehen wir unter Familie: Ehepaare aber auch unverheiratete Lebensgemeinschaften mit Kindern und selbstverständlich auch Alleinerziehende. Die Pflege von Familienangehörigen mit Demenz in der eigenen Häuslichkeit wird in den meisten Fällen von der Ehepartnerin bzw. dem Ehepartner als Hauptpflegeperson übernommen; in diesem Fall wohnen beide in der Regel im gemeinsamen Haushalt. Nach den Ehepartnern sind es dann die Kinder, die sich als Hauptpflegeperson engagieren, wobei dies hauptsächlich die Töchter bzw. Schwiegertöchter sind.[31] Mit diesen Hauptpflegepersonen ist das sog. informelle Pflegepotenzial im familialen Setting noch nicht erschöpft: neuere Studien zeigen, dass der Anteil pflegender Ehemänner und Söhne in den letzten Jahren zugenommen hat und sogar die Unterstützung durch die Enkelgeneration wichtig für die Stabilisierung des jeweiligen Pflegearrangements sein kann.

Im siebten Familienbericht der Bundesregierung wird Familie als »alltägliche Herstellungsleistung« bezeichnet, die alle jene Prozesse umfasst, »über die sich Familie selbst jeweils neu als Familie konstituiert.« (BMFSFJ 2006, S. 128 ff.) Dies gilt natürlich auch dann, wenn bei einem Mitglied der Familie die ersten Anzeichen einer Demenz erkannt werden. Führen im Laufe der Zeit die zunehmenden Einschränkungen und Veränderungen dazu, dass die Familie immer mehr Unterstützung geben muss, gerät diese von allen Beteiligten erfahrene und in der Regel nicht hinterfragte Selbstverständlichkeit ins Wanken. Die Beziehungen zwischen den Beteiligten ändern sich als Folge des demenziellen Geschehens und erfordern von allen Beteiligten Anpassungsleistungen. Die Demenz stellt dann allmählich das familiäre Beziehungsgefüge auf die Probe, nicht selten sogar vor eine Zerreißprobe.[32]

---

30 Das ist überwiegend in Europa der Fall, die skandinavischen Länder jedoch betonen stärker die kommunale Verantwortung in Verbindung mit einem Ausbau professioneller Pflege (vgl. Heintze 2012).

31 Vgl. zu Ehepartnern als Pflegepersonen die Arbeit von Vukoman & Rüßler (2020). Zu Kindern als Pflegepersonen siehe Theurer et al. (2019).

32 Da die Alzheimer-Krankheit als häufigste Demenzform gilt, orientieren wir uns in den folgenden Ausführungen an ihrem typischen Verlauf mit einem schleichenden Beginn, dem tiefgreifende Veränderungen im Erleben und Verhalten der Betroffenen folgen, und sukzessive mit immer stärkeren Einbußen in der psychischen und funktionalen Kompetenz verbunden sind.

Wie diese Anpassungsleistungen im familiären Setting gelingen können und wo ihre Grenzen liegen, wird im Folgenden dargestellt und kritisch beleuchtet.

Die Dynamik der Pflege von Menschen mit Demenz im familialen Setting

Da die meisten Demenzen einen progredienten Verlauf haben, darf man sich die Pflege im häuslichen Setting nicht als einen statischen Zustand vorstellen, sondern muss vielmehr von einer hohen Dynamik ausgehen. Zunächst häufen sich unangenehme Erlebnisse: kleinere Vergesslichkeiten, Pannen und Ungereimtheiten sind typisch für den Beginn vor allem der Alzheimer-Demenz. Wenn sich diese Missgeschicke häufen, keimt in der Familie langsam der Verdacht, dass das alles nicht mehr mit altersbedingten Gedächtnisstörungen erklärt werden kann. Währenddessen versucht das Familienmitglied, das an einer demenziellen Erkrankung leidet, dies vor den anderen zu verbergen (»Fassadenverhalten«). Irgendwann gelingt dies aber nicht mehr, und es wird offensichtlich, dass das Familienmitglied mit Demenz künftig wohl immer häufiger und immer mehr Unterstützung durch die Familie benötigt. In dieser frühen Phase benötigen die Betroffenen häufig keine Pflege im engeren Sinne, sondern Unterstützungsleistungen, um den Alltag zu bewältigen. Daher ist es begrifflich genauer, im familialen Setting von Care bzw. »Sorgearbeit« zu sprechen.

Eine kritische Situation stellt die erste Suche nach einem funktionierenden Arrangement dar, in der es vor allem um die Person(en) geht, die die Verantwortung für diese Sorgearbeit übernehmen. Zeman (2005) beschreibt diesen zum Teil prekären Prozess so: »Nicht selten werden zur Verteilung von Verantwortung und Aufgaben Mittel der Überredung eingesetzt, auch Formen eines mehr oder minder subtilen Zwangs. Viele Arrangements sind das Resultat stillschweigender Übereinkünfte, aber auch sie kommen nicht von allein zustande, sondern sind das Produkt einer ›mikropolitischen‹ Strukturierungsleistung. Nicht thematisierte [,] aber dennoch verhaltenssteuernde Erwartungen können die Situation prägen; da sie unausgesprochen bleiben, sind sie offen für Missverständnisse, Fehldeutungen und Uminterpretationen« (2005, S. 255 f.)

Angesichts der Tatsache, dass die kommende Zeit der Pflege sich bis zu zehn Jahre erstrecken kann, erklärt Münch (2020, S. 392) das familiäre Pflegesetting sogar zum »zentralen Raum für die soziale Praxis des Alterns im Ruhestand«. Dies ist ein Hinweis darauf, dass die Zeit der Pflege nicht weiter ein randständiges gesellschaftliches Phänomen darstellt, sondern vielmehr als konstitutives Element des familialen Lebenszyklus verstanden werden muss. Die Familie befindet sich mit der Sorgearbeit für ein Mitglied mit Demenz in einer kritischen Phase. Durch die Demenz verändert sich alles: der Tagesablauf, die sozialen Kontakte, die Freizeit, die Rollen in der Familie und damit auch die Beziehungen der Familienmitglieder zueinander.[33] Pflegende Angehörige von demenziell veränderten Menschen erleben es besonders belastend, wenn diese im Lauf der Zeit den Bezug zur Realität verlieren und sie irgendwann nicht mehr als Ehepartner/in bzw. Tochter/Sohn erkannt werden. Schäufele et al. (2006, S. 136 ff.) stellten in ihrer Studie eine hohe Gesamtprävalenz an nicht-kognitiven Symptomen in der häuslichen Pflege fest: bei ca. 4/5 der zu Hause lebenden Menschen mit Demenz lagen schwere Verhaltensstörungen wie Schlafstörungen, Reizbarkeit und Aggressionen vor, unter anderem mit der Folge, dass die betroffenen Menschen nicht für längere Zeit alleine zu Hause gelassen werden konnten. Dadurch verengt sich die erlebte Lebenswelt immer weiter auf die »häusliche Pflegearena«

---

[33] vgl. zu den Veränderungen aus Sicht der Angehörigen Frewer-Graumann (2020).

(Münch 2020, S. 390), wichtige Kontakte zu Freunden und Bekannten werden immer weniger, »unliebsame« Kontakte und Beschäftigungen, wie z. B. Termine bei Fachärzten oder die Antragstellung bei den Pflegekassen, dagegen immer häufiger (Frewer-Graumann 2020, S. 6).

Die Sorgearbeit in der Familie ist daher nicht zuletzt für die »Hauptpflegepersonen« mit physischen, vor allem aber auch psychischen Belastungen verbunden. Situationen der Überforderung sind vor allem dann gegeben, wenn das familiale Netzwerk klein bzw. brüchig ist; das Fehlen von Perspektiven und eine subjektiv empfundene Auswegslosigkeit sind dann belastende Erfahrungen, die in Überforderung münden und bis hin zu Gewaltbeziehungen in beiden Richtungen führen können.

Eine zentrale Erkenntnis aus Mike Nolans Studien ist, dass die familiale Vorgeschichte einen großen Einfluss darauf hat, wie diese eingeengte Lebenssituation erlebt und verarbeitet wird (vgl. Nolan, Ingram & Watson 2003). Dabei kommt der Qualität der Beziehungen zwischen den Familienmitgliedern eine große Bedeutung zu. Eine Vielzahl gerontologischer Studien zur Reziprozität in Beziehungen über die Lebensspanne hinweg und zwischen den Generationen untermauert, dass eine gewisse Reziprozität die Bereitschaft zu Pflege begünstigt. Diese Befunde gelten sowohl in Bezug auf die Pflege durch die Ehepartner als auch durch die Kinder und weitere Personen aus dem informellen Unterstützungspotenzial. Die im Rahmen der familiären Geschichte geleistete Unterstützung wirkt im Alter – und hier beim Auftreten einer Demenz – vergleichbar einem Guthaben, das dann eingelöst wird.[34] Als Beleg für das Funktionieren dieses intergenerationellen Unterstützungssystems dürfte der Befund von Schäufele et al. (2006, S. 134 f.) gelten, die in 78,7 % der untersuchten Familien ein stabiles häusliches Pflegearrangement vorgefunden haben; selbst bei vorliegender mittelschwerer und schwerer Demenz fiel der Anteil mit 77,1 % nur geringfügig niedriger aus.

In der Forschung zur häuslichen Pflege standen und stehen daher Fragen nach den Ursachen der Belastungen und möglichen Interventionen zur Entlastung im Mittelpunkt (vgl. dazu Wilz & Pfeiffer 2019, 13 ff.). Mittlerweile gibt es schon vielfältige Entlastungs- und Unterstützungsangebote, die aber nur in einem geringen Ausmaß in Anspruch genommen werden (vgl. Karrer et al. 2020). Besonders kritisch ist zu sehen, dass die Unterstützung durch ambulante Dienste nur zum Teil genutzt wird. Dies liegt auch an dem starren Leistungssystem der gesetzlichen Pflegeversicherung, das in folgendem Zitat einer pflegenden Angehörigen kritisch beschrieben wird: »Einen häuslichen Pflegedienst habe ich bis heute nicht. Die Anbieter häuslicher Pflegedienstleistungen sagten mir gleich, dass sie zwar jemanden schicken könnten, der meinen Mann morgens wäscht, aber erst gegen zehn Uhr und dann auch nur ein Körperteil. Was für ein Körperteil sollte das sein, bei einem stuhl- und harninkontinenten Menschen? Ich lehnte dankend ab. Das passte überhaupt nicht in unseren Alltag, der von hoher Flexibilität geprägt sein muss« (Knudsen 2020, S. 15).

Auf die Vielfalt der Angebote kann an dieser Stelle nicht ausführlicher eingegangen werden, erwähnt seien aber noch die Tagespflegen, die rechtlich als teilstationäre Einrichtungen gelten und das Ziel verfolgen, das Wohlbefinden von Menschen mit Demenz durch eine bessere soziale Einbindung zu verbessern. Sondern zugleich entlasten sie auch pflegende Angehörige und unterstützen diese. Politisch intendiert ist natürlich auch, den Umzug in ein Pflegeheim zu verzögern und die damit verbundenen höheren Kosten für die Pflege auf einem niedrigeren Niveau

---

34 Antonucci & Jackson (1989) haben hier beispielsweise den Begriff der Social Support Bank geprägt, der auf die Reziprozität der Unterstützungsleistungen innerhalb eines familialen Systems über die Zeit hinweg verweist.

zu halten (vgl. dazu Werner 2012, S. 648 ff.). Mittlerweile gibt es über 75.000 solcher Tagespflegestätten, womit sich deren Zahl in den letzten 20 Jahren fast verfünffacht hat. Inwiefern es in der Tagespflege gelingt, das Wohlbefinden der Gäste mit Demenz zu beeinflussen, hängt letztlich von mehreren Faktoren ab, wie beispielsweise der Frage, wie homogen die Gruppen jeweils zusammengesetzt sind und wie erfahren und qualifiziert die Betreuungskräfte sind.

Wie der Verbleib von Menschen mit Demenz im häuslichen Setting länger ermöglicht werden kann, war und ist bereits Gegenstand verschiedener Projekte[35], die z. T. vielversprechende Ergebnisse vorweisen können. Zugleich sollten diese Ambitionen aber bezüglich der zuvor skizzierten Belastungsdebatte in ihren Konsequenzen kritisch unter die Lupe genommen werden. Denn diese Beratungs- und Unterstützungsangebote erweisen sich unter Umständen als zweischneidiges Schwert. So merkt Münch (2020, S. 391) auf der Basis ihrer empirischen Studie an, »dass die Beratung von Pflegeexpert*innen und die Zurverfügungstellung vermeintlich hilfreicher Artefakte der Pflege insofern kritisch zu betrachten sind, als dass die pflegenden Angehörigen damit moralisch unter Druck geraten könnten, die häusliche Pflege auch dann noch fortzusetzen, wenn sie ihre subjektive Belastungsgrenze als erreicht oder bereits überschritten erfahren.« Auth et al. (2018) haben Bewältigungsformen bei pflegenden Angehörigen untersucht, die noch in der beruflichen Phase waren und damit als besonders belastet gelten. In der qualitativen Studie konnten zwei Bewältigungsformen identifiziert werden: eine *eher gelingende Bewältigung* ist den Autorinnen zufolge »dadurch gekennzeichnet, dass die Pflege in Einklang mit den eigenen Vorstellungen gestaltet werden kann, wodurch auch ein hoher Pflegeaufwand eher akzeptiert wird und das psychosoziale Belastungserleben geringer ist. Der Lebensentwurf wird dabei weitestgehend selbstbestimmt an die Erfordernisse der Pflegesituation angepasst, das Selbstwirksamkeitserleben ist entsprechend hoch.« Bei einer *eher prekären Pflegebewältigung* »ordnen die sorgenden Angehörigen [...] ihren Lebensentwurf den Bedürfnissen der pflegebedürftigen Person weitgehend unter. Dementsprechend ist die Fremdbestimmung hoch und die Handlungsfähigkeit deutlich eingeschränkt. Die Bewältigung der Pflegeaufgabe, das ist entscheidend, wird als wenig oder nicht kontrollierbar erlebt, die soziale Anerkennung durch die Familie oder die pflegebedürftige Person bleibt zumeist aus, und die Situation wird als mehr oder weniger ausweglos empfunden« (Auth et al. 2018, S. 16).

Eine wichtige Rolle in Bezug auf die empfundene Belastung und den Verbleib in der eigenen Häuslichkeit spielt auch die Beschaffenheit und Ausstattung der räumlichen Umwelt. Hier haben Forscher an der Universität Stirling in Schottland Kriterien für eine demenzgerechte Gestaltung entwickelt (vgl. Greasley-Adams et al. 2016). Entsprechende Maßnahmen stellen mit Sicherheit eine wichtige Unterstützung der pflegenden Angehörigen dar und können evtl. sogar dazu beitragen, dass die psychischen Belastungen auch weniger intensiv erfahren werden. Irgendwann ist aber der Punkt erreicht, an dem sich vor allem diejenigen, die den Hauptteil der Sorgearbeit erbringen, eingestehen müssen, dass die Kräfte verbraucht und Grenzen erreicht sind. Dann steht die Familie vor der schwierigen Situation, den Umzug in ein Pflegeheim vorzubereiten (vgl. Nolan, Grant & Keady 1996).

---

35 Ihl et al. (2016) haben festgestellt, dass ein sog. »Complete Support Network« (CSN) den Heimeinzug in dem zweijährigen Zeitraum der Studie verzögert bzw. sogar verhindert hat. Broda et al. (2019) konnten im Rahmen des Right-TimePlaceCare-Projekts zeigen, dass mithilfe einer gezielten Versorgungsplanung der Umzug in ein Pflegeheim vermieden werden konnte.

Da dies ein Schritt ist, der von vielen Familien gefürchtet ist, kommt die Wohngemeinschaft als Alternative in Betracht.

Aussagen zur Situation in der häuslichen Pflege sollten nicht ohne einen Hinweis auf die Live-ins abgeschlossen werden, deren Herausforderungen an dieser Stelle nicht vertieft werden können. Als Live-ins werden Care-Arbeiterinnen bezeichnet, die in den Haushalten der zu betreuenden und/oder zu pflegenden Personen arbeiten und leben. Überwiegend kommen sie aus den osteuropäischen Ländern; insgesamt wird ihre Zahl in Deutschland auf über 400.000 geschätzt (Aulenbacher et al. 2021, S. 26). Hier ist in den letzten Jahren ein Markt geschaffen, der weitgehend von der fachöffentlichen Debatte ignoriert, sowohl in Österreich, der Schweiz und Deutschland expandiert. Mit dieser Versorgungs- und Betreuungsform sind (arbeits-)rechtliche, fachliche und ethische Heraus- und Überforderungen verbunden. Es ist evident, dass eine einzelne Person in der Regel nicht für eine – wie auch immer abgegrenzte – 24-Stundenbetreuung zur Verfügung stehen kann, ohne deren Selbstsorge und die Fürsorge für die pflegebedürftige Personen zu beeinträchtigen. Die Alternativen oszillieren zwischen der Forderung nach Abschaffung oder Umgestaltung. In jedem Fall sind grundlegende Reformen notwendig. Auch die Einbettung der migrantischen Care-Arbeiterinnen in kollektive Wohnmodelle, in denen neuartige Modelle ausprobiert werden können, ist zu erwägen. Ebenfalls muss die stärkere Einbindung der vielfach isoliert tätigen Betreuungspersonen in eine entsprechend ausgebaute kommunale Infrastruktur (vgl. hierzu: Foundational Economy Collective 2019) nicht nur in Erwägung gezogen, sondern auch tatsächlich realisiert werden. Insgesamt wird hier – und das kann man generell für die ambulante Pflegesituation feststellen – ein signifikanter Forschungs-, Erkenntnis- und Handlungsbedarf erkennbar.

Exkurs: Wohngemeinschaften für Menschen mit Demenz

Die ursprüngliche Idee ambulant betreuter Wohngemeinschaften[36] ist es, für Menschen mit Demenz familienähnliche Wohnformen zu ermöglichen, wenn die familiale Pflege im häuslichen Umfeld nicht mehr gewährleistet werden kann. Sie sollen mehr Flexibilität und Selbstverantwortung ermöglichen und damit auch den besonderen Bedürfnissen von Menschen mit Demenz und ihren Angehörigen in höherem Maße gerecht werden. Wolf-Ostermann (2011, S. 71) nennt fünf primäre Zielsetzungen von Wohngemeinschaften:

- »die Schaffung familienähnlicher, alltagsnaher Strukturen,
- die Herstellung eines Stadtteil- oder Umfeldbezuges,
- die Gewährleistung von Versorgungssicherheit und Wohlbefinden der Bewohner/innen,
- der Erhalt von Selbstbestimmung und Selbstständigkeit der Bewohner/innen
- sowie der Einbezug von Angehörigen.«

In Wohngemeinschaften leben in der Regel zwischen sechs bis zwölf Personen, die den Status von Mieterinnen und Mietern haben. Zusammen mit ihren Angehörigen bzw. Betreuern bestimmen Sie, wer Pflege und Betreuung bereitstellt und wie diese erbracht wird. In der Praxis scheint überwiegend ein ambulanter Pflegedienst beauftragt zu werden, jeder einzelne Mieter hat aber das Recht, individuell einen Pflegedienst zu wählen. Der rechtliche Status der ambulant betreuten Wohngemeinschaften ist auf Länderebene geregelt, wobei sie generell nicht als stationäre

---

36 In den entsprechenden Gesetzen auf Länderebene ist mehrheitlich von Wohngemeinschaften die Rede während im bundesgesetzlichen Sprachgebrauch von Wohngruppen gesprochen wird (Klie et al. 2017, S. 15).

Einrichtungen gelten und damit nicht unter die jeweiligen Heimgesetze fallen. In manchen Bundesländern gibt es aber eine Meldepflicht und einen entsprechenden Prüfungsvorbehalt, ob die Anforderungen an eine ambulant betreute Wohngemeinschaft erfüllt sind.[37] Die Gründung von ambulant betreuten Wohngemeinschaften wird politisch (auch finanziell) unterstützt, auch vor dem Hintergrund, dass sie einen wichtigen Baustein im Rahmen der Ambulantisierung der Pflege darstellen. Genaue Zahlen, wie viele ambulant betreute Wohngemeinschaften es aktuell gibt, liegen nicht vor. Rothgang und Müller (2019, S. 133) schätzen, dass es ca. 4.000 Pflege-WGs gibt, in denen rund 31.000 Menschen leben; davon sind 63,5 % an einer Demenz erkrankt (Rothgang & Müller 2019, S. 136).[38] An diesen Zahlen wird deutlich, dass die Wohngemeinschaften noch eine eher geringe Bedeutung haben, aber eine steigende Tendenz aufweisen.

In unserem Kontext interessiert vor allem die Frage, ob ambulant betreute Wohngruppen ihrem Anspruch auch gerecht werden und tatsächlich geeignete Settings für Menschen mit Demenz sind. Ihrem Naturell nach sind WGs in mehrfacher Hinsicht flexibler und freier, um auf die individuellen Präferenzen ihrer Mieter einzugehen. Das gilt auch in Bezug auf das betreuende Personal, das zum Einsatz kommt und dem hier eine kritische Bedeutung zukommt. Rothgang und Müller (2019, S. 157 ff.) kommen auf der Grundlage einer vergleichenden Literaturstudie, zu dem Ergebnis, das zwar positive Effekte in Bezug auf die Lebensqualität festgestellt werden können, in Bezug auf konkrete pflegerelevante Outcomes aber bisher keine signifikanten Effekte gefunden wurden. Auch Klie et al. (2017, S. 176 f.) kommen in ihrer Studie zu einem verhaltenen Fazit, dass Wohngemeinschaften nicht per se die ihnen »zugeschriebene ›besondere‹ Qualität zum Ergebnis haben, sondern auch Fragilität produzieren (vgl. Klie et al. 2020, S. 496 f.). Denn einerseits zeigen die Befunde, dass sich die neue Qualität in den WGs in einem höheren Stellenwert für die wohnortnahe Versorgung und einer stärkeren Akzentuierung von Teilhabe und Mitwirkung äußern. Aber anderseits gibt es Bedenken im Hinblick auf Gefahren durch freiheitsentziehende Maßnahmen, Sturz oder Verlaufen. Insgesamt müssen wir davon ausgehen, dass die genannte Versorgungsform – gerade durch das hybride Arrangement der unterschiedlichen Akteursgruppen und damit verbundener Funktionslogiken (Betroffene/Angehörige, Bürgerschaft, Pflege/Betreuung) – die einseitig auf Pflege und Medizin fokussierte institutionelle Versorgung (vor allem in Pflegeheimen) zugunsten einer eher lebensweltlichen und die Lebensqualität stärker beachtenden Betreuung ablöst. Inwieweit dieser Paradigmenwechsel tatsächlich langfristig begründbar ist, bleibt abzuwarten. Denn eine aktuelle Literaturübersicht von Stiefler et al. (2020) liefert ein vielfältiges Bild von untersuchten Endpunkten und Effekten. Gefragt wurde danach, ob sich nachweisbare Unterschiede in gesundheitsbezogene Outcomes zwischen der Bewohnerschaft ambulanter Wohngemeinschaften im Vergleich zu jener von Pflegeheimen nachweisen lassen. Im Ergebnis beschrieben die meisten der untersuchten 21 Studien heterogene oder positive Effekte, Nachteile von ambulant betreuten WGs in

---

37 So darf es beispielsweise in der WG keinen Dienstraum für die Pflegekräfte des ambulanten Dienstes geben.

38 Andere Hochrechnungen gehen von einer etwas geringeren Zahl aus und geben einen Schätzwert von 3.121 Einrichtungen in der gesamten Bundesrepublik an (Klie et al. 2010, S. 492). In jedem Fall gibt es erhebliche Unterschiede zwischen den Bundesländern. Beispiele wird die Zahl der ambulanten betreute Wohngruppen in Berlin auf ca. 700 geschätzt, im Saarland gibt es nur einzelne Wohngruppen. Auch der Anteil von Menschen mit Demenz in den Wohngruppen wird unterschiedlich quantifiziert, Klie et al. (2020, S. 492) geben die Zahl von 79,1 % an. Wir können aber in jedem Fall davon ausgehen, dass Menschen mit Demenz die zentrale Klientel von ambulant betreuten Wohngruppen bilden.

Bezug auf die in der Literatur beschriebenen gesundheitsbezogenen Versorgungsoutcomes wurden nicht festgestellt. Vor allem im Hinblick auf Aspekte der Lebensqualität scheinen die WGs Vorteile gegenüber einer Pflegeheimunterbringung zu haben.

Neben dem Blick auf die Bewohner ist natürlich die Situation des Personals zu beachten. Die meisten Studien gehen in der Tat von einer höheren Arbeitszufriedenheit der Mitarbeiter in den WGs aus (Veerbeck et al. 2010, Zimmerman et al. 2016). In einer für die Bundesrepublik repräsentativen Studie kamen Werner & Leopold (2020) zu dem Befund, dass der Anteil von Mitarbeitern mit psychischer Belastung mit 58 % exakt doppelt so hoch in den Demenzwohnbereichen der stationären Pflege lag wie in den Vergleichsgruppen bei den WGs. Dieser Befund wird auf die (eher schlechten) Arbeitsbedingungen in den Heimen und die (eher guten) Arbeitsbedingungen in den ambulanten WGs zurückgeführt. Entscheidend sind aber wohl die höhere Steuerungsverantwortung der Akteure in den WGs, eine bessere Relation von Versorgern zu Versorgten sowie eine persönlichere Bindung der für Pflege und Betreuung Verantwortlichen zu den pflegebedürftigen Personen.[39] Kritisch muss – auch im Unterschied zum Pflegeheim – das immer wieder betonte »Normalisierungsprinzip« betrachtet werden. Hierzu liegt keine Empirie vor. Aber es ist dringend notwendig die Normalitätsvorstellungen der in ambulante WGs involvierten Akteursgruppen zu rekonstruieren, das gilt übrigens für alle Settings. Denn es ist eine offene Frage, ob ein Setting tatsächlich in jeder Form mit den Wünschen, Erwartungen und Normalitätsvorstellungen der zu betreuenden Klientel kompatibel ist.

Erstes Zwischenfazit

Was kann zusammenfassend zur Pflege im häuslichen Setting festgehalten werden? Mit Blick auf die Bedürfnisse von Menschen mit Demenz – wie Zugehörigkeit, Geborgenheit, Sicherheit, Liebe – darf das häusliche Setting als Setting der Wahl bezeichnet werden. Auch in aktuellen Bevölkerungsumfragen wird immer die Versorgungspräferenz für dieses Setting betont – bestenfalls noch mit Unterstützung eines Pflegedienstes (Haumann 2020, S. 523). Mit zunehmendem Voranschreiten der Demenz und zunehmendem Grad, in dem sich Menschen mit Demenz in ihrem Erleben und Verhalten von der Lebenswelt der Familie entfernen, zeigen sich seine Grenzen. Das Pflegeheim wird nach wie vor abgelehnt, die Betreuung in einer ambulanten WG können sich aber mittlerweile 20 % der Bevölkerung vorstellen (Haumann 2020, S. 524). Hier muss allerdings beachtet werden, dass nach wie vor eine komplexe rechtliche Gemengelage vorliegt, vor allem zwischen Heim- und Sozialrecht. Auch die einzelnen Bundesländer haben unterschiedliche Systeme für die Vertragsgestaltung entwickelt. Nicht zuletzt aufgrund dieser Problematik befinden sich die oben als hybrid bezeichneten betreuten Wohngemeinschaften in einer Minderheit, den »Markt dominieren Geschäftsmodelle, die oftmals nicht sicherstellen, dass die privilegierenden Qualitätsmerkmale von Wohngruppen auch tatsächlich umgesetzt und verfolgt werden« (Klie 2020, S. 537). Hinzukommt die oben thematisierte Live-in Situation, die mit prekären Arbeitsverhältnissen und – hart formuliert – neokolonialistischen Ausbeutungsstrukturen verbunden sein kann. In jedem Fall wird hier ein erheblicher Innovationsbedarf für eine fachlich hochwertige und ethisch akzeptable Sicherstellung der häuslichen Pflege deutlich.

---

39 Ein ähnlicher Befund konnte auch in den sog. »Pflegeoase-Studien« erhärtet werden (vgl. Brandenburg & Adam-Paffrath 2013).

5.3.2 Das stationäre Setting[40]

Der Umzug in ein Pflegeheim ist – wie bereits erwähnt – für viele Familien weniger eine freiwillige Entscheidung als vielmehr ein Akt der Verzweiflung. Es ist den Pflegeheimen in den letzten Jahren nicht gelungen, ihr bescheidenes Image zu verbessern. Und das, obwohl seit der Einführung der Pflegeversicherung nicht nur in baulicher Hinsicht, sondern auch in Bezug auf die Qualität der Pflege massiv investiert, vielfältige Bildungs- und Qualitätsoffensiven in Gang gebracht worden sind und das Pflegeversicherungsgesetz mehrfach reformiert wurde. Dies jedoch hat in der Folge Ökonomisierung (und Privatisierung) von sozialen Diensten zur Folge gehabt, mit durchaus ambivalenten Konsequenzen im Hinblick auf die Pflegequalität. In unserem Zwischenfazit gehen wir noch mal auf diesen Punkt ein. Und keiner, der die »Pflegeheimszene« kennt, wird ernsthaft leugnen wollen, dass es nicht zu objektiv messbaren Erfolgen und Verbesserungen gekommen ist. Daher stellt sich uns zunächst die Frage, woran das liegen mag und schließlich auch, ob und wie denn Änderungen gelingen können. Wir machen uns also erst mal auf die Suche nach den Ursachen dieses chronischen Imageproblems der Heime und haben dabei natürlich immer die besondere Bedürfnislage von Menschen mit Demenz im Hinterkopf.

Herausforderungen im stationären Setting

Unsere Suche führt uns zurück in die 1950er Jahre, und zwar nach Washington D.C., USA. Im dortigen St. Elizabeths Hospital hat Erving Goffman von 1955–56 eine Feldstudie in Form einer verdeckten teilnehmenden Beobachtung durchgeführt. Sein Interesse war es, mehr über die Situation psychisch erkrankter Menschen zu erfahren, die in eine psychiatrische Klinik eingewiesen worden waren (Goffman 1973). Seine zentrale These war, dass der wichtigste Faktor, der einen Insassen (wir würden heute sagen: Patienten oder Bewohner) prägt, nicht seine Krankheit ist, sondern die Institution, in der er lebt. Zum einen war Goffman überzeugt, dass der (langfristige) Aufenthalt in der Klinik dem gesundheitlichen Wohlbefinden der Patienten eher abträglich als förderlich war. Er diagnostizierte als Folge der Lebensbedingungen dort, insbesondere des Verhaltens des Personals, eine Schädigung der Identität der Patienten. Diese *beschädigte Identität* machte Goffman verantwortlich für eine Verstärkung abweichenden Verhaltens.

Goffman konzentrierte sich zwar auf die Psychiatrie, sieht die Relevanz seiner Befunde aber auch für Pflegeheime als gegeben an. Bei beiden sieht er die gleichen verhängnisvollen Merkmale, die ihnen den Charakter einer *totalen Institution* verleihen.[41] Denn diese schaffen durch das Zusammenleben bestimmte Regeln, mit denen der Einzelne sich auseinandersetzen und an die er sich anpassen muss. Insofern – das war Goffman sehr bewusst – ist die Reaktion der Betroffenen durchaus ein produktives Phänomen. Totale Institutionen heben die für die moderne Gesellschaft charakteristische Trennung von Arbeit, Freizeit und Wohnen auf und sind durch folgende Merkmale gekennzeichnet:

»1. Alle Angelegenheiten des Lebens finden an ein und derselben Stelle, unter ein und derselben Autorität statt. 2. Die Mitglieder der Institution führen alle Phasen ihrer täglichen Arbeit in unmittelbarer Gesellschaft einer großen

---

40 Dieser Abschnitt wurde bereits veröffentlicht, für diesen Beitrag jedoch überarbeitet und um einen Exkurs ergänzt (vgl. Brandenburg & Fenchel 2022). Für einen Überblick über den Zusammenhang von Lebensqualität und verschiedenen institutionellen Versorgungsvarianten – vom Heim über Betreutes Wohnen bis hin zu »Green Houses« – vgl. Boggatz (2020).

41 Goffman rechnet auch weitere Einrichtungen zu diesen Institutionen, z. B. Gefängnisse, Kasernen, Internate und Klöster.

Gruppe von Schicksalsgenossen aus, wobei allen die gleiche Behandlung zuteilwird und alle die gleiche Tätigkeit gemeinsam verrichten müssen. 3. Alle Phasen des Arbeitstages sind exakt geplant, eine geht zu einem vorher bestimmen Zeitpunkt in die nächste über, und die ganze Folge der Tätigkeiten wird von oben durch ein System expliziter formaler Regeln und durch einen Stab von Funktionären vorgeschrieben. 4. Die verschiedenen erzwungenen Tätigkeiten werden in einem einzigen rationalen Plan vereinigt, der angeblich dazu dient, die offiziellen Ziele der Institution zu erreichen« (Goffman 1973, S. 17).

Es gab international und national eine lange Diskussion darüber, ob und inwieweit Pflegeheime in dieser Weise charakterisiert werden können (für einen Überblick vgl. Amrhein 2005, Hämel 2012, Werner 2014). Auf diese Debatte wollen wir im Detail nicht eingehen. Wir sollten aber festhalten, dass diese Grundsatzkritik den Finger in die Wunde gelegt und idealtypisch die Konstruktion von sozialen Identitäten vor allem in Langzeiteinrichtungen rekonstruiert hat. Wenn diese Kritik auch nicht zur Beseitigung der Heime geführt hat, so hat sie doch eine grundsätzliche Debatte (nicht nur in Bezug auf die Heime) ausgelöst und die Suche nach wirksamen Reformen in Gang gebracht. Das Kuratorium Deutsche Altenhilfe (vgl. Michell-Auli & Sowinski 2012) hat beispielsweise den im Zuge dieser Debatte ausgelösten Wandel der (architektonischen) Leitbilder im Pflegeheimbau anhand von mittlerweile fünf Generationen charakterisiert, und zwar beginnend mit den 1960er Jahren (Heim als Verwahranstalt) über die Orientierung am Krankenhaus in den 1980er Jahren bis hin zu einer stärkeren Betonung von Wohnlichkeit und Quartier ab den 1990er Jahren.

An dieser Stelle halten wir zunächst folgendes fest: das schlechte Image der Heime wurzelt in einer langen Tradition im Schatten der totalen Institution. Es gibt schon lange Versuche, sich aus diesem herauszubewegen, und Erfolge sind auch sichtbar, aber ihre Attraktivität für die betroffenen Familien scheint noch ordentlich Luft nach oben zu haben.

Innovative Konzepte für Menschen mit Demenz

So beeindruckend der Wandel der Pflegeheime in den letzten 50 Jahren auch sein mag, er kann nicht darüber hinwegtäuschen, dass mit dem Einzug in ein Heim das Niveau der Umweltanforderungen ansteigt und zunächst für Agency und Belonging (im Sinne des Rahmenmodells von Wahl und Oswald) das Wohlbefinden gefährdet. Die hohe soziale und bauliche Komplexität der Umwelt Pflegeheim stellt gerade für Menschen mit Demenz eine besondere Herausforderung dar. Im Lauf der Zeit sind als Alternative zur sog. integrativen Wohnform zunehmend segregative Modelle entstanden, denen unterschiedliche Philosophien und Konzeptionen zugrunde liegen. Die Idee der gesonderten Betreuung ist, dass diese eine bessere Passung mit den spezifischen Bedürfnislagen von Menschen mit Demenz ermöglicht. Diese Wohnformen haben meist die Form spezieller Wohngruppen bzw. Wohnbereiche, bei denen Bewohner mit Demenz räumlich getrennt wohnen und betreut bzw. gepflegt werden[42]. Einen Mittelweg zwischen integrativen und segregativen Modellen stellen sog. teilintegrative Konzepte dar, bei denen Bewohner mit Demenz vor allem tagsüber in einer besonderen Gruppe betreut werden. Für die Gestaltung der baulichen und räumlichen Umwelt gibt es ausreichend empirisch gesi-

---

42 Hier gilt es nochmals zu unterscheiden, ob diese besonderen Wohngruppen speziell für Bewohner mit Demenz ausgerichtet sind, die einen richterlichen Unterbringungsbeschluss haben. Hier gelten dann besondere Maßnahmen zum Schutz vor einer Selbstgefährdung; diese Wohnbereiche werden daher häufig auch als »beschützende Wohnbereiche« bzw. »beschützende Wohngruppen« bezeichnet.

cherte Erkenntnisse (vgl. dazu Radzey 2014, S. 140 ff. und Marx 2010). Neben der räumlichen Umwelt zielen segregative Modelle natürlich auch darauf ab, die soziale Umwelt besser an die Bedarfe von Bewohnern mit Demenz anzupassen. Erhofft wird auch, dass eine homogenere Bewohnerschaft eine angemessene Betreuung und Pflege erleichtert und das Personal gezielter ausgewählt und qualifiziert werden kann.

Erfüllen sich die Erwartungen an die segregativen Modelle? In einer repräsentativen Studie von Schäufele et al. (2009), in die 58 Pflegeheime mit 4.588 Bewohner einbezogen waren, wurden lediglich 10 % davon in speziellen Wohnbereichen betreut[43], die sich hinsichtlich ihrer Konzeption, Größe und Angebote beträchtlich unterschieden. Dennoch konnten Unterschiede zu den integrativen Wohnbereichen festgestellt werden, neben geeigneteren räumlichen Bedingungen waren dies häufigere Rückzugsmöglichkeiten und Beschäftigungsmöglichkeiten (Schäufele et al. 2009, S. 212 ff.) Bei den Bewohnern wurden höhere Aktivitätsgrade und häufigere positive Emotionen ermittelt. Außerdem verfügte ein größerer Teil des Personals über spezielle gerontopsychiatrische Qualifikationen[44], die auch auf den Erwerb spezieller kommunikativer und sozialer Kompetenzen abzielen. Hier hat sich mittlerweile ein großes Spektrum an methodischen Ansätzen für den Umgang mit demenziell veränderten Menschen herausgebildet, von denen sich wohl die meisten dem person-zentrierten Ansatz zu-

ordnen lassen, wie er prominent von Tom Kitwood herausgearbeitet wurde. Naomi Feil darf wohl das Verdienst zugeschrieben werden, mit der Validation® den Grundstein für alle diese Ansätze gelegt zu haben.[45] Auf dieser Basis haben sich aus der Praxis neuere Ansätze wie die Integrative Validation® von Nicole Richard oder die Mäeutik von Cora van der Kooij etabliert (siehe vor allem den Beitrag von Boggatz; ▶ Kap. 3)

In den letzten Jahren hat sich hier mit Sicherheit einiges getan und zum Besseren hin verändert, dennoch scheinen sich viele Einrichtungen damit schwer zu tun, ihre Konzeption stärker auf die Bedarfe von Menschen mit Demenz einzustellen (vgl. dazu El-Nawab 2019). Selbst Heime, die sich in architektonischer Hinsicht als demenzgerechte Umwelten versuchen, haben Schwierigkeiten, dies auch im Hinblick auf die Pflege und Betreuung zu erreichen. Für Radzey (2014, S. 300) ist die physische Umwelt lediglich »was im Gebäude passiert, wie die physische Umwelt tatsächlich genutzt und von ihren Nutzern erlebt wird.« In ihrer Studie kommt sie zu der wichtigen Feststellung, dass es keine bauliche Patentlösung von Menschen mit Demenz gibt, sondern, dass diese sich hinsichtlich ihres räumlichen Nutzungsverhaltens erheblich voneinander unterscheiden. Die räumliche Umwelt hat für sie den Charakter eines »Möglichkeitsraums«: »Das Potenzial eines Gebäudes lässt sich als *facilitator* oder Ermöglicher verstehen, aber eben nicht als Bestimmungsfaktor, der Verhalten determiniert« (Radzey 2014, S. 302, Hvh. im Original). Mit dieser Erkenntnis vor Augen stellen wir nun drei spezielle Wohnformen für Menschen mit Demenz vor: Wohn- und Hausgemeinschaften, Pflegeoasen und die Quartiershäuser.

---

43 Die Datenerhebung fand im Zeitraum März 2006 bis Januar 2007 statt; die Autoren verweisen selbst darauf, dass der Anteil stetig zunimmt und mittlerweile eine größere Zahl betragen dürfte.

44 In einer regionalen Vergleichsstudie in Pflegeheimen in Baden-Württemberg kamen Schäufele et al. (2008, S. 105 ff.) zu keinem eindeutigen Ergebnis, resümieren aber, dass »mehr Befunde für eine spezialisierte als für die traditionell integrative Betreuung Demenzkranker sprechen.«

45 Vgl. aber kritisch zur Arbeit von Feil, der fehlenden empirischen Grundlage und ihrer z. T. unkritischen Rezeption in der Pflege den Beitrag von Thomas Boggatz in diesem Band.

Wohn- und Hausgemeinschaften im stationären Setting

Der Begriff deutet bereits an, dass es hier um Varianten in stationären Settings geht, die sich vom stationären und auf Pflege und Medizin fokussierten Duktus der Versorgung verabschieden möchten und stärker die Wohnumwelt in den Vordergrund rücken (vgl. Wahl & Oswald 2010; El-Nawab 2022; Schildt 2019; Schönberg 2019). Der Aspekt des »unterstützten Wohnens« ist wichtig; allerdings bleibt diese Form eingebunden in die stationäre Systemlogik, allein schon ordnungsrechtlich. Der konzeptionelle Rahmen zeichnet sich durch das »Zusammenleben einer kleineren Gruppe älterer Menschen, eine Wohnumwelt, die der Häuslichkeit entspricht, das Führen eines eigenen Haushalts, Kleinräumigkeit und Überschaubarkeit aus« (Steiner 2020, 505). Es liegt auf der Hand, dass diese Kriterien nur bedingt in stationären Einrichtungen zur Geltung kommen können. Vor allem das Führen des eigenen Haushalts wird man nicht als bestimmendes Kriterium einer Wohn- und Hausgemeinschaft im stationären Setting anerkennen können. Dennoch – auch in der stationären Pflege wird der Wohncharakter zunehmend akzentuiert. Die Frage ist, ob damit nur ein »als ob« gewährleistet wird oder substantielle Unterschiede erkennbar sind. Ein Vergleich von acht Wohn- und Hausgemeinschaften mit 73 Bewohnern und einem klassischen Pflegeheimbereich mit 18 Bewohnern in den Dimensionen Verhaltenskompetenz, subjektives Wohlbefinden, wahrgenommen Lebensqualität und objektive Wohnumwelt kam zu folgendem Befund: Auch die stationär verantworteten Wohn- und Hausgemeinschaften zeigen signifikant höhere Wohlbefindlichkeitswerte und signifikant geringere Ausmaße an agitiertem und herausforderndem Verhalten. Insbesondere Menschen mit Demenz profitieren von dieser Versorgungsvariante, welche Optionen für das Prinzip der »geteilten Verantwortung« (Klie et al. 2017) ermöglicht. Allerdings sollte man etwas vorsichtig mit voreiligen Schlüssen sein. Einerseits ist die Datenbasis der Studie schwach, es wurde nur ein Pflegeheim mit einbezogen. Hinzu kommt, dass der ordnungsrechtliche Status im Hinblick auf die Ergebnisse nicht untersucht wurde. Die wichtigste Einschränkung wird von der Autorin selbst vorgenommen: »Die Subsumierung werteorientierter stationärer Hausgemeinschaften unter »Pflegeheim der besonderen Art« ist der Qualität des Angebots nicht angemessen und verhindert die Weiterentwicklungsmöglichkeiten von Wohnformen, die infrastrukturell notwendig von den Betroffenen gewünscht werden« (Steiner 2020, S. 511). Die damit verbundene Problematik einer »Augenwischerei« und im Kern fehlender Innovativität wird in unseren abschließenden Bemerkungen noch einmal aufgegriffen.

Pflegeoasen

Die Pflegeoasen sind im Grunde eine Variante der segregativen Versorgungsform, die eine Zeitlang einen gewissen Boom erlebt hat. Im internationalen Bereich existieren 33 Pflegeoasen, davon 28 in Deutschland (Berner et al. 2016, S. 4). Eine offizielle Definition des Begriffs Pflegeoase liegt nicht vor. Die Expertengruppe »Pflegeoasen«, ein Zusammenschluss von Forschungsgruppen aus Deutschland, schlägt in einem Positionspapier jedoch folgende Definition vor: »In einer ›Pflegeoase‹ lebt und wohnt eine kleine Gruppe von Menschen mit schwerer Demenz. Es handelt sich dabei um einen dauerhaften Lebensort für Menschen mit extrem hohem Pflege- und Unterstützungsbedarf innerhalb einer stationären Pflegeeinrichtung. Das Betreuungs- und Pflegekonzept ist auf die bestmögliche Lebensqualität ausgerichtet. Dazu gehört, dass Pflegende während der Tagschichten kontinuierlich präsent sind. Ihre Präsenz und das Raumkonzept unterstützen eine unmittelbare Reaktion auf die körperlichen, psychischen und sozialen Bedürfnisse der Zielgruppe. Das Raumkonzept umfasst einen Mehrpersonenraum mit einer kommunikativen Mitte und

Individualbereichen, einen Rückzugsraum sowie ein Pflegebad und eine Küchenausstattung. Die Pflegeoase bietet einen geschützten Raum, sichert aber auch die Teilhabe und Mobilität der Bewohnerinnen außerhalb dieses Lebensortes« (Brandenburg et al. 2013, S. 177). Es lassen sich Vorteile nachweisen – etwa bzgl. des geringer geäußerten Schmerzempfindens, der Gewichtszunahme sowie der verbesserten Mobilität (vgl. z. B. Dettbarn-Reggentin & Reggentin 2010, Rutenkröger & Kuhn 2013, Schuhmacher et al. 2011). Übereinstimmend kommen Untersuchungen zu dem Befund, dass sich die Ernährungssituation der Bewohner zum Teil deutlich verbessert hat, vielfältigere Kontakte zu Pflegenden bestehen und mehr positiv wahrgenommene Aktivitäten erlebt werden. Insgesamt werden Personen in Pflegeoasen stärker angeregt als dies in den Vergleichsgruppen der Fall ist. Insgesamt dominiert eine positive Einschätzung der verantwortlichen Akteure, vor allem der Leitungen, Pflegenden und Angehörigen.

Trotz dieser positiven Studienergebnisse sollte man die kritischen Einwände nicht ignorieren. Hierbei muss vor allem auf die methodische Qualität der Studien eingegangen werden. Alle Studien sind – bis auf die Untersuchung der ersten Pflegeoase in Holle, die von Demenz-Support in Stuttgart durchgeführt wurde – Momentaufnahmen. Das heißt, sie untersuchen über einen kurzen Zeitraum – in der Regel ein bis zwei Jahre – im Hinblick auf die Frage, welche Situation sich in der Pflegeoase zeigt, ob Veränderungen in der Lebensqualität der Betroffenen beobachtbar sind. Hinzu kommt, dass die Stichproben sehr klein sind und Vergleichsgruppen kaum nach allen Regeln der Kunst standardisierbar sind. Zu berücksichtigen ist darüber hinaus, dass die eigentliche Zielgruppe nur bedingt auskunftsfähig ist. Und schließlich sollte auch nicht der Aspekt der »sozialen Erwünschtheit« vergessen werden, denn Pflegeoasen sind auch mit den Interessen der Akteure und Verantwortlichen verbunden (Radzey & Heeg 2001, Radzey 2014). Dazu mögen drei Hinweise aus unserer eigenen Studie hilfreich sein (Brandenburg et al. 2014, 2011). Erstens wurde deutlich, dass nach anfänglicher Skepsis und Unsicherheit eine relativ vorbehaltlose Zustimmung zur Pflegeoase im Laufe des Prozesses erkennbar wird; dies gilt für Pflegende wie auch für Angehörige. Zweitens kommen Vergleichsprozesse hinzu, und zwar im Hinblick auf die Situation vorher – Einzelzimmer und geringerer Grad an Zuwendung durch das Personal – und aktuell: ständige Präsenz der Pflegenden in der Pflegeoase. Und drittens darf nicht unterschätzt werden, welche entlastende Funktion für Angehörige die Tatsache hat, dass Pflegende zumindest tagsüber dauerhaft präsent sind. Der Aspekt der Sicherheit, Kontrolle und Überwachung wird explizit von Angehörigen betont und auch von Pflegenden wahrgenommen. Entscheidend für Pflegende ist aber die erlebte Selbstbestimmung und Sinnfindung – im Unterschied zum regulierten und häufig als »Routine« empfundenen Stationsablauf –, die sich auf die positive Haltung gegenüber der Pflegeoase auswirken. Dies führt auch dazu, dass Mitarbeiter, gerade weil sie für die Umsetzung einer guten Pflege in hohem Maße engagiert sind, zum Teil durcharbeiten und auf Pausen verzichten (Städtler-Mach 2012). Es sollte allerdings auch berücksichtigt werden, dass für Pflegeoasen ein spezifisches Anforderungs- und Kompetenzprofil gilt: Nicht jede Pflegeperson ist dafür geeignet – und bereit dazu –, über Stunden alleine, also weitgehend ohne Unterstützung des Teams, selbstverantwortlich tätig zu sein. Die Einschätzung der Befunde mithilfe der Theorie Festingers (vgl. Brandenburg 2013) mag auch erklären, warum eine kritische Auseinandersetzung mit Pflegeoasen, zum Beispiel hinsichtlich von Aspekten der Inklusion beziehungsweise Exklusion, bislang unterbleibt.

Quartiershäuser

Unter Quartiershäusern versteht das Kuratorium Deutsche Altershilfe (KDA) eine Weiterentwicklung von Wohnversorgungsformen, die an die vierte Generation – die KDA-Hausgemeinschaften – anknüpfen (siehe zur Chronologie der Entwicklung S. 16). Bei der neuen und fünften Generation von Pflegeheimen – den sogenannten KDA-Quartiershäusern – bildet das Normalitätsprinzip nach wie vor das Grundgerüst und wird als »Leben in Gemeinschaft« beschrieben (Michel-Auli & Sowinski, 2012). Vor diesem Hintergrund wurde der Leitgedanke der Normalität für das Konzept der KDA-Quartiershäuser vertieft und um die Prinzipien »Leben in Privatheit« und »Leben in der Öffentlichkeit« ergänzt (Michel-Auli & Sowinski, 2021, S. 47 ff. und S. 64 ff.). Ansätze zur Quartiersöffnung, die von verschiedenen Wohlfahrtsverbänden seit Jahren vorangetrieben werden, sind mittlerweile durch eine rege Forschungstätigkeit begleitet worden (vgl. z. B. Deutsches Institut für angewandte Pflegeforschung 2010, Bleck et al. 2018, van Rießen et al. 2019), die Wirkungsdebatte ist in vollem Gange (vgl. z. B. Burmeister und Wohlfahrt 2018). In den entsprechenden Veröffentlichungen wird darauf hingewiesen, dass es gelungen sei, rigide Abläufe zu verändern, Wahlfreiheit, Selbstbestimmung und Mitwirkung der Bewohner zu erhöhen und die Tagesgestaltung z. T. deutlicher an die Bedürfnisse der Bewohnerschaft anzupassen. Auch eine »Öffnung« der Heime ins Quartier bzw. die Beteiligung der sozialraumbezogenen sozialen Umwelt am Heimleben hat Konsequenzen – letztlich auch für die De-Institutionalisierung der Heime. Aktuell geht es um Neugestaltungen des Professionsmix in den Einrichtungen (vgl. hierzu: Brandenburg und Kricheldorff 2019). Allerdings wird auch hier deutlich, dass nur »mit Wasser gekocht wird«, die Eigenlogik professioneller Akteure (vor allem der Pflege und der Sozialen Arbeit) nur schwer zu durchbrechen ist. Vor allem aber: Langfristige Effekte für Lebens- und Pflegequalität und einer echten Demokratisierung der stationären Altenpflegekultur sind bislang nicht untersucht worden. Nicht zuletzt aus diesen Gründen ist nach wie vor strittig, ob und inwieweit es tatsächlich gelungen ist, einen echten »Kulturwandel« in der stationären Pflege zu bewirken oder ob nicht vielmehr »nur« an der Oberfläche gekratzt und in der Substanz wenig verändert wurde.

Exkurs: Das demenzsensible Krankenhaus

Wir haben uns bisher ganz bewusst auf die Langzeitpflege konzentriert. Denn erstens wissen wir, dass vor allem in diesem Sektor die pflegerische Versorgung besonders beeinträchtigter alter Menschen durchgeführt wird. Und zweitens sehen wir gerade in diesem Setting die größten Herausforderungen, der Krankenhausbereich war immer schon (auch politisch) im Zentrum der Aufmerksamkeit. Dennoch soll in Form eines kurzen Exkurses zumindest kursorisch das Akut-Krankenhaus beleuchtet werden. Täglich werden dort 23.000 demenzkranke Patienten sowie zusätzlich 24.000 ältere Patienten mit leichten kognitiven Störungen behandelt (Bickel et al. 2019). Aufgrund der Tatsache, dass viele in der genannten Personengruppe ein aus Sicht der Institution »herausforderndes Verhalten« zeigen, wird sie im klinischen Alltag zu einer Herausforderung – vor allem für die Pflegenden. In einer Studie im Auftrag der Hans-Böckler-Stiftung gaben 82 % der Pflegekräfte in Akutkrankenhäusern an, immer häufiger mit demenzkranken Patienten zu tun zu haben. Aber nur 30 % dieser Befragten fühlen sich für den Umgang mit Demenzkranken ausreichend qualifiziert (Nock et al. 2013). Man muss also von erheblichen Wissenslücken und Unsicherheiten gegenüber Menschen mit Demenz mit kognitiven Einschränkungen ausgehen. Und auch für die betroffenen alten Menschen ist eine Krankenhausaufnahme mit erheblichen Belastungen und Gefährdungen verbunden. Hieraus ist z. T. die Konsequenz gezogen worden, dass das Akut-Krankenhaus generell ungeeignet für Menschen mit Demenz sei und eine Krankenhausaufnahme möglichst zu vermeiden sei (weniger kritisch hierzu: Haupt et al. 2019). Aber das wird nicht in jedem Fall möglich sein. Daher ist es umso dringlicher, genau zu überlegen, ob und wann eine stationäre Aufnahme erforderlich ist, welchen Nutzen sie hat und in welcher Art und Weise sich die Institution Krankenhaus adäquat vorbereiten kann.

Eine Konsequenz der entsprechenden Debatten ist die Entwicklung von »demenzsensiblen« Krankenhäusern (vgl. u. a. Horneber et al. 2019). Im Vordergrund stehen medizinisch-pflegerische Herausforderungen – von der Diagnostik über die Behandlung der »Nebendiagnose Demenz« bis hin zur Entlassungsplanung. Ansätze zur Verbesserung der stationären Versorgung der betroffenen Personengruppen sind in verschiedenen Förderprogrammen erprobt worden, zuletzt durch die Robert Bosch Stiftung (RBS 2017). Es geht um den Einsatz geeigneter Screening-Instrumente zur Identifizierung von Menschen mit Demenz- und Delir-Risiko, um spezielle Fort- und Weiterbildungen zum Thema Demenz (vor allem auch beim pflegerischen Personal), Fallbegleitung durch geriatrische Liaisondienste. Ein besonderes Augenmerk liegt auf Spezialstationen, denn viele Menschen mit Demenz sind mit dem Regelbetrieb im Krankenhaus überfordert – und umgekehrt kann sich die Institution nur bedingt der Interessenlage dieser Klientel anpassen. Hier besteht am ehesten die Chance, dass man sich gezielter auch in einem entsprechend arrangierten architektonisch-räumlichen Bereich (vgl. hier vor allem Zusammenstellung der entsprechenden Expertenempfehlungen bei Blüter et al. 2017; siehe auch Feddersen 2019) den erkrankten alten Menschen und ihren Angehörigen zuwenden kann.

Im Jahr 2017 gab es insgesamt 42 Spezialstationen mit einer Größe von durchschnittlich 13,5 ± 4,7 Betten (Zieschang 2019). Als besondere Herausforderung für die Umsetzung dieser Konzepte – und vor allem für ihre personenzentrierte Ausrichtung – haben sich individuelle, arbeitsorganisatorische und übergreifende institutionelle Faktoren gezeigt. Die räumliche Dimension wurde bereits angesprochen. Als entscheidend hat sich herausgestellt, an der Haltung des Personals zu Menschen mit kognitiven Einschränkungen zu arbeiten und Abläufe an die besonderen Bedürfnisse dieser Patientengruppe anzupassen (Kirchen-Peters und Krupp 2019). In einer Umfrage, an der sich 33 Kliniken und 172 Stationen beteiligten, konnten folgende Maßnahmen als besonders häufig identifiziert werden: Vorkehrungen bei »Weglauftendenz«[46] (63,1 %), Bemühungen, Angehörige in die Pflege und Betreuung einzubinden (60,1 %), Gespräche zum Erkennen einer kognitiven Beeinträchtigung (59,9 %), gezielte Zimmerbelegung (58,1 %) sowie örtliche Orientierungshilfen (50,6 %). Insgesamt jedoch mangelt es jedoch an professionellen Hilfsmitteln und Konzepten zum Umgang mit der vulnerablen Klientel (Hendlmeier et al. 2017).

Zweites Zwischenfazit

Was kann zusammenfassend zum stationären Bereich gesagt werden? Man kann natürlich auf die »Grenzen der Ausgrenzung« (Matter 2020, 86) verweisen und den Grad der »totalen Institution« relativieren. Allein der Hinweis auf die (kritische) Präsenz von Angehörigen oder die mediale Aufmerksamkeit reichen aber nicht aus, um die Goffmansche Kritik zurückzuweisen. Natürlich würde niemand ernsthaft die heutige, z. T. auch sehr bunte und heterogene Pflegeheimlandschaft, mit der institutionellen Versorgungssituation der frühen 1960er Jahre in den USA vergleichen. Aber der entscheidende Punkt Goffmans, nämlich die Identitätsveränderung, ist nach wie vor in Langzeitpflegeeinrichtungen erkennbar. Daran ändern auch im Kern die

---

46 Aktuell würde man ggf. eher von »Hinlauftendenz« oder »Lauftendenz« sprechen.

konzeptionellen, architektonischen und personellen Veränderungen von Betreuungs- und Pflegearrangements nichts, ob sie nun als Hausgemeinschaften, Pflegeoasen oder als Quartiershäuser (das sicher am wenigsten) bezeichnet werden. Insgesamt muss man sagen, dass einzelne Erfolge erkennbar sind, wissenschaftliche Studien z. T. auch widersprüchliche Ergebnisse liefern. Dennoch – der große Durchbruch blieb bislang aus. Das mag auch daran liegen, dass sich der stationäre Pflegemarkt verändert, in den letzten Jahren immer stärker sog. Private Equity Fonds den deutschen Markt betreten haben, Pflegeheimketten das Regime zunehmend übernommen haben. Dadurch sind konzeptionelle und fachlich gestützte Innovationen in den Hintergrund getreten, stattdessen Kostensenkung und Wettbewerb stärker akzentuiert worden (vgl. hier: Evans & Scheuplein 2019). Die Qualitätsdebatte dahingehend, ob sich nachhaltig Unterschiede in der Pflege- und Versorgungsqualität zwischen den *profit*- und *non profit*- Bereichen nachweisen lassen, ist in vollem Gange (vgl. Geraedts et al. 2016, Neumayr & Meichenitsch 2011). Ein entscheidender Punkt wird sein, welche Kultur in der jeweiligen Einrichtung gelebt wird, welche Werthaltung erkennbar ist, welcher Habitus sich letztlich im Alltag durchsetzt.

Wesentlich werden diese Aspekte von der Leitung bzw. dem Management der Einrichtung bestimmt. Die Einrichtungsleitung, Pflegedienstleitung, Wohnbereichsleitungen, aber auch die Hauswirtschaftsleitung – die gesamte Führungsriege ist dafür verantwortlich, dass eine gute Pflege gelingt – oder eben nicht. Hier sehen wir die eigentliche Herausforderung im stationären Setting, denn es geht hier um das Verständnis und die Intervention in die Eigenlogiken eines Systems. Und was das genau – vor allem für Fach- und Führungskräfte – bedeutet, damit wollen wir uns im nächsten Kapitel intensiv auseinandersetzen.

5.4 Theorie und Praxis: Wie und warum funktionieren die Settings?

Im vorangegangenen Kapitel haben wir das häusliche und stationäre Setting in Form einer Bestandsaufnahme beschrieben und dabei auch einige Problemfelder benannt, die sich bei der Pflege von Menschen mit Demenz beobachten lassen. In den folgenden Ausführungen gehen wir einen Schritt weiter und fragen danach, wie und warum diese Settings funktionieren. Um dies beantworten zu können, ist ein Schritt von der Deskription zur Analyse notwendig. Wir versuchen dabei die relevanten internen und externen Faktoren zu identifizieren, die ein Funktionieren ermöglichen oder erschweren. Hierzu nehmen wir dort, wo es passt, eine systemtheoretische Perspektive ein, da sich diese für unser Vorhaben als besonders geeignet erweist. Wir sehen diesen theoretischen Zugang dabei als ein Werkzeug, welches uns ein vertieftes Verständnis der Funktionsweise der Settings ermöglicht. In diesem Zusammenhang betrachten wir die Settings als Systeme, und fokussieren dabei weniger auf die einzelnen Faktoren und Elemente, sondern auf die Wechselwirkungen zwischen diesen und fragen dann nach den erwünschten und unerwünschten Folgen. Es interessiert uns, wie es gelingen kann die unerwünschten Effekte weitgehend zu vermeiden und die Lebensqualität für alle Beteiligten nachhaltig zu verbessern.

Wir nähern uns der Fragestellung dieses Kapitels in zwei Etappen: Wir beginnen mit einem allgemein beliebten und – im Alltagsleben, in der Politik, aber auch in der Wissenschaft – weit verbreiteten Zugangsweg, der die Funktionsweise der Settings mit Hilfe von Ursache-Wirkungs-Beziehungen zu analysieren versucht. In der Systemtheorie werden Systeme, die so funktionieren, auch *triviale* Systeme genannt. Wir werden in unseren Ausführungen alsbald an die Grenzen eines solchen Ansatzes stoßen und versuchen dann, der Komplexität der Wirklichkeit unserer Settings besser gerecht zu werden, in dem wir sie als *nicht-triviale* Systeme verstehen.[47] Dies bringt an manchen Stellen zugegebenermaßen einiges an »theoretischen Zumutungen« (Götz 1994) mit sich, z. B. wenn wir uns den Begriff der Autopoiesis genauer anschauen. Der Zugewinn an Erkenntnis lohnt jedoch diese Anstrengungen.

5.4.1 Settings als »triviale« Systeme

Wir haben in Kapitel 3 im Kern zwei Typen von Settings unterschieden: Das häusliche und das sogenannte stationäre Setting, deren Trennlinie sich gut aus einer soziologischen Perspektive aufzeigen lässt, der zufolge im Wesentlichen zwei Formen von sozialer Gruppenbildung unterschieden werden. Der amerikanische Soziologe Charles H. Cooley hat in seinem Klassiker Human Nature and the Social Order (2009) den Begriff der *primary group* (Primärgruppe) geprägt, die sich idealtypisch in der Familie realisiert. Diesen Typ von sozialer Gruppe charakterisiert Cooley dadurch, dass die Beziehungen zwischen ihren Mitgliedern nicht nur direkt (»face-to-face«) und langfristig sind, sondern vor allem auch auf einer emotionalen Basis beruhen. Dies hat zur Folge, dass sich zwischen den Mitgliedern eine emotionale Bindung, gepaart mit einem starken »Wir-Gefühl«, herausbildet. Diese Qualität in den Beziehungen

innerhalb der Familie ist es, die erst ein tiefes Gefühl der Verbundenheit, der Solidarität und des Mitgefühls ermöglicht. Pflege in der Familie bzw. dem häuslichen Setting können wir also auf die Kraft der emotionalen Bindungen zwischen den Mitgliedern zurückführen. Die nachlassenden Fähigkeiten eines Mitglieds lösen ein Mitgefühl aus und dies setzt die Energie bei den anderen Mitgliedern frei, um hier die Hilfe zu leisten. Je größer der Bedarf an Pflege wird, umso mehr steigt die Wahrscheinlichkeit, dass es zu hohen Belastungen im Kreis der Familie kommt (▶ Kap. 5.3.1). Es liegen hier also keine materiellen Interessen vor; zumindest ist davon auszugehen, dass die emotionale Bindung und die moralische Verpflichtung hier die größte Rolle spielen.

Wenn wir das häusliche Setting vorwiegend als *triviales System* sehen, dann heißt das, dass in ihm einfache, lineare Muster in Form von Ursachen (Bedarf an Unterstützung; psychische Belastung) mit quasi berechenbaren Folgen und Wirkungen (Hilfeleistungen durch die Familie; Inanspruchnahme von professioneller Pflege) zum Tragen kommen. Um die häusliche Pflege zu stabilisieren, müssen also nur ausreichend ambulante Hilfen angeboten werden. So ließe sich in stark verkürzter Form die Funktionsweise des häuslichen Settings beschreiben: Die emotionale Bindung innerhalb der Primärgruppen (da kommen auch die sog. Zugehörigen ins Spiel wie Nachbarn, Freunde und Bekannte) sorgt dafür, dass Care-Arbeit geleistet wird und wenn die Kapazitätsgrenzen überschritten werden, dann sorgen die professionellen Dienste für Entlastung.

Im stationären Setting finden wir uns dann – wie oben (▶ Kap. 5.3.2) bereits deutlich geworden sein dürfte, in einer ganz anderen Wirklichkeit wieder, aber auch die können wir uns als triviales System vorstellen. Der wesentliche Unterschied zum häuslichen Setting liegt zunächst darin, dass wir hier aus soziologischer Sicht keine Primärgruppe mehr vor uns haben, vielmehr liegt hier eine

---

47 Vgl. zur Unterscheidung von trivialen und nicht-trivialen Systemen Probst (1987, S. 76 ff.).

secondary group (Sekundärgruppe) nach Cooley vor. Hier wird häufig auch von Organisationen gesprochen, denen eine klare Zweckbestimmung vorgegeben ist. Ein Pflegeheim ist in diesem Sinne eine Organisation mit dem Zweck, ältere Menschen mit einem Bedarf an Pflege entsprechende professionelle Leistungen anzubieten. Diese zeichnen sich unter anderem dadurch aus, dass die Beziehungen in Form von Zweckvorgaben und Verhaltenserwartungen festgelegt sind. Das Verhalten wird hier durch rationale Erwartungen innerhalb formalisierter Rollenstrukturen gesteuert, Emotionen sind hier eher weniger erwünscht! Es geht nicht mehr um die Person, sondern um eine bestimmte Funktion. So betrachtet können wir das stationäre Setting als geeignetes Beispiel für ein triviales System betrachten. Auch hier lösen bestimmte Ursachen (hoher und komplexer Bedarf an Pflege) entsprechende objektivierbare Wirkungen aus, nämlich den Einzug in ein Pflegeheim verbunden mit dem Anspruch auf ein beeindruckendes Spektrum wissenschaftlich fundierter, professioneller Pflegeleistungen.

Das stationäre Setting funktioniert nicht mehr auf der Basis von Bauch und Herz, sondern in erster Linie von Verstand. Der Pflegebedarf wird anhand von Assessments erhoben und daraus dann – in Abhängigkeit natürlich des Leistungskatalogs der Pflegeversicherung – ein individuell abgestimmtes Programm aufgestellt. Zu diesem Zwecke werden hoch qualifizierte Fachkräfte eingesetzt, die ihr Fachwissen individualisiert zur Anwendung bringen. Um die Qualität dieser Leistungen sicherzustellen, gibt es externe Qualitätskriterien, deren Einhaltung von eigens dafür geschaffenen Instanzen überprüft wird. Hier kommt dem sog. PDCA-Zyklus[48] eine große Prominenz zu, wie er auch im Pflegeprozess wiederzufinden ist: werden Abweichungen von einer geplanten Zielsetzung festgestellt, müssen entsprechende Korrekturmaßnahmen nachgewiesen werden, sonst drohen Sanktionen. Das mündet in einen strukturierten Pflegeprozess mit Diagnose, Outcome und Interventionen. Damit wird auch deutlich, dass wir es im Heim mit einem »öffentlichen« Bereich zu tun haben, in dem gesellschaftliche Normen und Werthaltungen im Hinblick auf eine professionelle und gute Pflege ausbuchstabiert und umgesetzt werden. Wenn man den Zusammenhang (und Antagonismus) von privat und öffentlich beachtet, dann wird die unterschiedliche Logik zwischen Familien- und Heimpflege deutlich. Denn der entscheidende Unterschied liegt darin, dass das »Private die Funktion (hat), ein autonomes Leben zu ermöglichen und zu schützen (Rössler 2001, S. 386).

Soweit erstmal – grob vereinfacht – die Funktionsweise der beiden Settings, wie sie sich aus der Perspektive unterschiedlicher Beteiligter darstellt. Die beschriebenen Funktionsweisen klingen in sich schlüssig. Und wenn man sich einschlägige Veröffentlichungen und Evaluationen, wie z. B. die Prüfberichte des Medizinischen Dienstes der Krankenkassen anschaut (z. B. MDS 2020), dann folgen diese exakt der von uns gerade skizzierten naiven Logik: Es gibt einen oder mehrere konkrete Ansatzpunkte, an denen sich gewünschte Änderungen auf den Weg bringen lassen. Es wird dann auch viel getan, dass die entsprechenden Interventionen auch am Ende wirksam werden. Dort, wo dies nicht der Fall sein sollte, werden die Dinge passend gemacht. Denn: Es geht ja um einfache Ursache-Wirkungs-Zusammenhänge.

So weit so gut. Kenner der Szene – vor allem der pflegerischen Praxis in den Einrichtungen – hegen jedoch ernstzunehmende Zweifel an diesem optimistischen Bild. Denn es gibt immer wieder Hinweise, dass sich die Wirklichkeit nicht ganz so einfach darstellt, wie es sich die Anhänger trivialer Systeme vorstellen; hierzu nur ein paar Stichpunkte:

---

48 Plan-Do-Check-Act, also ein Regelkreis, der zur Sicherstellung von Qualitätsanforderungen beitragen soll.

- Viele Familien nehmen keine Unterstützung durch ambulante Dienste in Anspruch, ca. 2/3 der 3,3 Millionen zuhause gepflegten Menschen werden ausschließlich durch Angehörige versorgt (Statistisches Bundesamt 2020, S. 18). Scheinbar wollen viele dies zum großen Teil auch nicht. Warum ist dies so, denn es bestehen doch offenbar vielfältige Angebote?
- Es gibt Hinweise auf Gewaltphänomene, sowohl im häuslichen als auch im stationären Setting, die weniger auf teilweise vorhandene ungünstige Charakterzüge, sondern vielmehr auf Situationen der chronischen Überforderung zurückzuführen sind. (vgl. Zentrum für Qualität in der Pflege 2017; Weissenberger & Leduc 2011).
- Die Instrumente der Qualitätssicherung, wie beispielsweise die Nationalen Expertenstandards des DNQP (vgl. DNQP 2019) oder die unterschiedlichen Assessmentinstrumente, müssen zumindest in ihrer Wirkung in den Einrichtungen als ambivalent bewertet werden (vgl. dazu Berger & Tegtmeier 2015).

Demnach müssten wir jetzt die Frage stellen, ob wir ein anderes Verständnis der Settings brauchen, um die genannten Widersprüche verstehen oder gar auflösen zu können. An dieser Stelle kommen wir jetzt um die schon angekündigten theoretischen Zumutungen nicht herum.

5.4.2 Die Settings als autopoetische Systeme

Wenn wir die Settings, wie im vorherigen Abschnitt, als triviale Systeme analysieren, dann legen wir ihnen ein mechanistisches Bild zugrunde. Die Prozesse und Aktivitäten, die sich in ihnen vollziehen, folgen dann einer bekannten Funktion und lassen sich demnach berechnen. Das Verhalten der Mitglieder unserer Settings, ob Familie oder Pflegeheim, zeigt eine gewisse Gesetzmäßigkeit auf und birgt, wenn dann nur geringe Überraschungen. Im Grunde liegt einer solchen Analyse ein einfaches Reiz-Reaktions-Muster zugrunde, das dem Bauplan bei einer Maschine entspricht. Eine Kaffeemaschine wird den Kaffee in der immer gleichen Temperatur herstellen, wie sie sich der Hersteller gedacht hat – es sei denn, dass sie kaputt gegangen ist und nicht mehr funktioniert. Dieses Bild einer Maschine liegt letztlich dem trivialen System zugrunde. Bei komplexeren Systemen aber – und bei der Familienpflege wie auch im stationären Bereich haben wir es genau damit zu tun – greift dieses einfache Erklärungsschema nicht mehr, um ein analytisches Verständnis des Funktionierens zu erhalten. An dieser Stelle hilft uns ein systemtheoretischer Ansatz der neueren Organisationsforschung, die u. a. von Niklas Luhmann ausbuchstabiert wurde.

Luhmann hat soziale Systeme – also quasi die soziale Seite unserer Settings[49] – als *autopoietische* Systeme bezeichnet. Was verbirgt sich hinter diesem seltsam anmutenden Begriff? Der Begriff »Autopoiesis« stammt ursprünglich von den chilenischen Neurobiologen Humberto Maturana und Francisco Varela, die damit die Besonderheiten lebender Organismen besser fassen wollten. Für sie sind lebende Organismen lebende Systeme, die in der Lage sind, die Bestandteile, aus denen sie zusammengesetzt sind, selbst herzustellen (vgl. einführend mit Bezug zur Pflegewissenschaft Fenchel 2021, S. 223 ff.; Willke 2006, S. 61 ff.). Eine lebende Zelle zum Beispiel erzeugt sich aus sich selbst heraus, braucht dazu aber die Fähigkeit, sich selbst steuern zu können. Um sich selbst (re-)produzieren zu können, sind Systeme aber nicht auf sich selbst angewiesen, sondern können die dazu

---

49 Konkret: Menschliche Individuen und ihre sozialen Interaktionen, welche für die Care-Arbeit im häuslichen und stationären Bereich prägend sind.

benötigten Leistungen (z. B. in Form von Energie, Wasser) aus ihrer Umwelt (also angrenzenden Systemen) beziehen. Was sie aber mit diesen Leistungen machen, dass bestimmen die Systeme selber, und zwar in einem komplexen, rekursiven Relationsgeflecht, das zwischen ihren Elementen besteht.

Soziale Systeme sind aufgrund ihrer Autopoiesis zugleich *operational geschlossen*. Das bedeutet, dass sie von außen nur das annehmen, was für das Funktionieren des eigenen Systems erforderlich ist. Populär formuliert: Die Zutaten, die sie zum Backen des Kuchens benötigen, nehmen sie sich von außen, bestimmen aber selber, was für einen Kuchen und wie sie diesen backen – und entscheiden letztlich auch selbst, ob er schmeckt oder nicht. Hinweise aus der Umwelt, dass zu viel Kuchen schädlich sei, vor allem weil auch Diabetiker in der Familie sind, sind für unser System erst mal eine »Störung«, deren Bedeutung es unter Bezug auf ein systemeigenes Bewertungssystem interpretiert. Diesen letzten Zusammenhang verhandelt Luhmann unter dem Begriff der *Selbstreferenzialität* (vgl. Fenchel 2021, S. 226).

Auf der Suche nach der Funktionsweise unserer Settings mögen diese kurzen theoretischen Ausflüge in Luhmanns Welt erst mal ausreichen. Halten wir fest, dass Erkenntnisse über biologische Systeme auf die soziale Wirklichkeit übertragen werden: Settings stellen sich – wie Zellen – immer wieder neu her, d. h. sie konstituieren sich immer wieder neu. Was der genetische Plan der Zelle ist, den sie braucht, um sich zu reproduzieren, ist für Luhmann bei den sozialen Systemen der *Sinn*. Das ist es, was unsere Settings immer wieder »produzieren« müssen, um weiter bestehen zu können.

Wie können wir diese Überlegungen auf unsere beiden Settings übertragen? Im Hinblick auf das häusliche Setting gilt es immer wieder Antworten auf die Frage zu finden, ob das hergestellte Pflegearrangement so passt und den Erwartungen aller Beteiligten entspricht. Was sind die Vorstellungen von (guter Pflege, wie verändern sie sich, wie müssen sie angepasst werden, etwa bei Demenz? Operationale Geschlossenheit liegt dann z. B. darin, dass zwar Leistungen aus der Umwelt (wie Pflegegeld, ärztliche Beratung, ambulante Dienste) in Anspruch genommen werden – welche Leistungen dies aber sind und wie diese verwendet werden, das bestimmt unser autopoietisches System selbst. Die Leistungen und Einflüsse aus der Umwelt – das muss an dieser Stelle noch einmal explizit betont werden – haben keine neutrale (oder objektive) Qualität, sondern werden vom System, d. h. den Akteuren in der familiären Pflegesituation, bewertet und interpretiert. Das kann dazu führen, dass Care-Arbeit in der Familie immer noch ohne professionelle Unterstützung erbracht wird, obwohl physische und psychische Grenzen längst überschritten wurden. Das bloße Vorhandensein eines ambulanten Pflegedienstes (oder weiterer teilstationärer und stationärer Angebote) macht also nicht den Unterschied, sondern letztlich nur die entsprechende Passung mit der internen Logik und Dynamik in der Familie.

Werfen wir einen Blick auf das stationäre Setting, wie funktioniert hier das »Überleben«? In systemtheoretischer Lesart sind Pflegeheime Organisationen, die eine überdauernde, personenunabhängige, eigenständige Welt anhand von Strukturen, Prozessen und Regelsystemen ausbilden. Sie führen ein Eigenleben, haben eine Geschichte und entwickeln eine eigene Identität aus (vgl. Willke 2018, S. 20).[50] Das Pflegeheim als Organisation ist demnach als ein wirkmächtiger, eigenständiger Akteur zu beobachten. Machen wir uns dies an einem Beispiel klar. Wir haben es hier mit einer Organisation zu tun, die im Als-Ob-Spiel Privatheit als Betriebsaccessoire mitführt. Was bedeutet das? In der Familie haben wir weitgehend private Entscheidungsauto-

---

50 Was auch bedeutet, dass Mitarbeitende und die Organisation durchaus widersprechende Ziele haben können.

nomie. Wenn aber der Pflegedienst ins Haus kommt, dann müssen bestimmte Regularien eingehalten werden, z. B. Zeiten, Standards, Arbeitsvorgänge. Je stärker die Einschränkungen und die Pflegebedürftigkeit voranschreiten, desto mehr externe Unterstützung (verbunden mit entsprechendem Reglement) wird notwendig. Am Ende ist dann in einer stationären Pflege die Möglichkeit der Aufrechterhaltung individueller Entscheidungsspielräume sehr begrenzt, denn hier erhalten ordnungspolitische Vorgaben, wie Hygienekonzepte, Richtlinien zum Brandschutz, MDK-Prüfrichtlinien, Arbeitszeitgesetze etc. noch einmal ein ganz anderes Gewicht. Diese Dilemma-Situation zwischen Privatheit und Fremdbestimmung kann aus systemtheoretischer Sicht nüchtern betrachtet werden. Auf der Grundlage dieser Analyse können die Potenziale für eine an der Lebensqualität der Betroffenen orientierten Entscheidungskultur gewonnen werden. Und zwar vor allem dadurch, dass die Situation nicht negiert, sondern von den Akteuren wahrgenommen wird und die Faktoren der Fremdbestimmung jeweils größtmöglich reduziert oder erträglich angepasst werden. Aber das können Pflegeheime nur dann tun, wenn es ihnen gelingt, die der Autopoiesis zugrundeliegenden Entscheidungsprozesse derart zu gestalten, dass die Faktoren der Fremdbestimmung auf ein Mindestmaß reduziert werden. Mit ihren Entscheidungsprozessen legen sich Organisationen einerseits in ihrer eigenen Logik auf eine Welt fest, die sie selber konstruiert haben, andererseits können Sie genau diese Welt jedoch auch selber gestalten.

5.4.3 Interventionen in komplexen Systemen

Wenn man in komplexen Systeme – und dazu gehören vor allem Versorgungsinstitutionen – intervenieren möchte, dann sollten bestimmte Aspekte beachtet werden. Denn Interventionen setzen stets passende strukturelle Kopplungen voraus. Und diese wiederum setzen Kenntnisse hinsichtlich der Funktionsweisen der zu intervenierenden Systeme voraus. Bewusstseinssysteme operieren über Gedanken, Organisationen über Entscheidungen (als organisationsspezifische Form von Kommunikation), gesellschaftliche Funktionssysteme über codebasierte Kommunikation (vgl. Luhmann 1998), die sich an die jeweiligen Leitdifferenzen der Funktionssysteme ausrichtet. In allen Fällen spielt die Erreichbarkeit der Adressaten aus kommunikationstheoretischen Erwägungen eine entscheidende Rolle. Denn es gilt eine dreifache Unwahrscheinlichkeit von Kommunikation zu berücksichtigen:

1. Dass die sog. »Nachricht« den anderen erreicht,
2. vom anderen überhaupt verstanden wird,
3. falls vom anderen vernommen und verstanden wird – diese auch von ihm akzeptiert wird.

Mit Arnold (2015, S. 108) lässt sich dies wie folgt konkretisieren: »Wenn wir durch unsere ›Ansagen‹ ... oder Instruktionen etwas bewirken wollen (Irritationen schaffen wollen, die zu verändertem zeitstabilem Verhalten führen, Anm. M. B.), müssen wir weniger unseren Input perfektionieren als vielmehr unser eigenes Kommunikationsverhalten anschauen.«[51] Damit Gesprochenes und Geschriebe-

---

51 Arnold (2015) spricht im Hinblick auf das aus der Informationstechnik stammende Grundverständnis einer Kommunikation als »Informationsübertragungsvorgang« (Codierung durch einen Sender, Beschaffenheit eines Übertragungskanals, Decodierung durch einen Empfänger), dass bis heute unser Denken über Kommunikation prägt (und aus eigener Beobachtung in den Hochschulen für Soziale Arbeit immer noch gerne gelehrt und weit verbreitet ist) von einem »Steinzeitniveau der eindimensionalen Kommunikation […] bei dem wir nicht merken wie antiquiert wir dabei unterwegs sind« (2015, S. 108).

nes für einen Adressaten eine Bedeutung erlangt, müssen diese »…über ein gewisses Vorwissen verfügen, es müssen also Bedeutungskontexte vorhanden sein, die den Zeichen ihre Bedeutung verleihen.« (ebd. 2015, S. 108). Diese Bedeutung muss jedoch von den adressierten Personen jeweils selbst konstruiert werden. Sie können nicht angewiesen bzw. unterwiesen werden. Verstehen ist also nur dann möglich, wenn ein psychisches Bewusstseinssystem neue Informationen in ihrer Bedeutung für seine eigene Lebenspraxis beobachtet. Und immer stehen dabei neue (fremde) Erfahrungen, deren Relevanz vorgeschlagen, erwartet, aufgedrängt werden im Konflikt mit bereits vorliegenden eigenen Erfahrungen. Die einen sehen durchaus die Anlässe zur Veränderung der eigenen Lebenspraxen (Rauchen), fordern und erwarten jedoch andere Interventionen (weniger oder etwas anderes Rauchen). Andere wiederum sehen die Anlässe nicht (Andere rauchen doch auch) und behalten ihre Routinen des Alltags bei.

Bei geplanten Interventionen in Settings, die als Organisation gefasst sind, gilt grundsätzlich: »Das System kann sich nur selbst ändern, aber es verändert sich nicht von selbst – schon gar nicht im gewünschten Ausmaß und in die angestrebte Richtung.« (Wollnik 1998, S. 142). Eine direkte Steuerung von autopoietischen Systemen ist nicht möglich. Systeme können lediglich von Umweltereignissen zu eigenen Operationen angeregt oder angestoßen, nicht jedoch determiniert werden (vgl. Willke, 1987). Der Respekt vor der Eigenlogik der Systeme bedeutet nun nicht, dass jede Form der Intervention sinnlos wäre und wir deshalb nicht umhinkämen, Organisationen in ihrer evolutionären Entwicklung sich selbst zu überlassen.

Als basale Grundvoraussetzung ist Autokatalyse, also die gerichtete Selbstveränderung des Systems mit systemeigenen Mitteln denkbar und beobachtbar. Hierüber werden Organisationen mit Veränderungsmöglichkeiten konfrontiert, die ihre Selbstbestimmung nicht ignorieren. Eben dies führt nicht selten zu einem *structural drift*, der langfristig angelegten Entwicklung eines intervenierten Systems (Luhmann 1998, S. 780).

Für jede Intervention gilt: »Das intervenierte System gibt die Kriterien vor, unter denen es bereit ist, sich beeindrucken zu lassen« (Wollnik 1998, S. 144). Wollnik beschreibt die hierzu erforderlichen Maßnahmen, als Kopplungsoperationen (s. u.). Eine produktive Autokatalyse kommt demnach in Gang, wenn es dem intervenierenden System gelingt, dem intervenierten System etwas mitzuteilen, was diesem ermöglicht, Erkenntnisse (Aufschlüsse) über seine Eigenarten, namentlich über seine Strukturen (Operationsweisen) zu gewinnen und diese Erkenntnisse mit seinem Selbstverständnis abzugleichen. Die Interventionschancen werden demnach erhöht, wenn sie das »SICH-SELBST-VERSTEHEN« (Wollnik 1998) des intervenierten Systems fördern.

Wie bewegt man nun ein System von der Erkenntnis bislang vorherrschender Interpretationstendenzen (»so haben wir uns bisher verstanden«) und der Erkenntnis seiner Kontingenz zum Übergang auf andere Interpretationstendenzen (»wir wissen jetzt: es könnte auch anders sein«) und damit hin zu einem bestimmten Strukturwandel.

Wollnik geht davon aus, dass »Intervention in autopoietische Systeme auch über den Anstoß zur Selbstbeobachtung, Reflexionsanregung und Vermittlung von Kontingenzerfahrung hinausreichen [sollte]. […] Je besser man das intervenierte System durchschaut, desto verlässlicher werden die Erwartungen über seine Reaktionsweisen auf bestimmte ›Störungen‹« (Wollnik 1998, S. 149).

Es geht also nicht darum, intervenierte Sozialsysteme einfach umzukrempeln und allein mit dieser Intention bereits Abwehrmechanismen zu aktivieren (vgl. Borutta 2011). Produktive Autokatalyse setzt darauf, eine gerichtete Selbständerung des Systems mit systemeigenen Mitteln, die im Veränderungsprozess freigesetzt werden, in Gang zu bringen. Neben den o. g. Aufklärungsoperationen benennt Wollnik diesbezüglich vier orientierende Kopplungsoperationen (vgl. Wollnik 1998, S. 146 ff.).

> **Vier Klassen von Orientierungsoperationen (n. Wollnik 1998, S. 118–159)**
>
> **Problematisierung**
> *Voraussetzung:* Die Kenntnis der in den Kommunikationszusammenhängen eines Systems eingelassenen Präferenzen (bevorzugte Eigenzustände), systemeigene Bewertungskriterien und -maßstäbe. Diese führen für das System verständliche und akzeptable Sachaussagen über negativ zu bewertenden Ausprägungen von relevanten Systemzuständen ein. D. h., das System weiß, was es ablehnt.
> *Problematisierung heißt:* Affinität (Verbindung, Annäherung) zu den Präferenzen des Systems durch entsprechende Kommunikationsbeiträge herzustellen, so, dass das System eine *Beziehung zwischen Veränderung eines Sachverhaltes und einer Selbständerung* erkennen kann und es sich so mit dieser auseinandersetzt. Selbständerung liegt wird hier sozusagen im eigenen Interesse des intervenierten Systems: (»Du willst doch auch nicht, dass ...«).
>
> **Bestätigung**
> Bestimmte Operationen und Zustände des Systems werden (positiv) bestätigt.
> Und zwar vorwiegend solche, die sich auf Präferenzen, Bewertungskriterien und -maßstäbe beziehen, *die dem System (noch) nicht bekannt sind* bzw. diesem noch nicht eigen sind. Es werden also bestimmte Präferenzen, Bewertungskriterien und -maßstäbe positiv konnotiert (mit entspr. assoziativen Bedeutungen unterlegt). Damit wird ein Präferenz- und Bewertungswandel im System eingeleitet, in dem das System auf bestätigte Verhaltensweisen einschwenkt.
> *Ziel:* Im System vorhandene – den Interventionszielen entgegenkommende – Tendenzen zu verstärken und dadurch einen Präferenz- und Bewertungswandel herbeizuführen.
>
> **Optionenbildung**
> Es werden (in der kritischen Phase der Desorientierung, Führungslosigkeit nach durchlebter Kontingenzerfahrung) Referenzpunkte als Orientierungsmöglichkeiten dem System unterbreitet. Durch die Hervorhebung bestimmter bedenkenswerter Alternativen erfährt das System eine hilfreiche Eingrenzung seiner Orientierungsmöglichkeiten. Das intervenierende System ist hier Moderator dieses Prozesses.
>
> **Abschirmung**
> *Anlass:* Übermäßige Irritierung des Systems durch Umwelteinflüsse. Es kann einem Zuviel an Umwelteinflüssen nichts entgegensetzen. Zur Reduktion einer hohen System-Umwelt-Komplexitätsdifferenz wirkt das intervenierende System darauf hin, das fokale System vor dysfunktionalen Umwelteinflüssen abzuschirmen. Dies geschieht überwiegend durch Zwischenschaltung von Umweltpuffern bzw. einer systemgeeigneten Umweltgestaltung.
> *Voraussetzung:* Das zu schützende System muss die Intervention verstehen und akzeptieren. Eine Selbständerung im Hinblick auf bestimmte Präferenzen für Formen des Umweltkontaktes wäre ihm dabei ggf. abzuverlangen.

Zusammenfassend können mit Wollnik (1998) folgende grundlegende Interventionsvoraussetzungen benannt werden:

1. Genaue Kenntnis der Operationsweisen des intervenierten Systems.
2. Reputation des intervenierenden Systems.
3. Vertrauen des intervenierten Systems.
4. Eine »Inhibition der Inhibition« (Baecker 2003, S. 192): Abwehrverzicht des intervenierten Systems gegenüber der Intervention.

Mit der Perspektive auf die Lebenswelten – egal ob man diese dann als »übergeordnete Einheiten gegenüber Settings« und/oder als »subjektive Repräsentation der für eine Person relevanten Einzelsettings« fasst – können flankierend hierzu dann jene Bereiche ausgeleuchtet werden, die sich einer systemtheoretischen Beobachtung entziehen. Denn auch die Systemtheorie erhebt keinen Anspruch auf die Schimäre einer wie auch immer gearteten »Ganzheitlichkeit«.

Drittes Zwischenfazit

Wohin führen nun die Überlegungen, wenn es um Versorgungsinstitutionen im häuslichen Setting oder im stationären Setting geht? Deutlich ist, dass einfache und unterkomplexe Erklärungsmodelle (auch wenn sie noch so »wissenschaftlich« vorgetragen werden) letztlich zu wenig Erkenntnis führen und auf eine affirmative Bestätigung des Status Quo hinauslaufen. Es ist also verkürzt auf die Settings – ambulant wie stationäre – als triviale Systeme zu schauen, die sie mit einer Maschinenlogik ins eins setzen. Notwendig ist der Blick auf die Komplexität der Wirkungszusammenhänge. Im Hinblick auf das ambulante Versorgungssystem wurde von Büscher (2011, S. 502 f.) eine »Deutungs- und Definitionsmacht« der beruflich Pflegenden über das häusliche Pflegearrangement diagnostiziert, das von den Angehörigen als Abwertung und Entmachtung erfahren wird. Die Folge ist, dass die konkreten Erwartungen und Bedürfnisse der Klienten und deren Angehörigen nicht wahrgenommen werden.[52] Dazu kommen kulturelle Unterschiede oder aber auch unterschiedliche Bedürfnisse von Privatheit oder dem Bedürfnis der Wahrung von Autonomie (vgl. dazu Frewer-Graumann 2020; Vukoman & Rüßler 2020). Hier wäre es hilfreich, die Nutzerperspektive bzw. Kompetenz der informellen Pflege mehr anzuerkennen und stärker zu erforschen, auch im Rahmen partizipativer Forschungsansätze (vgl. Hahn 2020, Kollewe 2020, v. Unger 2014). Auch im Hinblick auf die stationäre Pflege ist ein genaueres Hinschauen auf die Logik dieser Organisationen erforderlich. Statt an einer mehr oder naiven Logik festzuhalten, die Qualität in die Einrichtungen hineinprüfen will, sollten viel stärker die Dilemmata vor Ort, die Eigenlogiken, auch die Widerstände ernst genommen werden. Vor dem Hintergrund systemtheoretischer Zugänge wird man erkennen, dass es sich bei diesen Settings um Organisationen handelt, die im Als-ob-Spiel Privatheit als Betriebsaccessoire mitführen. Aber diese »*Simulation privater Lebenswelt*« (Bode 2014, S. 133) markiert nur eine unauflösbare Paradoxie, denn beides ist nicht zugleich zu haben. Diese Paradoxie wird jedoch innerhalb der Settings oftmals in den Raum des nicht Besprechbaren verbannt und wird nur noch als unbestimmtes Bauchgefühl von den Pflegenden wahrgenommen. Kluge Interventionen in Organisationen müssen diese Situation theoretisch und praktisch reflektieren – um dann die Konsequenzen zu ziehen, welche die Lebensqualität in den Einrichtungen nur inszenatorisch nach vorne bringen.

Letztlich gilt es festzuhalten, dass die Art und Weise, wie Settings funktionieren eine wichtige Frage nicht beantwortet: an welcher

---

52 Schroeter (2013) macht in seiner trefflichen Analyse dafür den spezifischen »pflegerischen Blick« (Nursing Gaze) verantwortlich.

Zielsetzung sich die Settings ausrichten sollen? Wir haben gesehen, dass die Eigenlogik der beteiligten Akteure vor allem eine wichtige Perspektive außer Acht lässt, nämlich die der betroffenen Menschen – und damit meinen wir natürlich die Menschen mit Demenz. Darauf versuchen wir im letzten Kapitel eine Antwort zu geben.

5.5 Plädoyer für eine Theoriebildung in der Pflege alter Menschen

Wenn man Altenpflegerinnen fragt, was eigentlich mit Theorie in diesem Feld gemeint sein kann, dann wird in der Regel (immer noch) auf Monika Krohwinkels Modell der fördernden Prozesspflege verwiesen. Ihre in die Checklisten der MDK eingegangen ABEDL's gelten als theoretischer Rahmen, der für die Pflege alter Menschen leitend sein soll. Neben der Tatsache, dass ein solches Verständnis von Theorie zumindest ausbaufähig ist, fällt auf, dass die inhaltliche Konkretisierung nicht durch die Profession oder einen fachlichen Diskurs in der Pflegewissenschaft oder Gerontologie bestimmt wurde, sondern durch die externen Prüfinstanzen. Sie legen fest, was Pflege ist, was für Aufgaben die Pflege zu übernehmen hat, in welcher Art und Weise die Ergebnisse der Pflegearbeit überprüft werden. Im Unterschied zu diesem unserer Einschätzung nach unterkomplexen Theoriebegriff möchten wir auf eine Entwicklung in Großbritannien eingehen, die im Hinblick auf die Theorieentwicklung der Gerontologischen Pflege weiter fortgeschritten ist. Sie liefert zumindest Bausteine für eine erste Orientierung der Praxis der Gerontologischen Pflege – vor allem im Hinblick auf institutionelle Arrangements und Pflegesettings.

Wir denken dabei weniger an die umfangreiche Literatur zu Pflegetheorien bzw. Pflegemodellen, die seit den 1980er Jahren – vor allem aus den USA kommend – international wahrgenommen wurden (vgl. zusammenfassend Brandenburg & Dorschner 2021). Diese Ansätze waren nur bedingt relevant für die Gerontologische Pflege. Und zwar vor allem deswegen, weil sie als normative Sollkonzepte (Schaeffer 1999) wenig empirisch ausbuchstabiert und nur bedingt auf die Arbeit mit alten Menschen (und ihren Angehörigen) bezogen waren.

Oben (▶ Kap. 3.2.2) wurde bereits auf den sog. person-zentrierten Ansatz verwiesen, der hauptsächlich durch die frühen Arbeiten von Tom Kitwood und Kathleen Bredin zu Beginn der 90er Jahre entwickelt wurde (vgl. Kitwood & Bredin 1992, Kitwood 1997). Nach Kitwood sind es fünf zentrale Bedürfnisse, die bei Menschen mit Demenz besonders wichtig sind und die Menschen in der Interaktion mit ihnen berücksichtigen müssen: im Zentrum sieht er das Bedürfnis nach Liebe, die von fünf anderen Bedürfnissen umgeben ist: Trost (Comfort), Primäre Bindung (Attachment), Einbeziehung (Inclusion), Beschäftigung (Occupation) und die Bewahrung der Identität (Identity). Um diesen Bedürfnissen gerecht werden zu können, ist nach Kitwood eine »positive Arbeit an der Person« erforderlich, für die er zwölf Interaktionsformen identifiziert (vgl. dazu Kitwood 1997).

Mit seiner Forderung »The Person Comes First« geht es ihm darum, nicht mehr mit einem »klinischen Blick« die Krankheit in den Vordergrund zu stellen, sondern die Menschen. Ziel ist es, dessen »Person-Sein« (»Personhood«) zu bewahren, da der Verlust der Identität als die eigentlich bedrohliche Veränderung bei demenziellen Erkrankungen gesehen werden sollte. Dies klingt auf den ersten Blick auch folgerichtig, und es verwundert nicht, dass Kitwoods Bedürfnismodell und der person-zentrierte Ansatz auch in Deutschland auf große Resonanz gestoßen sind.[53]

Mike Nolan, der die erste Professur für Gerontologische Pflege in Großbritannien besetzen konnte, erkannte aber einen blinden Fleck im person-zentrierten Ansatz: die wohlgemeinte Absicht, die Pflegeempfänger ins Zentrum der Aufmerksamkeit zu stellen, läuft nämlich Gefahr, eine verkürzte Sicht auf das Setting zu erzeugen, in dem die Pflege stattfindet. Denn es lenkt den Blick nur auf die eine Seite der Pflege (die des »Empfängers«) und lässt die andere Seite außer Acht (die des »Gebers«). Nolan et al. gehen von der Prämisse aus, dass eine gute Pflegequalität aber nur gelingen kann, wenn die Pflegenden an der Pflegearbeit Freude empfinden und Wertschätzung erfahren (Nolan et al. 2001, S. 16 f. und Nolan et al. 2004). Demnach müssen alle, auch beruflich pflegende Sinn-Erfahrungen in den Six Senses machen können. Dass dies übrigens auch bei der Pflege von Menschen mit Demenz gelingt, haben mehrere Studien in Großbritannien gezeigt (vgl. Fenchel 2021).

Nolan entwickelte mit seinem Arbeitskreis mit dem *Senses Framework* ein Modell, das sechs »Senses« als Zielpunkte für pflegerisches Handeln anbietet. Die Senses sind aber im Unterschied zu Kitwoods nicht einfach als Bedürfnisse zu verstehen, sondern vielmehr als Sinn-Erfahrungen, die in den verschiedenen Alltagssituationen konkret erlebt werden sollen und zwar von allen Beteiligten. Diese sechs Sinn-Erfahrungen lauten:

- *Sicherheit* (Security): sich sicher fühlen
- *Kontinuität* (Continuity): einen Zusammenhang zwischen Vergangenheit, Gegenwart und Zukunft herstellen
- *Zugehörigkeit* (Belonging): sich als Teil einer Gemeinschaft erfahren und wichtige Beziehungen zu anderen eingehen und aufrechterhalten können
- *Zielgerichtetheit* (Purpose): sinnvollen Aktivitäten nachgehen und erstrebenswerte Ziele haben
- *Erfolg* (Achievement): die gesetzten Ziele so realisieren, um selbst Erfüllung zu erfahren oder für andere etwas bewirkt zu haben
- *Wertschätzung* (Significance): »etwas zählen« und wertgeschätzt zu sein, aber auch das eigene Engagement als wirksam erfahren

Schauen wir uns die Konkretisierung einmal an einem Praxisbeispiel etwas konkreter an (in Anlehnung an Nolan 2012, S. 36 f.):

Frau Rieder ist als Pflegefachkraft im Haus Sonnenschein, einer stationären Altenpflegeeinrichtung, beschäftigt. Sie ist sehr anspruchsvoll und möchte präventive und gesundheitsfördernde Aspekte in der Gerontologischen Pflege fördern, z. B. um unnötige Krankenhausaufenthalte zu verhindern. Sie denkt diesbezüglich auch an Menschen mit Demenz. Sie nutzt die »Senses« als Grundlage für eine Neuausrichtung ihrer Pflege, spricht intensiv mit ihrem Team, klärt die jeweiligen Rollen und Aufgaben, bezieht Betroffene und Angehörige mit ein. Am Ende hat Frau Rieder folgendes Ergebnis:

- *Security:* Sowohl die von Demenz betroffenen alten Menschen wie auch die Angehörigen sind über Gefährdungen in der Umwelt besser informiert und aufgeklärt. Dazu gehören

---

[53] So auch im Nationalen Expertenstandard des DNQP »Beziehungsgestaltung in der Pflege von Menschen mit Demenz«

u. a. Stolperfallen, z. B. durch Teppiche. Insgesamt haben die Pflegenden eine genauere Vorstellung davon, was sie tun – und was sie lassen sollten. Insgesamt ist das Sicherheitsgefühl bei allen Beteiligten gestiegen.
- *Continuity:* Durch die Einführung eines Bezugspflegesystems ist immer ein Ansprechpartner für die alten Menschen wie auch für die Angehörigen vorhanden. Auch das Pflegeteam profitiert von der höheren Transparenz und besseren Abstimmung untereinander, die Biografie der Betroffenen wird beachtet.
- *Belonging:* Durch den systematischen Einbezug der Angehörigen spielt nun deren Perspektive eine wichtige Rolle. Deutlich wird, dass die Zufriedenheit der alten Menschen angestiegen ist, sie sich besser akzeptiert fühlen und sowohl Betroffene wie Angehörige eine Perspektive für eine Zukunft in der Einrichtung entwickeln können.
- *Purpose and achievement:* Fortbildungen über Demenz und Altern haben dazu geführt, dass differenzierte Perspektiven im Hinblick auf das vulnerable Alter(n) im Team entwickelt wurden. Ältere Menschen – auch wenn sie von Demenz betroffen sind – werden nicht allein als »Pflegebedürftige« oder »Gebrechliche« wahrgenommen – sowohl Defizite wie auch Kompetenzen des Alterns sind in den Blick geraten. Das hat den Umgang mit den Betroffenen verändert.
- *Significance:* Insgesamt hat die Neuausrichtung der Pflege an den »Senses« bewirkt, dass sich die älteren Menschen insgesamt mehr als Personen anerkannt fühlen, denn Pflegende konnten sich besser auf deren Bedürfnislage einstellen. Auch Angehörige erkennen, dass die Betroffenen ihnen trotz ihrer kognitiven Einschränkungen immer noch vieles »zurückgeben« können. Zeit und Geld in die Schulung vor Ort zu investieren, haben sich gelohnt, das »aktive Zuhören« aller Beteiligten ist dafür ein Beleg.

Warum ist dieser Ansatz so wichtig für die Pflege alter Menschen (und vor allem von Menschen mit Demenz) und zwar sowohl im ambulanten wie auch im stationären Bereich? Weil letztlich diese Zielvorgaben eine den Bedürfnissen der alten Menschen angepasste Pflegeumwelt schaffen, daher für Theorie und Praxis in hohem Maße bedeutsam sind. Gerontologische Pflege wird hier nicht auf Interventionsforschung im klinischen Bereich reduziert (beobachtbar vor allem in den USA, aber auch zunehmend in Deutschland), sondern bleibt an einen umfassenden – sozialwissenschaftlichen – Ansatz gebunden.

Die Bedeutung der Senses liegt aus semantischer Sicht auf zwei Ebenen: zum einen auf der einer direkten *Sinnes*-Erfahrung und zum anderen auf einer tieferliegenden Ebene einer *Sinn*-Erfahrung. Die Six Senses beziehen sich damit auf das Erleben *aller* an der Pflege und Sorgearbeit beteiligten Akteure:

1. Die der älteren Menschen, für die die Sorgearbeit und Pflege erbracht wird,
2. die der sorgenden Angehörigen, aber schließlich auch
3. die der beruflich Pflegenden.

Nolan et al. (2001) haben in ihren Arbeiten empirisch ermittelt, in welcher Form die Senses jeweils von den verschiedenen Akteuren erfahren werden können. Kontinuität lässt sich zum Beispiel folgendermaßen konkretisieren (Nolan et al. 2001, S. 175):

- Ältere Menschen als die Care-Empfänger spüren, dass ihre persönliche Lebensgeschichte Anerkennung findet und Wertschätzung erfährt. Sie können ihr biografisches Wissen und ihre Lebenserfahrung in der aktuellen Lebenssituation verwerten und eine Zukunftsperspektive entwickeln. Die Sorgearbeit erhalten sie von bekannten und vertrauten Personen, ohne

dass es zu Brüchen und Veränderungen kommt.
- Familienangehörige können auch in der Pflegephase mit dem älteren Familienmitglied gemeinsame schöne Erlebnisse und Aktivitäten aufrechterhalten. Sie sind in der Lage, für gute Pflege zu sorgen, egal ob sie selbst oder von anderen erbracht wird.
- Beruflich Pflegende haben die erforderlichen Informationen darüber, welche Erwartungen es in den jeweiligen Familien in Bezug auf gute Pflege gibt und wie sie ihren Beitrag dazu einbringen können.

Das Senses-Framework ist jedoch nicht voraussetzungslos. Vielmehr wird eine soziale und räumliche Umwelt benötigt, die Nolan et al. (2007a, S. 193) als *enriched environment* bezeichnen. Diese ist dann gegeben, wenn alle Beteiligten die Sinnerfahrungen in Bezug auf alle Six Senses machen können. Ist auch nur eine der drei Zielgruppen davon ausgeschlossen, dann liegen *impoverished environments* vor. Eine bereicherte Umwelt braucht eine entsprechende ermutigende und fördernde Kultur, die den beteiligten Akteuren gewisse Freiheitsgrade zugesteht.

Vor allem natürlich für die Pflegeheime (aber auch deren Umwelten) hatte man sich in Schottland die weitergehende Frage gestellt, was die Einflussfaktoren auf Lebensqualität und gutes Leben in diesen Institutionen bestimmt. Das National Care Homes Research and Development Forum hat für Help the Aged eine umfassende Literaturanalyse durchgeführt (National Care Homes Research and Development Forum 2007). Führende Protagonistinnen einer Bewegung, die sich »My Home Life« nennt, waren beteiligt, u. a. Julienne Meyer, Belinda Dewar, Jan Reed, Sue Davies oder Christine Brown-Wilson. Diese Forscherinnen und Praktikerinnen engagierten sich in der o. g. Initiative, die auch in Deutschland über eine Sektion verfügt[54] Die erwähnte umfassende Literaturanalyse ging auf alle relevanten Aspekte der Lebensgestaltung im Heim ein, vor allem bezogen auf die Gestaltung einer positiven Lebens- und Alltagskultur. In der Studie wurden insgesamt acht Schwerpunktthemen identifiziert, die sich in drei Themenbereiche gliedern: Identität, Orientierung, Veränderung. Am Ende der Recherche werden konkrete Konsequenzen für folgende Bereiche formuliert: Gestaltung der Lebensqualität, Analyse und Bewertung der Pflegequalität, Begleitung beim Heimeinzug, Aufrechterhaltung der Identität von Heimbewohnern, gemeinsame Entscheidungsfindung, Organisation von Gesundheitsleistungen, Pflege am Lebensende, Arbeitsbedingungen für das Personal, Kulturentwicklung im Heim.

Diese Aspekte wurden im Hinblick auf ihre praktische Relevanz in einem »Handbuch zum Life-Programm für Führungskräfte in der Pflege« kondensiert. Thematisiert werden u. a. vier Bereiche differenziert, nämlich a) einfühlsame Gespräche führen, b) sich gegenseitig wertschätzen, c) Beziehungen in den Mittelpunkt stellen und d) gemeinsam Best-Practice entwickeln. Die Fähigkeiten und Fertigkeiten werden in mehrtägigen Workshops (2 x 2 Tage) unterrichtet. Ziel ist in der Tat die jeweilige Organisationskultur des Hauses zu verstehen, zu analysieren und dann schrittweise zu verändern. Theoretische Grundlage ist ein Ansatz des organisationalen Lernens, der sehr stark auf die Wertschätzung, Motivation und Eigeninitiative der Teilnehmerinnen und Teilnehmer rekurriert (vgl. Sharp et al. 2017). Es geht am Ende darum, einen auf die Face-to-face-Interaktionen konzentrierten person-orientierten Ansatz (Kitwood) weiterzuentwickeln und damit einen Beitrag zu »compassionate relationship centred care« (vgl. Dewar & Nolan 2013) vorzulegen.

---

54 (http://www.myhomelife-deutschland.de).

5.6 Abschluss

Wir sind gestartet mit der Überlegung, dass die Settings wichtig sind, man muss aber auch deren Funktionsweise und Kontextualisierung beachten. Erkennbar wurde, dass es notwendig ist, hinter die Inszenierungen zu blicken und einen nüchternen Blick auf die Funktionsweise der jeweiligen Settings und Organisationen zu lenken. Das reicht aber nicht aus, um die Praxis zu verändern. Aus diesem Grunde haben wir – quasi als normativen Fluchtpunkt – im letzten Abschnitt auf Theorie rekurriert. Es kam uns nicht darauf an, eine mehr oder weniger vollständige Theorie der Gerontologischen Pflege vorzulegen. Vielmehr sollten die Hinweise zu Nolan und der britischen Diskussion zumindest so etwas wie einen normativen Fluchtpunkt für die Praxis in den jeweiligen Person-Umwelt-Konstellationen markieren. Denn ohne diese Orientierung bleibt eigentlich nur die Abarbeitung von extern vorgegebenen Anforderungen und Standards. Die müssen nicht schlecht sein, aber für die Lebensqualität der Betroffen (oder für ein gutes Leben der demenzbetroffenen alten Menschen) reicht dies unserer Auffassung nach nicht aus. Es geht am Ende auch um praktische Vorschläge; hier sind seitens der My-Home-Life-Bewegung Erkenntnisse und Hinweise vorgelegt, die von der deutschen Fachdebatte im Hinblick auf die Pflege alter Menschen dringend aufgegriffen werden sollten. Und wenn sich diese drei Ebenen, d. h. der deskriptive Blick auf die Settings, die systemtheoretisch inspirierte Analyse und Reflexion im Hinblick auf ihre Funktionsweise sowie Bausteine für eine theoretische Perspektive miteinander verbinden, dann – so unsere Hoffnung – steht einer reflektierten Praxisentwicklung eigentlich nichts mehr im Wege.

Literatur

Aulenbacher B, Lutz H, Schwiter K (2021) (Hrsg.) Gute Sorge ohne gute Arbeit? Live-in-Care in Deutschland, Österreich und der Schweiz. Weinheim/Basel: BeltzJuventa.

Auth D et al. (2018) Sorgende Angehörige als Adressat_innen einer vorbeugenden Pflegepolitik. Eine intersektionale Analyse. Düsseldorf: FGW.

Auth D (2020) Politikfeld »Pflege«. In: Bundeszentrale für politische Bildung (Hrsg.) Aus Politik und Zeitgeschichte. Sonderedition Pflege: Praxis – Geschichte – Politik. Bonn: Eigendruck. S. 67–81.

Baecker D (1999) Organisation als System. Frankfurt am Main: Suhrkamp.

Baecker D (2003) Die verlernende Organisation. In: ders.: Organisation und Management). Frankfurt a.M.: Suhrkamp. S. 179–197.

Baecker D (2014) Organisation und Störung. (2. Auflage). Frankfurt am Main: Suhrkamp.

Bär M (2010) Demenzkranke Menschen im Pflegeheim besser begleiten. Arbeitshilfe für die Entwicklung und Umsetzung von Pflege- und Betreuungskonzepten. (3. akt. Auflage). Hannover: Schlütersche.

Berner R, Rutenkröger A & Kuhn C (2016) »In Kontakt sein«. Konzeptentwicklung, Prozessbegleitung, Evaluation. Wissenschaftliche Begleitstudie zur Pflegeoase im Scherer Haus am Park. Stuttgart: DemenzSupport. Zentrum für Innovationstransfer.

Bickel H et al. (2019) Demenz im Allgemeinkrankenhaus. Ergebnisse einer epidemiologischen Feldstudie. General Hospital Study (GHoSt). Stuttgart: Robert Bosch Stiftung.

Bickel H (2020) Die Häufigkeit von Demenzerkrankungen. (Informationsblatt der Deutschen Alzheimer Gesellschaft) http://www.deutsche-alzheimer.de/fileadmin/alz/pdf/fact sheets/infoblatt1_%20häufigkeit%20demenz erkrankungen dalzg.pdf, letzter Zugriff: 20.03.2022.

Bleck C et al. (2018) Sozialraumorientierung in der stationären Altenhilfe. Aktuelle Bezüge und zukünftige Potentiale. In: Bleck C et al. (Hrsg.) Alter und Pflege im Sozialraum. Theoretische Erwartungen und empirische Bewertungen. Wiesbaden: Springer VS. S. 225–248.

Bode I (2014) Einrichtungen der stationären Altenhilfe als besondere Organisationen. In: Brandenburg H, Bode I & Werner B (Hrsg.) Soziales Management in der stationären Altenhilfe. Kontexte und Gestaltungsspielräume. Bern: Hogrefe.

Boggatz T (2020) Quality of Life and Person-Centred Care for Older People. Cham: Springer.

Bommes B & Scherr A (2012) Soziologie der Sozialen Arbeit. Eine Einführung in Formen und Funktion organisierter Hilfe. (2. überarb. Auflage). Weinheim: Beltz.

Bonillo M. et al. (2013) Gewalt in der familialen Pflege. Stuttgart: Kohlhammer.

Borutta M (2011) Wie kommt das Neue in die Organisation? – Systemische Lernanstöße für Pflegeeinrichtungen. In: Fuchs-Frohnhofen, P. et al. (Hrsg.) Projekt PIA – Pflegeinnovationen in der Gesundheitsregion Aachen. Marburg: Tectum. S. 43–52.

Brandenburg H (2013) Lebensqualität von Menschen mit schwerer Demenz in Pflegeoasen – Ergebnisse und methodische Implikationen. Zeitschrift für Gerontologie und Geriatrie 46. S. 417–424.

Brandenburg H (2014) Auf dem Weg zu einem guten Heim. In: Brandenburg H., Bode I & Werner B (Hrsg.) Soziales Management in der stationären Altenhilfe. Kontexte und Gestaltungsspielräume. Bern: Hogrefe. S. 153–172.

Brandenburg H (2018) Was ist Gerontologische Pflege? Zeitschrift für Geriatrische und Gerontologische Pflege, 2, (1). S. 8–12.

Brandenburg H & Adam-Paffrath R (2013) Pflegeoasen. Forschungs- und handlungsrelevante Perspektiven zu einem Wohn- und Pflegekonzept für Menschen mit schwerer Demenz. Hannover: Schlütersche.

Brandenburg H. & Fenchel V (2022) Pflege und Alter. In: Schroeter KR, Vogel C & Künemund H (Hrsg.) Handbuch Soziologie des Alterns. Wiesbaden: Springer (im Druck).

Brandenburg H & Dorschner S (2021) (Hrsg.). Pflegewissenschaft 1. Lehr- und Arbeitsbuch zur Einführung in das wissenschaftliche Denken der Pflege. (4. akt. Auflage). Bern: Hogrefe.

Brandenburg H & Güther H (2015) (Hrsg.) Lehrbuch der gerontologischen Pflege. Bern: Hogrefe.

Brandenburg H & Kricheldorff C (2019) (Hrsg.) Multiprofessioneller Personalmix in der stationären Langzeitpflege. Entstehung. Umsetzung, Auswirkung. Stuttgart: Kohlhammer.

Brandenburg H, Adam-Paffrath R, Brühl A & Burbaum J (2011) Pflegeoasen: (K)Ein Lebens-raum für Menschen im Alter mit schwerer Demenz!? POLA-SD. Im Auftrag des Sozialministerium Rheinland-Pfalz und der AWO Rheinland-Pfalz. Abschlussbericht. Vallendar (als Download unter http://www.pthv.de/fileadmin/user_upload/PDF_Pflege/Projektberich-te/PFLEGEOASE_Abschluss bericht_Veroeffentlichung.pdf), letzter Abruf: 31.03.2022.

Brandenburg H, Loersch L, Bauer J, Ohnesorge B, Grebe C (2021). Organisationskultur und Quartiersöffnung. Neue Perspektiven für die stationäre Langzeitpflege. Heidelberg: Springer.

Brandenburg H, Stemmer R, Rutenkröger A, Schuhmacher B, Kuhn C, Adam-Paffrath R, Burbaum J, Ruppert N, Riedel A, & Enders V (2012) Positionierung zu Pflegeoasen (Stand 31.01.2012). Pflege & Gesellschaft 17, 2, S. 177–181.

Broda A, Wübker A, Bremer P et al. (2019). Versorgungsplanung für Menschen mit Demenz am Übergang von der Häuslichkeit ins Pflegeheim: der »Balance-of-Care«-Ansatz im RightTimePlaceCare-Projekt in Deutschland. Zeitschrift für Gerontologie und Geriatrie 7 (52), S. 751–757.

Bundeszentrale für politische Bildung (BpB) (2020) Sonderedition Pflege. Praxis – Geschichte – Politik. Bonn: Eigendruck.

Bundesministerium für Familie, Senioren, Frauen und Jugend (BMFSFJ) (Hrsg.) (2006) Siebter Familienbericht. Familie zwischen Flexibilität und Verlässlichkeit – Perspektiven für eine lebenslaufbezogene Familienpolitik. Berlin.

Bundesministerium für Gesundheit (2019) Zahlen und Fakten zur Pflegeversicherung. (https://www.bundesgesundheitsministerium.de/fileadmin/Dateien/Downloads/Statistiken/Pflegeversicherung/Zahlen_und_Fakten/Zahlen-u-Fakten-zur-Pflegeversicherung_2019.pdf) Zugriff am 31.03.2022.

Burmeister M & Wohlfahrt N (2018) Wozu die Wirkung Sozialer Arbeit messen? Eine Spurensicherung von Monika Burmester und Norbert Wohlfahrt. Frankfurt: Deutscher Verein für öffentliche und private Fürsorge.

Büter K et al. (2017). Demenzsensible Krankenhausstationen. Expertenempfehlungen zu Planung und Gestaltung. Zeitschrift für Gerontologie und Geriatrie 50 (1), S. 67–72.

Claßen K, Oswald F, Doh M et al. (2014) Umwelten des Alterns. Wohnen, Mobilität, Technik und Medien. Stuttgart: Kohlhammer.

Cooley CH (2009 [1902/22]) Human Nature and the Social Order. New Brunswick NY: Transaction Publ.

Dadaczynski, K.; Baumgarten, K u. Hartmann, T (2016) Settingbasierte Gesundheitsförderung und Prävention. Kritische Würdigung und Herausforderungen an die Weiterentwicklung eines prominenten Ansatzes. In: Prävention und Gesundheit 4/2016, S. 214–221 [DOI: 10.1007/s11553-016-0562-1].

Dadaczynski K (2019) Prävention und Gesundheitsförderung in Settings und Lebenswelten In: Haring R (Hrsg.) Gesundheitswissenschaften. Springer Reference Pflege - Therapie – Gesundheit. Berlin und Heidelberg: Springer (DOI: 10.1007/978-3-662-54179-1_37-1).

Dewar B & Nolan M (2013) Caring about caring: Developing a model to implement compassionate relationship centred care in older people setting. International Journal of Nursing Studies, 50 (9), S. 1247–1258.

Döbler MK (2020) Mehr als nur Pflege. Care in Alten(pflege)heimen. In: Bundeszentrale für politische Bildung (Hrsg.) Aus Politik und Zeitgeschichte. Sonderedition Pflege: Praxis – Geschichte – Politik. Bonn: Eigendruck. S. 106–119.

Ellwardt L & Hank K (2019) Soziale Netzwerke im Alter. In: Hank K, Schulz-Nieswandt F, Wagner M & Zank S (Hrsg.) Alternsforschung. Handbuch für Wissenschaft und Praxis. Baden-Baden: Nomos. S. 339–356.

El-Nawab S (2019) Den Mut nicht verlieren. Altenheim, (4)(58), S. 68–70.

El-Nawab S (2022) Wo ist der Alltag hin? Altenheim, 5(61), S. 16–21.

Esping-Andersen G (1990) The Three Worlds of Welfare Capitalism. Cambridge: Cambridge University Press.

Evans M & Scheuplein (2019) Private-Equity-Investitionen im Pflegesektor: Relevanz, Dimensionen und Handlungserfordernisse. Institut für Arbeit und Technik 8, S. 1–12.

Fenchel V (2010) Die Qualifizierung von Mitarbeitern im Hinblick auf die Betreuung demenziell erkrankter Heimbewohner. In Bär M (Hrsg.) Demenzkranke Menschen im Pflegeheim besser begleiten. Arbeitshilfe für die Entwicklung und Umsetzung von Pflege- und Betreuungskonzepten. Hannover: Schlütersche. S. 128–149.

Fenchel V (2021) Sozialwissenschaftliche Theorieansätze und ihre Bedeutung für die Pflege. In: Brandenburg H & Dorschner S (Hrsg.) Pflegewissenschaft 1. Bern: Hogrefe, S. 191–232.

Fenchel V (2021) Theorieansätze in der Gerontologischen Pflege. In: Brandenburg H & Dorschner S (Hrsg.) Pflegewissenschaft 1. Bern: Hogrefe. Bern: Hogrefe, S. 314–328.

Frewer-Graumann, S (2020) »Es ändert sich alles« – Der Alltag mit Demenz aus der Perspektive der Angehörigen. Zeitschrift für Gerontologie und Geriatrie 1(53), S. 3–9.

Foundational Economy Collective (2019) Die Ökonomie des Alltagslebens. Für eine neue Infrastrukturpolitik. Berlin: Suhrkamp.

Froschauer U (2012) Organisationen in Bewegung. Beiträge zur interpretativen Organisationsanalyse. Wien: facultas.

Gärtner HW (2007) Zur Ambivalenz des Qualitätsmanagements. Steuerungsinstrument oder Betriebsaccessoire? Krankendienst 80, (1), S. 10–14.

Geraedts M, Harrington C, Schumacher D et al. (2016) Verhältnis zwischen Qualität, Preis und Profitorientierung deutscher Pflegeheime. Zeitschrift für Evidenz, Fortbildung und Qualität im Gesundheitswesen (ZEFQ), 112, S. 3–10.

Goffman E (1973, zuerst 1961) Asyle. Über die soziale Situation psychiatrischer Patienten und anderer Insassen. Frankfurt: Suhrkamp.

Greasley-Adams C, Bowes A, Dawson A et al. (2018) Good Practice in the Design of Homes and Living Spaces for People with Dementia and Sight Loss. Thomas Pocklington Trust. (https://dementia.stir.ac.uk/design/good-practice-design-dementia-and-sight-loss letzter Abruf; 31.12.2021)

Habermas J (1985) Theorie des kommunikativen Handelns. (2 Bände). Frankfurt a. Main: Suhrkamp.

Hämel K (2012) Öffnung und Engagement. Altenpflegeheime zwischen staatlicher Regulierung, Wettbewerb und zivilgesellschaftlicher Einbettung. Wiesbaden: Springer VS.

Haumann W (2020) Versorgungspräferenzen der deutschen Bevölkerung: die Option der betreuten Wohngruppe. Zeitschrift für Gerontologie und Geriatrie 6(53), S. 522–530.

Haupt M, Jänner M & Richert F (2019) Die Bedeutung psychischer Störungen für den stationär akutgeriatrischen Behandlungsverlauf: eine explorative Untersuchung. Zeitschrift für Gerontologie und Geriatrie (online). https://doi.org/10.1007/s00391-019-01671-8.

Heeg S & Bäuerle K (2007) Demenzwohngruppen und bauliches Milieu: Beispiele für Umbau und Innenraumgestaltung. Frankfurt a.M.: Mabuse.

Heeg S & Bäuerle K (2012) Heimat für Menschen mit Demenz. Aktuelle Entwicklungen im Pflegeheimbau – Beispiele und Nutzungserfahrungen. Frankfurt a.M.: Mabuse.

Heintze C (2012) Auf der Highroad – der skandinavische Weg zu einem zeitgemäßen Pflegesystem. Ein Vergleich zwischen fünf nordischen Ländern und Deutschland. Expertise im Auftrag des Forums Politik und Gesellschaft und der Abteilung Wirtschafts- und Sozialpolitik der

Friedrich-Ebert-Stiftung. WISO Diskurs. http://library.fes.de/pdf-files/wiso/09243-20120730.pdf, letzter Abruf: 31.03.2022.

Held C & Ermini-Fünfschilling D (2004) Das demenzgerechte Heim. Lebensraumgestaltung, Betreuung und Pflege für Menschen mit leichter, mittelschwerer und schwerer Alzheimerkrankheit. Basel: Karger.

Hendlmeier I et al. (2019). Demenzsensible Versorgungsangebote im Allgemeinkrankenhaus. Repräsentative Ergebnisse aus der General Hospital Study (GHoSt). Zeitschrift für Gerontologie und Geriatrie 51 (5), S. 509–516.

Horneber M, Püllen R & Hübner J (2019) (Hrsg.) Das demenzsensible Krankenhaus. Grundlagen und Praxis einer patientenorientierten Betreuung und Versorgung. Stuttgart: Kohlhammer.

Hülsken-Giesler M, Kreutzer S & Dütthorn N (2016) (Hrsg.) Rekonstruktive Fallarbeit in der Pflege: Methodologische Reflexionen und praktische Relevanz für Pflegewissenschaft, Pflegebildung und die direkte Pflege. Osnabrück: V & R.

Ihl R & Cujai N, Krah K (2016) Admission into a Nursing Home. Delay or Prevention with the Use of a complete Support Network? Zeitschrift für Gerontologie und Geriatrie 3(49), S. 196–200.

Jacobs K, Kuhlmey A & Greß S et al. (Hrsg.). Pflege-Report (2018) (Hrsg.) Pflege-Report: Qualität in der Pflege. Berlin: Springer Open.

Jacobs K, Kuhlmey A & Greß S et al. (2021) (Hrsg.) Pflege-Report 2021: Bedarfslagen und Angebotsstrukturen. Springer Open.

Karrer, L.; Dietzel, N.; Wolff, F.; Kratzer, A.; Hess, M.; Gräßel, E. & Kolominsky-Rabas, P. (2020). Wenn es nicht mehr alleine geht – Inanspruchnahme ambulanter Unterstützungsangebote von Menschen mit Demenz: der Bayerische Demenz Survey (BayDem). Das Gesundheitswesen 2020; 82(01): 40–49. DOI: 10.1055/a-1071-7851.

Ketzer R, Adam-Paffrath R & Borutta M (2020) (Hrsg.) Ambulante Pflege in der modernen Gesellschaft. Aktuelle Bestandsaufnahme und Zukunftsperspektiven. Stuttgart: Kohlhammer.

Kieser A & Ebers M (2019) (Hrsg.) Organisationstheorien. Stuttgart: Kohlhammer.

Killett A, Burns, D, Kelly, F et al. (2014) Digging Deep: How organizational Culture affects Care Home Residents´ Experiences. Ageing & Society (1), S. 1–29.

Kirchen-Peters S & Krupp E (2019) Demenzsensibilität in Akutkrankenhäusern. Warum die Umsetzung so schwierig ist, und wie sie dennoch gelingen kann. Zeitschrift für Gerontologie und Geriatrie 52 (Suppl. 4), S. 291–296.

Klaus D & Mahne K (2019) Partnerschaft und Familie im Alter. In: Hank K, Schulz-Nieswandt F, Wagner M & Zank S (Hrsg.) Alternsforschung. Handbuch für Wissenschaft und Praxis. Baden-Baden: Nomos, S. 357–389.

Kitwood, T. (1997): Dementia Reconsidered. The Person Comes First. Buckingham: Open University Press.

Kitwood, T. & Bredin, K. (1992b): Person To Person: A Guide To The Care of Those With Failing Mental Powers. Loughton: Gale Centre Publications.

Klie T & Arend S (2018) (Hrsg.). Arbeitsplatz Langzeitpflege. Schlüsselfaktor Personalarbeit, Heidelberg.

Klie T (2018) Pflegereport 2018. Pflege vor Ort – gelingendes Leben mit Pflegebedürftigkeit. Heidelberg: medhochzwei.

Klie T (2020) Caring Community oder tragfähiges Leitbild in der Langzeitpflege. In: Bundeszentrale für politische Bildung (Hrsg.) Aus Politik und Zeitgeschichte. Sonderedition Pflege: Praxis – Geschichte – Politik. Bonn: Eigendruck. S. 26–41.

Klie T et al. (2017). Ambulant betreute Wohngruppen. Bestandserhebung, qualitative Einordnung und Handlungsempfehlungen. Abschlussbericht AGP Sozialforschung und Hans-Weinberger-Akademie (Hrsg.). Studie im Auftrag des Bundesministeriums für Gesundheit. Berlin.

Klug G & Jagsch C (2017) Gemeindenahe psychosoziale Versorgung von Menschen mit Demenz. Zeitschrift für Gerontologie und Geriatrie 7 (50), S. 609–615.

Knudsen N (2020) Parkinson. Und Alzheimer. Zwischen häuslicher Pflege und Beruf. In: Bundeszentrale für politische Bildung (Hrsg.) Aus Politik und Zeitgeschichte. Sonderedition Pflege: Praxis – Geschichte – Politik. Bonn: Eigendruck. 12–19.

Kricheldorff C & Brijoux T (2016) Familienbegleitung. Neue Facette in der Begleitung pflegender Angehöriger von Menschen mit Demenz. Zeitschrift für Gerontologie und Geriatrie 3(49), S. 201–208.

Kricheldorff C, Klott S & Tonello L (2015) Sorgende Kommunen und Lokale Verantwortungsgemeinschaften. Zeitschrift für Gerontologie und Geriatrie 5(48), S. 408–414.

Kühl S & Muster, J (2016) Organisationen gestalten. Eine kurze organisationstheoretisch informierte Handreichung. Wiesbaden: Springer.

Lewin K (2012) Feldtheorie in den Sozialwissenschaften. (2. unveränderte Auflage). Bern: Hans-Huber.

Lambers H (2020) Hans Thiersch: Alltagsbewältigung. In: ders.: Theorien der Sozialen Arbeit.

Ein Kompendium und Vergleich, 5. Auflage: Opladen und Toronto: Verlag Barbara Budrich. S. 90–97.

Lankers D, Kissler s, Hötte SD et al. (2010) Leben Demenzkranke zu Hause länger als im Heim? Zeitschrift für Gerontologie und Geriatrie 4 (43), S. 254–258.

Lawton MP & Nahemow L (1973) Ecology and the Aging Process. In: Eisdorfer C & Lawton MP (Eds.) The psychology of adult development and aging. Washington D.C.: American Psychological Association, S. 619–674.

Lawton MP et al. (1982). Competence, Environmental Press and the Adaptation of Older People. In: Lawton MP, Windley PG & Byerts TO (Eds.) Aging and the Environment. Theoretical Approaches. New York: Springer. S. 33–59.

Luhmann N (1998) Die Gesellschaft der Gesellschaft. Frankfurt: Suhrkamp.

Luhmann N (2002) Die Politik der Gesellschaft. Frankfurt am Main; Suhrkamp.

Luhmann N (2006) Organisation und Entscheidung. Wiesbaden: Springer.

Lundh U et al. (2003). Quality Care for People with Dementia: The Views of Family and Professional Carers. In: Nolan M et al. (2003) (Eds.) Partnerships in Family Care: Understanding the Caregiving Career. Maidenhead, Philadelphia: Open University Press. S. 72–89.

Marx L (2010) Planungs- und Raumkonzepte und deren praktische Umsetzung. In: Bär M (Hrsg.) Demenzkranke Menschen im Pflegeheim besser begleiten. Arbeitshilfe für die Entwicklung und Umsetzung von Pflege- und Betreuungskonzepten. Hannover: Schlütersche. S. 150–178.

Matter C (2020) »Fremdes« Alter – Ausgrenzungen, Selbstsorge, Sorge. In: Zimmermann HP (Hrsg.) Kulturen der Sorge. Wie unsere Gesellschaft ein Leben mit Demenz ermöglichen kann. Frankfurt/NewYork: Campus. S. 79–98.

Maturana H (1970) Biologie der Kognition. In: Maturana H (1982) Erkennen: die Organisation und Verkörperung von Wirklichkeit. Braunschweig:Vieweg & Teubner. S. 272–296.

McCormack B, Roberts T, Meyer J et al. (2012). Appreciating the ˋPersonˊ in Long-term Care. International Journal of Older People Nursing, Dec;7(4), S. 284–294.

Medizinischer Dienst des Spitzenverbandes Bund der Krankenkassen (MDS) (2000) (Hrsg.) Pflege-Qualitätsbericht des MDS nach § 114A Abs. 6 SBG XI. Qualität in der ambulanten und stationären Pflege. Essen.

Michel-Auli P & Sowinski C (2012) Die fünfte Generation: KDA-Quartiershäuser: Ansätze zur Neuausrichtung von Alten- und Pflegeheimen. Köln: KDA.

Münch A (2020) Räume des Pflegens. Räumliche Herausforderungen in der informellen Pflege von Menschen mit Demenz qualitativ erforscht. In: Zeitschrift für Gerontologie und Geriatrie 5 (53), S. 389–394.

Nakrem S (2015) Understanding organizational and cultural premises for quality of care in nursing homes: en ethnographic study. BMC Health Services Research, 15, S. 508–521.

National Care Homes Research and Development Forum (2007) (Ed.) My Home Life: Quality of life in care homes - Literature review, Help the Aged. London, Zugriff am 30.09.2021.

Netzwerk: Soziales neu gestalten (SONG) (2008) (Hrsg.) Zukunft Quartier - Lebensräume zum Älterwerden. Bd. 1: Eine Potenzialanalyse ausgewählter Wohnprojekte. Gütersloh: Bertelsmann Stiftung.

Neumayr M & Meichenitsch K (2011) Sind Non-For-Profit-Organisationen die Guten? Qualitätsunterschiede zwischen gemeinnützigen und gewinnorientieren Alten- und Pflegeheimen. Kurswechsel 4, S. 77–87.

Nocon M, Roll S, Schwarzbach C et al. (2010). Pflegerische Betreuungskonzepte bei Patienten mit Demenz. Ein systematischer Review. Zeitschrift für Gerontologie und Geriatrie, 43, (3), S. 183–189.

Nolan M (2012) The aims and goals of care: a framework promoting partnerships between older people, family carers and nurses. In: Reed J, Clarke C & Macfarlane A (Eds.) Nursing older adults. Maidenhead: McGraw-Hill Education, S. 23–42.

Nolan M, Ingram P & Watson R (2003) Caring for People with Dementia: Working Together to Enhance Caregiver Coping and Support. In: Nolan, M. Nolan M, Lundh U, Grant G et al. (2003) (Eds.) Partnerships in Family Care: Understanding the Caregiving Career. Maidenhead, Philadelphia: Open University Press. S. 128–144.

Probst GJB (1987) Selbstorganisation. Ordnungsprozesse in sozialen Systemen aus ganzheitlicher Sicht. Berlin; Hamburg: Parey.

Radzey B & Heeg S (2001) Demenzkranke in der stationären Versorgung. In: Bundesministerium für Familie, Senioren, Frauen und Jugend (Hrsg.) Qualität in der stationären Versorgung. Dokumentation eines Workshops. Stuttgart: Kohlhammer, S. 19–40.

Radzey B (2014) Lebenswelt Pflegeheim. Eine nutzerorientierte Bewertung von Pflegeheimbauten für Menschen mit Demenz. Frankfurt am Main: Mabuse.

Reitinger E, Pleschberger S, & Schumann F (2010) Leben und Sterben in Wohngemeinschaften für

Menschen mit Demenz. Eine explorative qualitative Studie. Zeitschrift für Gerontologie und Geriatrie 5(43), S. 285–290.
Robert-Bosch-Stiftung (2020). https://www.bosch-stiftung.de/sites/default/files/publications/pdf/2019-11/Praxisleitfaden_%20demenzsensible_Krankenhaeuser.pdf. Zugriff am: 31.03.2022.
Rössler B (2001) Der Wert des Privaten. Frankfurt am Main: Suhrkamp.
Rothgang H & Müller R (2019) Pflegereport 2019. Schriftenreihe zur Gesundheitsanalyse. Berlin: Barmer.
Rutenkröger A & Kuhn C (2013) Qualitätskriterien und Handlungsempfehlungen zur Implementierung einer Pflegeoase. In: Brandenburg H, Adam-Paffrath R (Hrsg.) Pflegeoasen in Deutschland. Forschungs- und handlungsrelevante Perspektiven zu einem Wohn- und Pflegekonzept für Menschen mit schwerer Demenz. Hannover: Schlütersche. S. 304–316.
Ryan T, Nolan M, Reid D et al. (2008) Using the Senses Framework to Achieve Relationship-centred Dementia Services. A Case Example. Dementia Vol. 7(1), S. 71–93.
Schaub R & von Lützow-Hohlbein H (2017) Demenz – Sicht der Betroffenen und ihrer Angehörigen. Zeitschrift für Gerontologie und Geriatrie 7(50), S. 616–622.
Schäufele M, Teufel S, Hendlmeier I et al. (2008) Demenzkranke in der stationären Altenhilfe. Aktuelle Inanspruchnahme, Versorgungskonzepte und Trends am Beispiel Baden-Württembergs. Stuttgart: Kohlhammer.
Schäufele M Köhler L, Lode S et al. (2009) Menschen mit Demenz in stationären Pflegeeinrichtungen: aktuelle Lebens- und Versorgungssituation. Stuttgart: Kohlhammer. In: Schneekloth & Wahl (Hrsg.) Möglichkeiten und Grenzen selbständiger Lebensführung in stationären Einrichtungen (MuG IV). Demenz, Angehörige und Freiwillige, Versorgungssituation sowie Beispielen für »Good Practice«. Stuttgart: Kohlhammer. S. 159–221.
Schildt F (2019) Zu Hause im Heim. Altenheim, 11 (58), S. 16–19.
Schinkel S (2013) Familiäre Räume: Eine Ethnographie des »gewohnten« Zusammenlebens als Familie. Bielefeld: transcript.
Schneekloth U & Wahl HW (2006) (Hrsg.). Selbständigkeit und Hilfebedarf bei älteren Menschen in Privathaushalten. Pflegearrangements, Demenz, Versorgungsangebote. Stuttgart: Kohlhammer.
Schneekloth U & Wahl HW (2009) (Hrsg.) Pflegebedarf und Versorgungssituation bei älteren Menschen in Heimen. Demenz, Angehörige und Freiwillige, Beispiele für »Good Practice«. Stuttgart: Kohlhammer.
Schönberg F (2019) Das Ende einer Ära? Altenheim, 11(58), S. 20-23.
Schuhmacher B. et al. (2011) Innovative und herkömmliche Versorgungsstrukturen für MmSD im Vergleich: PflegeOASE. Unveröffentlichter Abschlussbericht für das Bundesministerium für Gesundheit und das Ministerium für Arbeit, Soziales, Gesundheit, Frauen und Familie in Rheinland-Pfalz.
Schwedler A et al. (2017) Gewalt gegen alte Menschen in der häuslichen Pflege. Zeitschrift für Gerontologie und Geriatrie, 50, 1, S. 294–297.
Sharp C, Dewar B & Meyer J (2017) How being appreciative creates change – theory in practice from health and social care in Scotland. Action Research, 0(0), S. 1–21.
Simon FB (1999) Die Organisation der Selbstorganisation. Thesen zum »systemischen Management«. In: Gester PW, Schmitz C & Heitger B (Hrsg.) Managerie, 5. Jahrbuch. Systemisches Denken und Handeln im Management. Heidelberg: Carl Auer. S. 112–128.
Simon FB (2014) Wurzeln der systemischen Organisationstheorie. In. Wimmer, Rudolf/ Meissner, Jens O./ Wolf, Pratricia (Hrsg.) Praktische Organisationswissenschaft. Lehrbuch für Studium und Beruf. Heidelberg: Carl Auer. S. 50–67.
Simon; Fritz B. (2015): Einführung in die systemische Organisationstheorie. Heidelberg, S. 71 f.
Städtler-Mach B (2012) Wissenschaftliche Evaluation der Pflegeoase Vis-à-Vis im Senioren- und Pflegezentrum Rupprechtsstegen. Abschlussbericht. Evangelische Hochschule Nürnberg/Institut für Gerontologie und Ethik. Nürnberg (abrufbar unter https://www.evhn.de/sites/default/files/media/downloads/abschlussbericht_vis_a_vis_studie.pdf, Zugriff am: 30.03.2022.
Statistisches Bundesamt (2001) Pflegestatistik 1999. Pflege im Rahmen der Pflegeversicherung. Wiesbaden: Statistisches Bundesamt.
Statistisches Bundesamt (2020) Pflegestatistik 2019. Pflege im Rahmen der Pflegeversicherung. Wiesbaden: Statistisches Bundesamt.
Steiner B (2020) Wohn- und Hausgemeinschaften in stationären Settings. Zeitschrift für Gerontologie und Geriatrie 6(53), S. 505–512.
Theurer C, Burgsmüller L & Wilz G (2019) Pflege demenzkranker Eltern: Vergleich pflegender Söhne und Töchter. Zeitschrift für Gerontologie und Geriatrie 7(52), S. 648–653.
Thiersch H (2014) Lebensweltorientierte Soziale Arbeit. Aufgaben der Praxis im sozialen Wandel, 9. Auflage. Weinheim und Basel: Beltz/Juventa.
Vukoman M & Rüßler H (2020) (Ehe-)Partnerschaft im Kontext der Pflegebedürftigkeit. Zeitschrift für Gerontologie und Geriatrie, 53, (1), S. 17–21.

Wahl, W (2011) Rekonstruktion alltäglicher Lebenswelt. Beiträge zur Kritik und Fundierung eines sozialarbeitswissenschaftlichen Lebenswelt-Begriff, http://www.webnetwork-nordwest.de/dokumente/lebenswelt.pdf [letzter Zugriff: 11.06.2021].

Wahl HW & Oswald F (2010) Environmental Perspectives on Aging. In: Dannefer D & Philipson C (Eds.) The SAGE Handbook of Social Gerontology. Los Angeles: Sage. S. 111–124.

Watson J (2019) Developing the Senses Framework to support relationship-centred Care for People with advanced Dementia until the end of Life in care Homes. Dementia, 18(2), S. 545–566.

Weissenberger-Leduc M & Weiberg A (2011) Gewalt und Demenz. Ursachen und Lösungsansätze für ein Tabuthema in der Pflege. Wien: Springer.

Willke H (1987) Strategien der Intervention in autonome Systeme. In: Baecker D et al. (Hrsg.) Theorie als Passion. Niklas Luhmann zum 60. Geburtstag, Frankfurt a. Main: Suhrkamp. S. 333–361.

Willke H (2014) Systemtheorie III: Steuerungstheorie. München: UTB.

Willke H (2018) Einführung in das systemische Wissensmanagement. Heidelberg: Carl Auer.

Wilz G & Pfeiffer K (2019) Pflegende Angehörige. Göttingen: Hogrefe.

Wojnar J (2004) Lebensqualität Demenzkranker und betreuender Angehöriger. Jahrbuch für kritische Medizin (Band 40): Demenz als Versorgungsproblem, S. 65–82.

Wojnar J (2007) Leben im Augenblick. Die Welt der Demenzkranken. Hannover: Vincentz.

Wollnik M (1998) Interventionschancen bei autopoietischen Systemen. In: Götz K (Hrsg.) Theoretische Zumutungen. Vom Nutzen der systemischen Theorie für die Managementpraxis, 2. Auflage. Heidelberg: Carl-Auer Verlag.

Wolf-Ostermann K (2011) (Hrsg.) Themenschwerpunkt: Ambulant betreute Wohngemeinschaften. Praxis Klinische Verhaltensmedizin und Rehabilitation. 2(24), S. 71–151.

Zeman P (2005) Pflege in familialer Lebenswelt. In: Schroeter KR & Rosenthal T (Hrsg.) Soziologie der Pflege. Grundlagen, Wissensbestände und Perspektiven. Weinheim/München: Juventa. S. 247–262.

Zentrum für Qualität in der Pflege (ZQP) (2017) (Hrsg.) Gewaltprävention in der Pflege. Berlin: ZQP.

Zieschang T, Bauer J, Kopf D et al. (2019) Spezialstationen für Patienten mit kognitiver Einschränkung. Ergebnisse einer Umfrage in Kliniken für Geriatrie in Deutschland. Zeitschrift für Gerontologie und Geriatrie 52 (6), S. 598–606.

Die Co-Autoren des Kapitels

Manfred Borutta, Prof. Dr., Professor für Gerontologie in der Sozialen Arbeit und Pflege an der Katholischen Hochschule Nordrhein-Westfalen.

Volker Fenchel, M.A., Diplom-Gerontologe, Senior-Referent für Pflege an der Hans-Weinberger-Akademie der AWO e. V., Augsburg.

Ruth Ketzer, Prof. Dr., Professorin für Management im Gesundheitswesen, Studiengangsleitung Pflegemanagement und Organisationswissen an der Fliedner-Fachhochschule Düsseldorf.

6 Expertengespräch: Settings in der Versorgung von Menschen mit Demenz – machen sie einen Unterschied?

Einführung

Stationäre und ambulante Unterstützung sind in Deutschland – neben der Familienpflege – die bekanntesten Versorgungsvarianten. Was wissen wir darüber? Wie funktionieren sie? Wie reagieren Personal und Betroffene? Das sind nur einige der Fragen, die in einem Expertengespräch am 26.03.2021 online thematisiert wurden.

Im Rahmen einer Hinführung zum Thema wurde zunächst der Begriff der Settings hervorgehoben, dabei auf die soziale, technische und wohn-räumliche Dimension verwiesen. Ebenso wurden einzelne Settings – schwerpunktmäßig die familiäre Situation und das Heim – beschrieben, hierbei »Erfolgsfaktoren« und Herausforderungen skizziert. Es wurde darauf verwiesen, dass das wohn-räumliche Arrangement in den Settings wichtig ist, die Psychodynamik zwischen den Beteiligten jedoch ein wesentliches Unterscheidungsmerkmal darstellt. Das gilt sowohl für die Pflege zu Hause wie auch in anderen Settings. Zweitens wurde die Entwicklung in einzelnen Settings dargelegt und darauf verwiesen, dass seit Mitte der 1990er Jahre ein Quasimarkt in der Langzeitpflege zunehmend für private Investoren eröffnet wurde. Mittlerweile haben internationale Ketten einen signifikanten Anteil an Heimen aufgekauft oder neu errichtet. Qualitätsunterschiede zwischen profit- und gemeinwohlorientierten Trägern sind vor allem in der US-amerikanischen Heimforschung empirisch untersucht worden. Drittens wurde auf die Notwendigkeit einer stärker theoretischen Entwicklung in der Altenpflege verwiesen. Die Vorarbeiten von Mike Nolan und seinem Team in Großbritannien – insbesondere die »Six Senses« – können zumindest als erste Bausteine einer Theorieperspektive (auch für den stationären Langzeitpflegebereich) angesehen werden. Der kurze Vortrag schloss mit einer These ab:

Es kommt auf das räumliche Arrangement der Pflege in den verschiedenen Settings an. Aber ohne gute Pflegekonzepte, ohne einen angemessenen Umgang, ohne eine Zielperspektive läuft viel Engagement ins Leere und wird am Ende verpuffen. Und man muss die Funktionsweise dieser Settings verstehen, um sie ggf. ändern zu können. Dieses strukturkritische Defizit der Pflegedebatte muss dringend korrigiert werden.

Folgende Fragen standen im Vordergrund:

- Settings – was taugen sie, was sind die Vor- und Nachteile? Wie wird Demenz dort »hergestellt«?
- Liegt die Herausforderung in den Settings selbst oder eher bei der Umsetzung bestimmter Konzepte?

Expertinnen und Experten

Prof. Dr. Manfred Borutta: Promovierter Gerontologe und Professor an der Katholischen Hochschule NRW mit Standort in Aachen. Er hat seine Promotionsarbeit bei Heribert Gärtner geschrieben, sein beruflicher Schwerpunkt liegt in der Ausbildung von Sozialarbeitern. Sein Forschungsschwerpunkt liegt u. a. im Bereich des Wissensmanagements in Organisationen der Pflege. Borutta vertritt einen dezidiert systemtheoretischen Standpunkt.

Dr. Alfons Maurer: Psychologe und Theologe, 20jährige Erfahrung in der Vorstandsarbeit eines konfessionell ausgerichteten Altenhilfeträgers in Baden-Württemberg. Seine Interessensgebiete und Publikationsbereiche erstrecken sich von fachlichen Fragen der Qualitätsentwicklung über ethische Herausforderungen bis hin zu kritischen Perspektiven im Hinblick auf die Ökonomisierung des Gesundheitswesens. Maurer favorisiert eine organisationsdynamische Sichtweise und betont, dass für nachhaltige Veränderungen beachtet werden sollte, dass die Kommunikation von Institutionen davon affiziert werden muss.

Eckhard Feddersen: Architekt und seit vielen Jahren auf das Thema »Alter, Demenz und innovative Wohnformen« spezialisiert. Er war Juror in mehr als 40 internationalen Wettbewerben, ein besonderes Anliegen ist ihm die Partizipation und Mitwirkung der Betroffenen. Bereits als Studentenvertreter in den späten 1960er Jahren engagierte er sich für die Demokratisierung der Hochschule. Feddersen setzt sich für größere Wohnlichkeit in institutionellen Einrichtungen ein (und prägte das Motto: »Kein Schwein will ins Heim«). Im Gegensatz zum rein technischen Begriff der »barrierefreien Räume« setzt er dabei auf das erweiterte Konzept des »Universal Design«.

Volker Fenchel: Sozialwissenschaftler und Gerontologe, langjährig in der Weiterbildung für Pflegefachkräfte und Leitungspersonen in der Altenhilfe tätig. Er kennt die Herausforderungen in der stationären Langzeitpflege sehr genau, kann ebenfalls auf Erfahrungen als Trainer von »My Home Life Deutschland«, einer ursprünglich aus Großbritannien stammenden Initiative, zurückblicken. Im Zentrum seiner Argumentation steht ein stärker theoriebasiertes Pflegehandeln. Dieser Fokus lässt sich u. a. aufgrund seiner Verortung im Kontext einer kritischen Soziologie nachvollziehen. Beteiligt an der Diskussion sind außerdem die drei Autoren des Buches.

Die Moderation übernimmt *JProf. Sabine Nover*, Vincentz Pallotti University Vallendar.[55] Sie ist Soziologin und langjährig in der Pflegewissenschaft beheimatet. Ihren beruflichen und akademischen Schwerpunkt hat sie im Bereich der qualitativen Forschungsmethoden.

Das Expertengespräch

Sabine Nover: Ich begrüße Sie zu der heutigen Veranstaltung und darf Sie zunächst um Kommentare zu den aufgeworfenen Fragen bitten. Herr Borutta, mögen Sie anfangen?

Manfred Borutta: Sehr gerne. An einer Stelle des Einstiegsimpulses wurde zurecht auf Erving Goffman verwiesen, der von einer beschädigten Identität in Bezug auf die Patienten bzw. Bewohner gesprochen hat. Diese beschädigte Identität können wir meines Erachtens genauso gut feststellen, wenn wir uns die Mitarbeiter anschauen. Ich möchte das an einem Beispiel darstellen. Wir diskutieren gerade in einer Veranstaltung eine Fallkonstellation, wie Wohngemeinschaften für demenziell veränderte Menschen konzipiert werden können, dabei geht es um wirtschaftliche, ethische und rechtliche Aspekte. Eine Teilnehmerin, die als Pflegedienstleitung in einer stationären Einrichtung arbeitet, führte aus, dass Wohngemeinschaften für Menschen mit Demenz ein völlig undenkbares Konstrukt aus ihrer Sicht seien, da diese ja überwiegend mit Kot schmieren und daher für sie nur eine stationäre Versorgung in Frage komme. Eine Zielfrage meiner Arbeit an der Katholischen Hochschule Aachen lautet: »Was macht die Organisation mit der Profession?« In diesem Zusammenhang machen mich diese Schilderungen betroffen, denn man könnte das ja auch als naturalistischen Fehlschluss bezeichnen: Das, was ist, ist not-

---

55 Auf die Überleitungen der Moderatorin zwischen den einzelnen Wortmeldungen wurde in dieser schriftlichen Version weitgehend verzichtet.

falls so gegeben und muss auch zukünftig als richtig und notwendig angesehen werden. Aber es gibt in der Realität sehr viele Facetten, nicht nur schwarz und weiß. Wohngemeinschaften können sehr unterschiedlich sein, auch im Hinblick auf Menschen mit Demenz.

Ich habe mich im Vorfeld nochmals mit den Setting-Begriffen befasst. Bei der Vorbereitung bin ich auf Beiträge u. a. von Dadaczynski gestoßen, der einen Übergang sieht vom Setting hin zu einer Lebenswelt- oder Lebensraumorientierung. Für ihn ist der Settingbegriff zu sehr räumlich eingegrenzt und zeigt zu stark physische Grenzen auf. Er spricht von Orten der Erfahrung in Bezug auf die Lebenswelt, und am Ende kommt er zu der Beschreibung, dass die Lebenswelt in gewisser Weise die Subeinheiten der Settings beinhaltet, die uns vertraut sind. Er lehnt es dabei ab, den Begriff der Lebenswelt auf eine rein organisationale Fassung zu beschränken. Dadaczynski möchte die subjektive Repräsentation der Menschen betonen, die ihre Lebenswelt biografisch geprägt über die Jahre ihres Lebens entwickelt haben, also Beziehungen, Freundschaften, was dazu immer auch gehört. Wir sind geprägt von dem, was wir gemacht haben. Und wir sind auch geprägt davon, dass wir in einer organisationsgeprägten Gesellschaft arbeiten.

Alfons Maurer: Daran kann ich anknüpfen. Nach 22 Jahren im Bereich der Altenhilfe nehme ich wahr, dass wir für Menschen mit Demenz erstaunlich wenige tragfähige Konzepte und kaum aussagekräftige Studien haben, was die Begleitung, Betreuung, die Umwelten und Settings für Menschen mit Demenz betrifft. Ich wundere mich, dass es an passgenauen und guten und hilfreichen Ansätzen doch noch mangelt. Meine Beobachtungen möchte ich mit zwei kurzen Beispielen aus der Corona-Pandemie beginnen. Das eine ist ziemlich hart, spiegelt aber die Wirklichkeit wider. Wir haben sehr explizit die Anordnung von der Leiterin eines Gesundheitsamtes erhalten, dass beim Ausbruch von Corona in einer stationären Einrichtung alle Personen in Einzelzimmer und in Quarantäne zu gehen haben. Und auf den Hinweis, dass es Personen mit Demenz in der Einrichtung gibt, die das von sich aus nicht mehr bewusst erfüllen können, wurde uns mitgeteilt, dass diese Menschen gefälligst zu sedieren seien. Das zweite Beispiel kommt aus dem häuslichen Bereich. Wir haben ein mehrjähriges Projekt, in dem es um die Begleitung von Angehörigen von Menschen mit Demenz in einem Quartier geht. In diesem Zusammenhang haben wir leider festgestellt, dass gerade in Corona-Zeiten Menschen mit Demenz eine erhebliche Reduktion von Kontakten und Besuchspersonen in Kauf nehmen müssen. Das berichte ich auch deshalb, weil die Frage, ob der häusliche Bereich immer der bessere ist, sich nicht immer so ganz schnell entscheiden lässt. Daher ist die Frage nach den Settings mehr als berechtigt.

Wenn ich etwas abstrahiere, sehe ich zwei große Themen, die uns in der Arbeit beschäftigen.

Zum einen ist alles, was im Bereich der Angebote der Begleitung für Menschen mit Demenz geschieht, in hohem Maße von der Funktionslogik, die im SGB XI enthalten ist, überlagert. Die Ansage der Leiterin des Gesundheitsamtes als Vertreterin einer Hierarchie zeigte deutlich, welche Verrichtungslogik nach wie vor im Altenpflegewesen mit Wucht präsent ist. Alles, was hier an Weiterentwicklungen gedacht wird und geschieht, kämpft sich gewissermaßen immer zunächst an diesem Bollwerk ab, gewisse Freiräume zu erreichen. Wenn man in Baden-Württemberg die Landesheimbauverordnung anschaut, dann ist es ein mehr oder weniger aussichtsloser Kampf, um überhaupt ausreichend Flächen bauen zu können. Alles ist genau festgelegt, und es sollen nicht mehr als 50 qm pro Bewohner sein. Mit dieser Fläche können wir nicht die Aufenthaltsflächen schaffen, die eigentlich die Voraussetzung dafür sind, dass auch Leben in Gemeinschaft möglich ist, gerade bei Menschen mit Demenz. Wir können auch nicht ökologisch bauen, das ist bei den Kostenrichtwerten nicht zu machen. Das ist eine total verrückte Welt. Ich will da überhaupt nichts abschieben, und sagen: Daran liegt es! Man kann vieles tun, auch innerhalb dieser Koordinaten, aber wir haben hier schon noch eine Linie aus der Hierarchie heraus, die uns ziemlich zu schaffen macht.

Und zum anderen geht es um die verschiedenen Varianten der Settings, vom klassischen Demenzbereich über die selbstorganisierte Wohngemeinschaft bis hin zu den Pflegeoasen, d. h. sowohl integrative und segregative Wohnbereiche. Damit ergeben sich sehr unterschiedliche Settings. Und es ist schwer zu sagen, welches Setting genau das richtige ist. Es gibt zwei Dinge, die wir nach wie vor nicht auf die Reihe bekommen.

Zunächst ist es so, dass die Menschen, die auf einer Wohngruppe zusammenfinden, ein sehr unterschiedliches Bedarfsprofil mitbringen. Das heißt, sie müssen in irgendeiner Art und Weise zu einem bestimmten Zeitpunkt zueinanderpassen. Ganz deutlich wird das bei den sog. integrativen Wohngruppen, wo wir dann nicht nur die Frage nach der Lebensqualität bei Menschen mit Demenz stellen müssen, sondern auch bei denjenigen, die nicht an Demenz erkrankt sind. Und es ist dann so, dass sich Bewohner, die kognitiv gut orientiert sind und sonst einigermaßen gut beieinander sind, sich massiv beeinträchtigt fühlen, wenn Personen mit Demenz häufig in ihrem Zimmer sind oder gar in ihrem Bett liegen oder eine andere Esskultur haben, da gibt es viele Reibereien und Konflikte. Daher sind wir von den integrativen Wohngruppen, die wir theoretisch favorisiert haben, wieder weggekommen.

Aber auch dort, wo anscheinend eine gute Zusammensetzung besteht, verändert sich das ja im Laufe der Zeit. Wenn eine Wohngruppe zu einem bestimmten Zeitpunkt startet, sich aber nach einem halben Jahr oder Jahr die Menschen ändern, kann es gut sein, dass es dann auf dieser Wohngruppe einfach nicht mehr passt. Wenn wir also über das Setting reden, bis hin zum Baulichen, wäre eigentlich ideal, wenn sowohl der Baukörper wie auch das Setting mitwachsen, so wie sich eben auch die Menschen verändern. Das ist vermutlich illusorisch, und ich kann nur sagen, ich weiß ehrlich gesagt jetzt nach 22 Jahren eher weniger, wie wir eine angemessene Versorgung für Menschen mit Demenz anbieten können. Und vielleicht ist das auch gut so, weil mir die Einmaligkeit von Menschen und gerade bei Personen mit Demenz noch mehr bewusst geworden ist. Ich bin nach wie vor weiter auf der Suche nach den angemessenen und geeigneten Settings.

Sabine Nover: Das ist ein wichtiger Impuls dahingehend, den Blick auf die Rahmenbedingungen zu lenken und auf die Bedarfe der Menschen, sodass die Berücksichtigung der Individualität eigentlich das zentrale Kriterium ist. Und nicht einfach zu sagen: »Diese Form ist das richtige Setting für alle!« Das sorgt sicher für Diskussionsstoff. Damit haben wir eigentlich schon beide Fragen angerissen, die uns interessieren: Zum einen das Problem, wie wir die Settings definieren und was wir konkret darunter verstehen wollen, und zum anderen den Zusammenhang zwischen Settings und Konzepten. Dabei müssen wir immer die Bedürfnisse der Menschen im Auge behalten, um die es in unserem Zusammenhang geht. Herr Feddersen, was sind Ihre Ideen, zu dem, was wir gerade gehört haben?

Eckhard Feddersen: Ich glaube, dass es wichtig ist zu betonen, dass es keinen generellen oder goldenen Weg gibt. Es gibt viele Wege, so viele wie es Menschen mit Demenz gibt. Herr Maurer hat vorhin das Wort »passgenau« verwendet. Ein Glück, dass wir nicht passgenau sind, denn dann würden wir ganz genau dahin müssen mit den 420 Gesetzen, die jetzt für ein Pflegeheim gelten im weiteren baulichen Bereich. Ich glaube, dass wir tatsächlich in einer Phase sind, in der wir versuchen sollten, um uns herum zu schauen, welche Settings dort bestehen. Und wir befinden uns in Deutschland im europäischen Vergleich wohl ganz ordentlich in der Mitte, aber innovativ ist im Augenblick nichts. Es hatte in Schweden vor 15 Jahren eine Bewegung gegeben, da dachte man, die wollen gar keine Heime mehr bauen. Das war provokant für Deutschland, aber es hat sich in diesem Sinne nicht bewährt. Für Menschen mit Demenz müssen wir andere Formen finden. Nach Jahrzehnten hat man das zugegeben. Aber wir müssen weitere Formen finden als das reine Wohnen. Wenn wir nach Holland schauen, das Demenzquartier in de Hogeweyk, das wurde hoch gehandelt und auch bei uns diskutiert. Warum hat das Beispiel keine Kinder gekriegt? Höchstwahrscheinlich, weil dort missionarisch etwas verkündet werden sollte. Letztlich geht es aber darum, die Individualität des Menschen in seiner demenziellen Erkrankung zu akzeptieren.

Ich bin davon überzeugt, dass die Diskussion im Hinblick auf die Frage entscheidend ist: »Wie bringt man Menschen mit Alzheimer in das normale Leben?« Wie können wir das ermöglichen? Beim Gang zum Rathaus, beim Besuch eines Kinos, etc. Können wir ihnen hier etwas bieten? Das Interessante ist, dass nur Menschen mit Demenz, die sich wohlfühlen, ermöglichen, dass das Personal glücklich ist. Ansonsten ist dieser Bereich so komplex, dass ich glaube, man müsste ihn eher mit einer persönlichen Beziehung bereichern als mit einer pflegerischen Arbeit. Ich habe als Architekt viel nachgedacht und probiert. Ich habe in der Schweiz gearbeitet. Dort waren Leute, die mich ein bisschen herausforderten als Architekt. Was sind das für Räume, die glücklich machen? Gibt es das? Was ist ein Setting wert mit acht Plätzen? Was ist ein Setting wert mit 40? Und darf man Doppelzimmer noch zulassen? Wie viele Doppelzimmer werden wir noch anbieten können? Weil das Gesetz es nicht mehr ermöglicht, obwohl es eine vernünftige Form des Zusammenlebens für Menschen mit Demenz wäre. Als Architekt würde ich versuchen eine Art Schnittstelle zu definieren. Wo stehen wir heute? Wo sind wir, wenn wir behaupten, wir sind innovativ? Und diesbezüglich sind wir an einer Stelle, an der wir tatsächlich den Begriff der Altenpflege in stationärer Form mehr in Frage stellen müssen, als wir dies im Augenblick tun. Die ambulante Versorgung ist in anderen Staaten viel besser, nicht nur weil sie finanziell besser ausgestattet ist, wie z. B. in Schweden oder Dänemark. Sie ist auch, was den Versuch in de Hogeweyk angeht, innovativer und man probiert mehr aus. Auch wenn das Ding sozusagen »auf die Schnauze gefallen ist« oder z. T. fällt, haben sie versucht ein neues Setting zu schaffen.

Es ist noch nicht zur Sprache gekommen, dass wir soziale Unterschiede in der Demenz nicht nivellieren können, sondern diese im Grunde genommen durch die Demenz erst richtig zum Ausdruck kommen. Der Reiche kann eben mittags seinen Wein trinken, erhält sein 3-Gänge-Menü, im Gegensatz zum Armen. Und da gibt es nun verschiedene Punkte, die ich in der Schweiz gelernt habe. Man kann immer nur vom Besseren lernen, und das ist im Moment die Schweiz. Erstens, weil in der Schweiz Pflegekräfte besser bezahlt werden. Zweitens, weil dort die Quadratmeter pro Person weit über dem sind, was wir noch zulassen. Und drittens, weil die Schweizer einen Weg gehen, der eine höhere Individualisierung von Beginn an vorsieht durch die Kantonalisierung, durch das Mitspracherecht der Bürger. Und weil in der Schweiz versucht wird, auf die Berufsstände mehr einzugehen als in Deutschland.

Der internationale Vergleich ist noch angesprochen worden, ein sehr wichtiger Punkt, den wir aufgreifen sollten. Außerdem ist der Begriff der persönlichen Beziehung gewählt worden, weniger der der Pflege. Mir fiel auf, dass wir schon eine Verengung auf den stationären Bereich haben. Und mir wäre wichtig, auch darauf hinzuweisen, dass ein großer Teil der demenziell veränderten Menschen im häuslichen Umfeld betreut werden. Und dabei handelt es sich um einen langen, hochdynamischen und hochgradig emotionalen Prozess. Wir sollten uns evtl. auch darüber verständigen, ganz vorne in diesem Prozess anzusetzen, damit hier möglichst früh interveniert werden kann, bevor es dann so weit ist, dass die Menschen in ihrer Verzweiflung sich eine neue stationäre Umwelt suchen müssen.

Volker Fenchel: Ich möchte zunächst auf die Gefahr einer Verengung in unserer Diskussion aufmerksam machen. Wir sprechen ganz überwiegend von Settings in Institutionen. Dabei sollten wir nicht verkennen, dass die Hauptlast der Versorgung von den Familien getragen wird. Erst dann, wenn es da nicht mehr geht, wird in der Regel eine stationäre Versorgung erst in den Blick genommen. Mir ist dieser Hinweis deswegen wichtig, weil wir zu schnell immer wieder beim stationären Bereich sind. Der Diskurs konzentriert sich aber auch hinsichtlich der Teilhabe, Mitwirkung, sorgenden Gemeinschaften usw. Ein anderer Punkt: Ich berate seit über 20 Jahren Einrichtungen, auch im Hinblick auf fachliche Aspekte und Konzeptentwicklung. Da muss ich sagen, hat sich einiges verändert, nicht nur im baulichen Sektor.

Aber ich muss auch eine kritische Bemerkung machen: Das, was für die Menschen wirklich wichtig ist, das ist die Interaktionsqualität, weniger das räumliche Arrangement. Und diesbezüglich würde ich gerne den Begriff des »Möglichkeitsraums« von Beate Radzey ins Spiel bringen. Die Architektur bietet Möglichkeiten, aber keine Garantie dahingehend, dass die Dinge besser werden. Und da stelle ich teilweise fest, dass in Einrichtungen, die baulich in die Jahre gekommen sind, dennoch eine gute Pflegequalität vorhanden sein kann. Und zwar u. a. deswegen, weil die Mitarbeiterinnen eine entsprechende Haltung haben. Ich habe aber auch erlebt, dass manche Heime, die nach Schulprinzipien räumlich optimal gestaltet wurden, nicht unbedingt zum Wohlbefinden der Bewohner beitragen.

Und ich möchte in diesem Zusammenhang auf Mike Nolan verweisen, der in seinen Studien vor allem zwei Aspekte betont hat, die wichtig sind für die Qualität in den Einrichtungen. Das sind zum einen die Kultur des Heimes und zum anderen das Management vor Ort. Und da rächt sich meines Erachtens das, was eben auch betont wurde: Wir haben keine theoretische Zielperspektive im Blick auf die Pflege von Menschen mit Demenz. Wir gehen immer noch davon aus, dass dies eine Minderheit ist und diese Personen in bestimmten Wohngruppen versorgt werden können. Wir müssen aber anders denken, denn diese Personengruppe ist mittlerweile dominant geworden, dafür brauchen wir entsprechende Konzepte und Versorgungsmöglichkeiten. Es geht darum, dass wir das Setting für diese Personen völlig neu denken, Herr Borutta hat hier den Begriff der Lebenswelt stark gemacht. Es geht also um mehr als irgendwelche objektiven Kriterien, ein transaktionales Verständnis ist wichtig, damit auch eine ständige und nachhaltige Arbeit an der Qualität.

Mein letzter Punkt: Wir dürfen nicht ausblenden, was draußen passiert. Das ist z. B. die Ökonomisierung, die angesprochen wurde. Aber es ist auch Realität, dass immer etwas Neues von den Einrichtungen gefordert wird, sodass diese nie wirklich zur Ruhe kommen können. Für Menschen mit Demenz brauchen wir Ruhe und Geduld. Und die lässt man den Einrichtungen nicht. Und manche gutgemeinte Vorschläge und Vorgaben sind meiner Meinung nach an manchen Stellen nicht hilfreich. Und darüber sollten wir ernsthaft sprechen, d. h. über die Erweiterung des Settingbegriffs um institutionelle Aspekte.

Hermann Brandenburg: Das hilft uns, dass wir besser verstehen, worüber wir im Hinblick auf die Settings eigentlich sprechen. Wir haben ja eine Wahlfreiheit, und das ist auch nicht schlecht. Wir hatten ja bis Ende der 90er Jahre fast ausschließlich eine Fokussierung auf die Familienpflege oder das Heim, jetzt haben wir eine gewisse Variabilität. Der Punkt ist aber nicht, dass wir keine unterschiedlichen räumlichen Arrangements zulassen, sondern dass wir in ihnen nicht das realisieren, was der Möglichkeitsraum, den Volker Fenchel angesprochen hat, an Optionen eröffnet. Das geschieht einfach nicht! Es ist einer der Hauptkritikpunkte, dass wir diesen Möglichkeitsraum, d. h. Innovationen, gar nicht zulassen. Wir regulieren diese Settings auf »Teufel komm raus« – die Zahl der Gesetze, was die Pflegeheime angeht, ist ja von Herrn Feddersen angesprochen worden. Auch die anderen Bereiche der Pflege sind extrem fremdreguliert. Auch deswegen, weil wir keine eigene Theorie oder Vorstellung davon haben, was eine gute Versorgung ist.

Ich würde sagen, unser Fokus ist dieser Möglichkeitsraum und nicht nur das wohnräumliche Arrangement für eine möglichst klinisch optimale Versorgung von Menschen mit Demenz, die dann fremdreguliert wird. Und das scheint mir das Dilemma zu sein. Das frustriert die Leute, macht sie mürbe, jetzt kam noch Corona dazu. Wir haben zwar ein hohes Engagement vor Ort, aber dieses erodiert, das greifen wir nicht richtig auf, etwa durch Qualifikation, durch Weiterentwicklung, durch andere Arbeitskontexte. Die Akademisierungsquote in der patientennahen Pflege liegt bei ca. drei Prozent, in den Heimen noch deutlich darunter. Das ist definitiv zu wenig, was wir an Qualität, Substanz, Spielräumen hingekriegt haben, in den Settings. Wir haben sie sicherer gemacht, sauberer. Aber die Entwicklungsdynamik, die notwendig ist, um weiterzukommen, die haben wir kaum zugelassen, kaum ermöglicht.

Und was Herr Feddersen und Herr Maurer gesagt haben, ist wichtig: Es gibt keinen goldenen Weg und keine perfekte Lösung. Auch die Idee, dass die Settings mitwachsen müssen, sich mit den Personen weiterentwickeln müssen, ist zu betonen. Stattdessen denken wir in folgender Logik: Da gibt es ein bestimmtes Setting, das wird komplett reguliert. Das ist ein statisches Denken, es ist nicht prozesshaft. Aber das Personal ändert sich, es wird multikultureller, z. T. sind 20–30 verschiedene Nationen in einer Einrichtung tätig. Die Bewohner selber ändern sich auch. Da haben sie eine Wohngemeinschaft mit zwei bis drei Menschen mit Demenz, und nach wenigen Jahren haben sie eine ganz andere Situation. Was machen wir dann mit dem Setting? Dann sind wir an Regularien gebunden, aus denen wir nicht mehr herauskommen, und dann tauschen wir die Leute aus. Wir passen dann die Menschen an die Settings an und weniger umgekehrt. Das liegt an vielen Dingen, vor allem an einer zu starken Fremdregulierung und der Vorstellung, es gäbe optimale Lösungen und die müsse man dann politisch kontrollieren. Mein Plädoyer ist sehr stark, dynamischer und prozesshafter zu denken, einen Ermöglichungsspielraum im Blick zu haben und den Freiheitsgrad der Praxis zu ermöglichen. Aber das heißt auch, dass wir Unsicherheiten eingehen müssen, dass wir Risiken ertragen müssen. Damit tut sich die Politik, aber auch die Öffentlichkeit, sehr schwer. Hier mehr Mut zu haben, auch zu Unsicherheit, das ist natürlich vermessen zu sagen, gerade in der Corona-Krise – das wünsche ich mir für die Settings.

Alfons Maurer: Mir fällt in der Tat auf, dass wir ganz unterschiedliche begriffliche Zugänge haben. Das Thema generelle Institutionalisierung, vielleicht können wir das auch noch mal mitbedenken, wenn wir von Settings reden. Das Stichwort Rahmenbedingungen haben Sie schon genannt, Frau Nover, damit sind ja wahrscheinlich auch die gesetzlichen Regulierungen mit gemeint. Herr Fenchel hat sich ja auch nochmal zu den stationären Settings geäußert, und da gibt es wohl auch verschiedene Begriffe, die ja möglicherweise auch mal in Beziehung zueinander gesetzt werden können. Ich verstehe die Settings so, dass es eher der konkrete Rahmen ist, in dem sich Personen mit Demenz bewegen und dieses Setting wird gespeist von ganz unterschiedlichen umfassenderen Kontexten, wie den gesetzlichen Rahmenbedingungen oder andere Aspekte, die damit reinspielen.

Das Setting wäre dann die Konkretisierung der unmittelbaren Umwelt, die ja auch in dem Votum von Herrn Brandenburg mit den drei Dimensionen sozial, technisch und räumlich nochmal näher beschrieben sind. Also das Setting wäre damit gewissermaßen das Unmittelbare, auf das die Personen mit Demenz, die Mitarbeitenden oder die Angehörigen und Bezugspersonen schauen, wenn sie von ihrer Beziehungsgestaltung her in die Umwelten hineinschauen.

Eckhard Feddersen: Wir sollten versuchen zu definieren, wie wir den Begriff Setting verstehen, den ich mehr räumlich interpretiert habe. Als Architekt ist eine Entwicklung, die ich sehr unterstützen würde, die Individualisierung des Raumes. Herr Maurer sagte, wir brauchen Räume, die mitwachsen oder sich verändern mit der Zeit. Das wichtigste ist eigentlich, dass die Prinzipien der Räume, die wir anbieten, stimmen und miteinander korrespondieren. Nehmen wir mal den urbanen Raum, da beginnt die Unterscheidung. Menschen verhalten sich im urbanen Raum anders als im ländlichen Raum. Und auch die Beziehung zu ihren Angehörigen gestaltet sich im urbanen Raum anders als im ländlichen Raum. Und da gibt es folgende Regel, die man einhalten müsste, damit man Menschen mit Demenz glücklich macht im Alltag. Dazu gehört, dass man jedem Menschen ermöglicht, seinen Gefühlen von Hitze und Kälte, seinen Gefühlen von Einsamkeit, von gemeinsamem Leben oder allein zu leben, seinen Gefühlen von Tageszeit Ausdruck zu geben, und zwar jedem, und das unter allen Umständen.

Das bedeutet, dass wir im Grunde genommen Settings haben müssen, die es ermöglichen, dass wir von einer Siebenergruppe bis zu einem Ein-Personen-Appartement Angebote machen, das ist in der Schweiz der Fall. Dort wurde in den Einrichtungen für Menschen mit Demenz in letzter Zeit sehr viel mehr darüber diskutiert, dass es schöner wäre, wenn Menschen mit Demenz in einem kleinen und sehr überschaubaren Rahmen leben könnten. Das muss nicht exklusiv sein, aber eben auch nicht Einrichtungen mit 100 Plätzen wie das in Deutschland noch der Fall ist. Und diese kleineren Einrichtungen mit den Differenzierungen in unterschiedlichen Wohnformen, das ist es. Dies korrespondiert dann sehr schnell mit dem urbanen Umfeld.

Ich berate Stiftungen in der Schweiz, die z. B. ein ländliches Konzept favorisieren, wo die Menschen, die großenteils aus ländlichen Settings kommen, bis zum Ende ihres Lebens das ländliche Leben praktizieren können und um sich herum wiederfinden. Es gibt täglich frisches Gemüse, sie können in einem kleinen Lokal jeden Tag essen. Das ist ein Unterschied zu einer anderen Einrichtung, die ich parallel dazu gebaut habe. Dort leben auch Menschen mit Demenz. Und Voraussetzung für das Wohlbefinden ist, dass jeder entscheiden kann, ob er draußen oder drinnen leben will. Jeder Mensch hat dort Anspruch auf einen Außenraum, der nur ihm gehört, unabhängig von anderen Gemeinschaftsflächen, die man anbietet. Das ist natürlich eine Qualität, die man sich leisten können muss. Und vielleicht können wir uns das nicht so leisten, wie wir uns das vorgestellt haben. Aber wenn wir an die Residenzen denken im Altenbereich, dann haben wir auch dort mit vielen Menschen zu tun, die dement werden und wo es außer Frage steht, dass wir ihnen solche Räume anbieten. Das ist dann aber natürlich eine Frage der Finanzierung.

Mein Plädoyer ist, im kleinen Rahmen zu versuchen, die Differenzierung der Räume, die wir anbieten, so hochzutreiben, wie wir es bisher überhaupt noch nicht denken. Das ist auch die These von Schmieder aus der Sonnweid. Ich habe z. B. in diesen Einrichtungen übernachtet und habe probiert, zu beobachten, was in der Nacht passiert. Und der Lärmpegel, z. B. in den Gruppen, der ist so viel höher, als ich es normalerweise von zu Hause gewohnt bin, dass das allein eine hohe Belastung herstellt. Also habe ich gedacht, ich muss erst mal Räume bauen, die nicht vom Flur aus »belärmt« werden können. Daraufhin sagt Herr Schmieder: »Ich muss doch irgendwie in die Räume reinkommen können, dann dürfen die Türen nicht so schwer sein. Denn dann kann niemand mehr die

Türen aufmachen.«[56] Dann habe ich festgestellt, dass sich unter der Tür ein Spalt von ca. einem halben Zentimeter befindet. Durch den Spalt dringt Licht in den Raum, in dem ich schlafen soll. Aber ich kann nicht schlafen, weil es zu hell ist. Also lege ich ein Handtuch vor den Spalt. Dann stelle ich fest, dass mich das Notlicht über der Tür in meinem eigenen Zimmer noch mehr stört. Da leuchtet mich die ganze Nacht ein roter Knopf an. Und ich glaube, solche Erfahrungen sollten wir experimentell und auch mutig angehen. Wir müssen im Kleinen diese Änderungen vornehmen. Mir sind die Augen geöffnet worden, als ich Menschen mit Demenz begleitet habe, als sie ins Krankenhaus aufgenommen wurden, wie schrecklich es für diese Menschen ist, in einen solchen Apparat zu gelangen. Und die ganze Theorie, die wir gebildet haben, kein Mensch mit Demenz darf mehr alleine ins Krankenhaus, die Wirklichkeit sieht ganz anders aus. Wenn es jemanden schlecht geht in einer stationären Einrichtung, dann wird nachts der Krankenwagen gerufen. Die Folge davon ist, dass die Person drei Wochen später in einem viel schlechteren Zustand wieder zurückkommt. Da ist wirklich noch sehr viel zu tun, dass wir eigentlich diese Veränderungen noch viel radikaler betreiben müssen.

Manfred Borutta: Ich greife gerne auf, was Herr Feddersen gerade gesagt hat. Ich bin jetzt 60 Jahre alt, und ich kann den Prozess der Radikalisierung gut nachvollziehen. Als ich mit 22 meine Ausbildung zum Altenpfleger begonnen habe, habe ich damals gesagt, bevor du selber demenziell verändert sein wirst, muss es einen Raum geben, indem du leben kannst. Herr Fenchel hat vom Möglichkeitsraum gesprochen, das ist hier sehr wichtig. Und ich verbinde das mit dem, was Herr Brandenburg zu den Übergriffen, in Bezug auf den Gesetzgeber, ausgeführt hat. Aber ich sehe hier teilweise auch Übergriffe von Seiten der Pflegewissenschaft selbst und beschreibe das als eine Form von struktureller Gewalt, als Sendungsbewusstsein. Das Beispiel der Expertenstandards ist thematisiert worden. Und wenn ich mich mit Menschen unterhalte, die ich in meinem Freundeskreis habe und die mit Pflege und Wissenschaft nichts zu tun haben, und schildere, was da passiert ist, dann sagen die, wie kann denn so etwas sein, dass der Gesetzgeber vorschreibt, was genau man in der Pflege zu tun hat. Ich habe seinerzeit meiner Dissertation dazu verfasst, und für mich ist das wirklich ein unbeschreiblicher und auch kritischer Vorgang.

Was ich mir wünschen würde, wäre eine Form von Besinnungszeitraum. Michael Wollnik hat zum manageriellen Setting gesagt, dass die Aufgabe des Managements und der Träger darin bestehen, die Organisation vor dem Wahnsinn da draußen beizeiten abzuschirmen. Dies gehört für mich elementar zu den Aufgaben des Managements, genauso wie auch das Bestätigen und Bewahren funktionaler Strukturen. Also das Hinschauen auf die Dinge, die gut laufen, das ist ganz wichtig und von dort aus dann, also vom Bestätigen möglicherweise hin zum Problematisieren kommen. Wir haben in zwei Projekten – wie das PIA-Projekt und das Demenz-Label-Projekt in Aachen – gesehen, dass wenn man den Organisationen und den Mitarbeitern Raum und Möglichkeiten gibt, unglaublich viel an Kreativität entwickelt wird. Als eine weitere Möglichkeit nennt Wollnik das Bilden von Optionen. Die Lösungen kommen quasi von allein, wenn man den Raum dafür gibt. Und damit komme ich zu den kommerziellen Pflege-Ketten, die Herr Brandenburg angesprochen hat. Meine Beobachtung geht da-

---

56 Michael Schmieder war langjährig Pflegedienstleiter der »Sonnweid«, einer Vorzeigeeinrichtung für Menschen mit Demenz in der Schweiz. Er hat 1998 auch eine »Pflegeoase« in dieser Einrichtung eröffnet und gilt auch hier als Vorreiter. Herr Schmieder hat eine Vielzahl von baulichen und personellen Innovationen umgesetzt und wurde am 21.09.2018 von der Alzheimervereinigung des Kantons Zürich mit dem Fokuspreis ausgezeichnet.

hin, dass man den Schluss ziehen kann, je größer diese Ketten, desto kleinschrittiger greifen sie in die Operationen der Pflegekräfte ein. Sie glauben durch ein destruktives Verständnis von Qualitätsmanagement alles vorgeben zu können. Sie nehmen damit implizit und manchmal auch sehr explizit den Pflegefachkräften vor Ort das Denken ab und untersagen es ihnen geradezu. Und das kostet dann sehr viel Geld, unsere Sozialversicherungsgelder. Da würde ich mir wünschen, dass die Politik genauer hinschaut und von sich aus einen Rahmen schafft, wo Möglichkeitsräume geschaffen werden können. Es gibt viele gute Beispiele, es geht auch anders. Ich sehe da ähnlich wie Herr Fenchel das Management in einer absolut wichtigen Position.

Volker Fenchel: Wir brauchen erst mal einen Konsens darüber, worum es in der Pflege im eigentlichen Sinne geht. Die Management-Ebene in den Heimen ist ja auch wieder bestimmten Trägerlogiken ausgesetzt, wie es Herr Borutta gerade ja schon angesprochen hat. Die Trägerlogik richtet sich nach meiner Wahrnehmung nicht in erster Linie daran aus, was gute Pflege ist, sondern an einem Kalkül der Risikovermeidung, und das ist ja wieder angelegt in der Pflegeversicherung. Ich spüre in den Heimen, dass sich die Mitarbeiter richtiggehend nach einer Orientierung sehnen, wie man etwas machen kann. Man sieht ja, wie nach der Einführung des Expertenstandards die person-zentrierte Pflege zumindest theoretisch fröhliche Urständ gefeiert hat. Es bleibt dann aber häufig mehr oder weniger beim Wunschdenken, und die Umsetzung in den Alltag ist das zentrale Problem. Diesen Möglichkeitsraum zu schaffen, bedeutet auch, Vertrauensräume zu schaffen, damit sich die Pflegekräfte wieder etwas trauen.

Und da sind wir bei der Qualifikation: Die Hälfte der Mitarbeiterinnen in den Pflegeheimen verfügen über keine einschlägige Ausbildung. Da ist natürlich die Frage, welche Ausbildung brauchen wir überhaupt, welche Form von Qualifizierung. Bayern hat meines Wissens als einziges Bundesland eine verbindliche Quote für gerontopsychiatrische Fachkräfte erlassen, auf 30 Bewohner müssen Heime eine gerontopsychiatrische Fachkraft vorhalten. Wenn Sie mich aber jetzt fragen, was sich dadurch in den letzten 20 Jahren sichtlich gebessert hat, muss ich ehrlich gesagt passen. Ich glaube, es hängt sehr stark davon ab, inwieweit das Management in den Heimen auch eine Kultur des Empowerments ermöglicht, wie die gerontopsychiatrischen Fachkräfte ihre Fachkompetenz auch anwenden und umsetzen können, z. B. in Form von Fortbildungen oder Anleitung von Hilfskräften. Wenn Architekten wie Herr Feddersen sich dafür engagieren, die baulichen Bedingungen zu verbessern, müssen wir überlegen, wie in der Pflege das alltägliche Interaktionsgeschehen positiv beeinflusst werden kann. Hier ist es meines Erachtens weniger wichtig, was wir machen, sondern wie wir das machen. Mit welcher Haltung begegne ich den Menschen mit Demenz? Was ist mein Ziel, wenn ich morgens sein Zimmer betrete? Hier müssen wir viel stärker ansetzen. Wir haben doch viele Modewellen schon hinter uns, wie z. B. die Snoezelen-Welle, die vor ca. 25 Jahren angekommen ist. Dann haben viele Heime einen Snoezelen-Raum eingerichtet. Diese Räume gibt es zum Teil heute noch, aber wie werden sie tatsächlich genutzt? Ich glaube, das ist ein gutes Beispiel dafür, dass es gute Absichten gibt. Aber die Umsetzung ist genau das Problem. Da sollten wir daraus lernen und müssten eigentlich wie gesehen, ganz vorne anfangen und die Zielsetzung der Pflegeversicherung hinterfragen. Wir brauchen ein weiter gefasstes Verständnis von Pflege in der Langzeitpflege. Es ist keine Pflege im klinischen Sinne, und davon sind wir noch ganz weit weg. Das muss in die Ausbildung und Weiterbildung hineingebracht werden. Da haben wir jetzt also schöne Räume in Pastelltönen, aber die Frage ist, was wird als Möglichkeit aus diesen Räumen gemacht.

Sabine Nover: Vielen Dank. Ich nehme jetzt einmal die Fragen aus dem Chat auf, denn die passen sehr gut zu dem, was Herr Fenchel gerade ausgeführt hat. Es wird noch einmal auf die Mitarbeiter verwiesen, und im Hinblick darauf werden Aspekte der institutionellen Deformation angesprochen. Denn die Pflegenden passen sich zunehmend den Regulierungsregimen an und verlieren dann möglicherweise sukzessive den Blick darauf, was aus ihrer eigenen Perspektive gute Pflegearbeit ausmacht. Hier erfolgt auch noch ein Hinweis auf die Professionalisierung der Pflegeberufe, vor allem in der Altenpflege. Die hat zwar zu mehr Vielfalt in den Reihen der Akteure geführt, gleichzeitig aber auch zu mehr Regulation. Es geht dann vielfach um das Abarbeiten irgendwelcher Konzepte, weniger aber um die tatsächliche Berücksichtigung von Bewohnerbedürfnissen. Aber jetzt gebe ich dem Kollegen Brandenburg erst einmal das Wort.

Hermann Brandenburg: Wenn ich richtig sehe, dann geht es ja auch in unserer Diskussion um die Kontextualisierung der Settings. Und diesbezüglich sollten wir beachten, dass wir in einem konservativen Wohlfahrtsstaat leben, in dem die Verantwortung für die Pflege alter Menschen, auch jener mit Demenz, weitgehend den Familien zugeschoben wird. Professionelle Dienste ergänzen das, die Kommune ist eher randständig involviert. Das machen andere Länder ganz anders, ich denke hier beispielsweise an die skandinavischen Länder. Aber unser System ist mittlerweile an die Grenzen gekommen, z. T. kollabiert es bereits. Und wenn die pflegenden Angehörigen streiken würden, dann ginge gar nichts mehr. Die Frage, die dahintersteckt, lautet: »Wer ist eigentlich in unserer Gesellschaft für die Pflege alter Menschen verantwortlich?«

Und vor diesen Hintergrund haben wir uns intensiv mit den Herausforderungen, Ambivalenzen und Inkonsistenzen in den verschiedenen Settings befasst, das war der erste Punkt. Es ging u. a. um die fehlende Berücksichtigung der Bewohnerperspektive sowie die starke externe Regulierung von Einrichtungen, die vielfach eine Kreativität und Eigeninitiative zunichte gemacht hat. Und die zweite Frage war die nach der Umsetzung innovativer Ansätze. Und hier hat vor allem Volker Fenchel auf drei zentrale Aspekte verwiesen – die Haltung der verantwortlichen Akteure vor Ort, die Rolle des Managements sowie die Organisationskultur in den Heimen. Aber statt an diesen Punkten anzusetzen, suchen wir immer händeringend nach Personal, welches wir aus dem Ausland importieren. Zunächst hat sich das auf die osteuropäischen Länder bezogen, dann Afrika, jetzt ist Mexiko dran. Aber solange wir nicht in der Lage und bereit sind, unsere Hausaufgaben hierzulande zu erledigen, solange werden wir in der Substanz nicht wirklich weiterkommen. Wir haben noch keinen Plan, wohin es wirklich gehen soll. Und dazu brauchen wir Theorie. Aber der Kollege Boggatz kann sicher noch genauer die Krankenhaussituation beschreiben, die ich eben – im Hinblick auf die Einweisung von Menschen mit Demenz – etwas kritisch geschildert habe.

Thomas Boggatz: Ich bin ja nun direkt angesprochen worden und kann das Gesagte gerne ergänzen. Und ich möchte eine kleine Begebenheit berichten, die mir meine Frau – die ebenfalls Krankenpflegerin ist – vor einigen Tagen erzählt hat. Es ging um einen älteren Mann, der ins Krankenhaus eingewiesen wurde, um ihm eine PEG-Sonde zur Ernährung anzulegen. Er kam aus einem Heim und hatte dort keine Nahrung mehr zu sich genommen. Aber als er für die Operation vorbereitet werden sollte, wurde festgestellt, dass er gerade ein Tablett aus dem Essenswagen entwendet hatte und damit beschäftigt war, die darauf befindliche Mahlzeit zu verzehren. Was war hier passiert? Offenbar hatten die Versorgungsroutinen und entsprechenden Abläufe im Pflegeheim dazu geführt, dass dieser Mann sein Essverhalten ändern musste. Und jetzt kam er in eine andere Umgebung, wo er offenbar einen größeren Handlungsspielraum hatte, der es ihm erlaubte, seine alten Ernährungsgewohnten wieder aufzunehmen. Das ist ein Beispiel dafür, dass das Ausbrechen aus den vorgegebenen Routinen manchmal sehr wichtig sein kann. Und das wiederum führt zu der Frage, was die Institution eigentlich selbst leisten kann, um neue Wege zu gehen und festgefahrene Regelwerke zu verlassen. Und das betrifft natürlich auch das Pflegepersonal. Denn das wird häufig dazu angehalten, in den althergebrachten Bahnen zu funktionieren, statt diese auch einmal zu verlassen und neue Ideen und Ansätze umzusetzen. Und vielleicht bringt das Beispiel aus dem Krankenhaus mit dem »Essensklau« den einen oder anderen dazu, zu überlegen, ob unkonventionelle Wege der Essensanreichung nicht in manchen Fällen besser sind und die Alternative einer Magensonde oder einer künstlichen Ernährung gar nicht erst notwendig werden lassen.

Und ein weiterer Aspekt ist noch wichtig. Dieser hängt auch mit der Deprofessionalisierungsproblematik zusammen. Es gibt Projekte, die vom Innovationsfonds des Gemeinsamen Bundesausschusses (G-BA) gefördert werden, bei denen es um die Vermeidung überflüssiger Einweisungen ins Krankenhaus geht. Die Uniklinik Aachen kooperiert in einem dieser Vorhaben mit insgesamt elf Pflegeheimen. Dabei geht es vor allem um den Einsatz der Telemedizin. Das Pflegepersonal kann dann direkt mit dem Krankenhaus in Verbindung treten. Und da gibt es dann einen Arzt, der sich den Bewohner anschaut und eine Ferndiagnose stellt. Das soll dazu führen, dass dieser Bewohner nicht ins Krankenhaus eingewiesen wird, sondern im Heim behandelt werden kann. Mit zu dem Maßnahmenpaket gehört dann auch, dass eine Pflegekraft, die nicht in den Heimen arbeitet, hinzugezogen werden kann, um z. B. einen Katheter zu legen oder andere Maßnahmen durchzuführen. Aber mir stellt sich die Frage, warum eigentlich das Pflegeheim darauf angewiesen ist, dass eine externe Pflegekraft vorbeikommt, um einen Katheter zu legen. Können die das nicht selbst? Das hat mich stutzig gemacht. Aber das hängt möglicherweise damit zusammen, dass hier eine Deprofessionalisierung eingesetzt hat und bestimmte pflegerische Techniken gar nicht mehr beherrscht werden. Und diese Entwicklung wird noch weitergetrieben, denn zu dem Maßnahmenpaket gehört auch eine regelrechte telemedizinische Überwachung. Beispielsweise sollen täglich Blutdruck und Puls gemessen werden. Das ist zwar Routine bei einem Aufenthalt im Krankenhaus, aber das Pflegeheim ist ja kein Krankenhaus, sondern im Grunde das Zuhause dieser Menschen. Und wer misst schon bei sich zu Hause täglich Puls und Blutdruck? In diesem Konzept wird die Medizinalisierung der Heime vorangetrieben. Das Heim wird zu einer Außenstelle des Krankenhauses, sozusagen zu seiner Vorstufe. Und die Bewohner werden zu Überwachungsfällen, die potenziell krank sind. Das Krankenhaus streckt so – bildlich gesprochen – wie ein Krake seine Fühler in die Umgebung aus. Dahinter steht natürlich ein Sicherheitsdenken. Und die Begründung ist vermutlich auch die, dass das Personal in den Heimen eine adäquate medizinische Versorgung gar nicht mehr sicherstellen kann. Das ist eine kritische Entwicklung, die ich hier sehe.

Sabine Nover: Ich möchte mit Blick auf die Zeit auch noch einmal auf den Chat verweisen.

Teilnehmerin: Vielen Dank, Frau Professor Nover. Für mich ist die Diskussion sehr bereichernd, vor allem auch die architektonischen Aspekte haben mich sehr angesprochen. Meine Beobachtung ist auch, dass es eben sehr unterschiedliche Pflegesituationen gibt. Da gibt es die Single-Haushalte, in denen im Grunde keine Pflegeperson vor Ort ist. Die Sorgekonzepte in der ambulanten sind auch häufig so gestrickt, dass da nicht immer jemand da ist, der pflegt. Und dann haben wir die Live-In-Situationen, bei der Migrantinnen in den Haushalten leben, das ist eben auch erwähnt worden. Und dann gibt es Situationen, in denen eher die Gemeinschaft gesucht wird, z. B. im Pflegeheim. Und da ist ein Austausch möglich, und es gibt einen Alltag, der es erlaubt, auch wieder etwas zu Kräften zu kommen. Und ich dachte mir auch schon bei der Einführung ins Thema, dass wir manche sektorale Versorgungsvarianten so verfestigen, dass immer nur diese engen Lösungen gelebt werden können und die Durchlässigkeit und Kreativität damit unterbunden wird. Es ist meiner Einschätzung nach in der Konsequenz sehr bedeutsam, dass wir stärker von der Bewohnerperspektive her denken, die Normalisierung und das Wohnen deutlicher akzentuieren.

Alfons Maurer: Es ist ja betont worden, dass die Haltung wichtig ist, auch das Management. Wir sollten aber auch den institutionell-rechtlichen Treiber von Entwicklungen noch stärker beachten. Es geht ja auch um eine Durchlässigkeit zwischen den Sektoren, um ein Aufbrechen der Sektorengrenzen, letztlich um eine Reform des SGB XI bzw. des Pflegeversicherungsgesetzes. Und warum gelingt dies nicht? Diese Frage haben wir uns schon sehr oft gestellt. Meine Einschätzung ist, dass wir am Ende eine ganz andere Herangehensweise brauchen, um Versorgungslandschaften neu zu konfigurieren. Dabei müssen wir tatsächlich vom Bewohner denken und uns fragen: »Was brauchen die Menschen mit Demenz?« Und dieser Ansatzpunkt ist bei Kitwood enthalten, auch in den Expertenstandards. Aber es gelingt uns nicht dies umzusetzen und uns damit von der Verrichtungslogik des SGB XI zu verabschieden. Und bei den Teams müssen wir stärker multiprofessionell denken und die Potenziale der Heterogenität gezielt fördern.

Sabine Nover: Dann würde ich gerne zu einer Zusammenfassung kommen. Zwei oder drei Aspekte möchte ich hervorheben. Wenn wir von der Definition ausgehen, dass wir das Setting verstehen als die Konkretisierung der unmittelbaren Umwelt. Dann können wir auch die settingübergreifenden und interdisziplinären Aspekte besser verstehen. Es geht am Ende sehr stark um die Individualisierung, auch die des Raumes. Das kann auch mal ein aufgehängtes Bild sein, welches eine biografische Relevanz für die Person hat. Und wenn wir das zusammendenken, die Bestimmung des Settings als Konkretisierung der Umwelt und die Ausrichtung an den Bedürfnissen und Anliegen der Person, dann sind wir ein ganzes Stück vorangekommen. Es muss dieser Möglichkeitsraum eröffnet werden, um möglichst flexible Angebote zu schaffen. Diesbezüglich wurde die Rolle des Managements angesprochen. Aber wichtig ist es auch unterschiedliche Logiken zu etablieren. Auf einer mittleren Zeitschiene haben wir es mit Qualifizierung zu tun, hier geht es um Fachwissen und Haltungen, daran müssen wir ansetzen. Und kurzfristig müssen wir ermöglichen, was geht, und den Blick auf das Machbare lenken, ohne die prozesshafte Dynamik zu vernachlässigen. Ich bedanke mich sehr für die engagierte Diskussion und die zahlreichen Denkanstöße.

Schlusswort

Manfred Schnabel, Thomas Boggatz, Hermann Brandenburg

Ziel dieses Buches war es weder, bekannte »Wahrheiten« zur Demenz zu wiederholen noch der Flut an Publikationen mit Vorschlägen zum richtigen Umgang mit dem Phänomen eine weitere hinzuzufügen. Vielmehr verfolgt es eine kritische Absicht. Etablierte und daher selten hinterfragte Erklärungsmuster und Praktiken sollten bezüglich ihrer theoretischen und normativen Prämissen sowie ihrer Praxistauglichkeit reflektiert werden. Kritik wurde dabei auf dreierlei Wegen geübt: als Dekonstruktion des Absolutheitsanspruches von Aussagen zur Demenz durch Darstellung ihrer Formbarkeit in unterschiedlichen Diskursen, als Darstellung der normativen Überhöhung von Praxiskonzepten wie der Validation, die trotz Zweifeln an ihrer Umsetzbarkeit erfolgreich vermarktet werden und als Beschreibung der Unterhöhlung des Leitbildes einer lebensweltnahen oder personzentrierten Versorgung durch die Restriktionen einer ökonomischen Relevanzen und anderen Zwängen folgenden Versorgungspraxis. Freilich steht auch diese Kritik nicht jenseits einer kritischen Reflexion. Sie zu relativieren, zu erweitern oder auch zurückzuweisen war das Ziel der drei zu den jeweiligen Kapiteln durchgeführten Expertengespräche. Die Impulse der Beteiligten aufgreifend, werden nun abschließend Chancen, Grenzen und blinde Flecken der Kritik besprochen.

Reflexionen zur kritischen Ontologie der Demenz

Zunächst erfolgt eine kritische Besprechung der im ersten Kapitel vorgenommenen Dekonstruktion des biomedizinischen Paradigmas und anderer demenzbezogener Deutungsmuster. Zu den positiven Aspekten zählt die Relativierung des etablierten Deutungsmustern häufig anhaftenden Absolutheitsanspruches. Vor allem in Bezug auf den Defizit-Diskurs und seinen biomedizinischen Lösungsansatz gilt dies als notwendig, weil es als eine Voraussetzung für eine Neubewertung seiner Reichweite und damit zugleich für eine Neuverteilung von Forschungsgeldern und anderen gesellschaftlichen Ressourcen gelten kann. Dass z. B. die Erforschung sozialpflegerischer Zugänge zur Demenz unterbelichtet bleibt, weil ein Großteil der Fördermittel in die biomedizinische Grundlagenforschung fließt, gilt den Teilnehmern als verlorene Chance. Die aktuelle Dominanz der biomedizinischen Perspektive führt ihrer Ansicht nach außerdem zu einem Übergewicht medizinischer Zugänge, was wiederum eine Marginalisierung anderer fachlicher Expertisen zur Folge hat und dadurch einen konstruktiven interdisziplinären Zugang zum Thema Demenz untergräbt. Ein solcher wird wegen der Komplexität der demenzbezogenen Aufgaben, wegen der Vielfalt der durch die Demenz betroffenen Lebensbereiche und wegen der Begrenztheit der jeweils angebotenen Lösungen aber für notwendig erachtet. Auch die Überformung helfender Beziehungen zwischen Pflegenden und Betroffenen durch ein mechanistisches Demenzbild wurde problematisiert. Dies wird nach Ansicht einiger Diskutantinnen den Ansprüchen der Betroffenen nicht gerecht und steht zudem einer Emanzipation der Pflege von der Medizin und der Entwicklung eines eigenständigen Zugangs zu demenzbetroffenen Menschen entgegen.

Andererseits mag die kritische Dekonstruktion des vermeintlich sicheren Wissens über die Demenz aber auch dazu führen, Unsicherheiten dort zu erzeugen, wo eigentlich Handlungssicherung und Kompetenz gefragt sind. In klinischen Kontexten ist es erforderlich, über valide Instrumente zu verfügen, um Krisen zu begegnen und Leid zu lindern. In der Expertenrunde wurde mehrfach angemahnt, bei der Betrachtung von sinnstiftenden Diskursen nicht das Leid der Betroffenen und ihre essenziellen Bedürfnisse aus dem Blick zu verlieren. Die Relativierung des biomedizinischen Zugangs dürfte nicht dazu führen, medizinisch notwendige Interventionen, z. B. zur Behandlung von Schmerzen, in Frage zu stellen. Zur Professionalität des Pflegeberufes gehört deshalb nicht zuletzt auch »biomedizinische« Kompetenz. Eine zu einseitige Kritik der biomedizinischen Perspektive sollte nach Ansicht vieler Diskutantinnen auch nicht zur unkritischen Übernahme alternativer Deutungsangebote und Handlungsansätze verleiten. Vielmehr sind auch diese bezüglich ihrer Grenzen und ihres inhärenten Machtanspruchs zu befragen. Grundsätzlich wird die aktuelle Vielfalt von Lösungsvorschlägen zu den demenzbezogenen Herausforderungen positiv gewertet. Die unterschiedlichen Konzepte sollten unvoreingenommen bzgl. ihres Potentials geprüft und genutzt werden.

Ebenso wie die Mikroverhältnisse im Blick zu behalten sind, müssen auch größere gesellschaftliche Zusammenhänge und ihr Einfluss auf die Betrachtung der Demenz in den Fokus gerückt werden. Der Defizit-Diskurs und sein Versprechen einer biowissenschaftlichen Lösung stehen z. B. nicht für sich alleine; vielmehr ist er Ausdruck eines kulturell verankerten neuzeitlichen Szientismus, der gesellschaftliche Probleme naturwissenschaftlich deutet und sie einer bevorzugt technischen Lösung zuführt. Das Thema Demenz kann und muss aber nach Auffassung der Diskutantinnen auch in anderen Zusammenhängen bzw. im Licht anderer Diskurse betrachtet werden. Es berührt z. B. auch Fragen nach dem gesellschaftlichen Umgang mit Andersartigkeit und nach der alltäglichen Gestaltung des sozialen Lebens. Weil die demenzbezogenen Fragen in einen gesellschaftlichen Kontext eingebettet sind, sind sie auch innerhalb der Gesellschaft aufzugreifen und zu lösen. Ebenso notwendig wie eine intensivierte pflegewissenschaftliche Forschung ist daher auch ein grundsätzliches Nachdenken darüber, wie Menschen miteinander leben und füreinander einstehen wollen.

Mehrfach wurde außerdem angemahnt, bei einer Auseinandersetzung über Deutungen und Wirklichkeiten der Demenz die Perspektive der Betroffenen nicht zu vergessen. Zwar ist aus Sicht der Diskurstheorie auch die Sichtweise von Menschen auf sich selbst letztlich diskursvermittelt. Die Art und Weise, wie Menschen sich und andere als kranke oder gesunde Personen wahrnehmen und welche Erwartungen damit verbunden sind, trägt den Stempel diskursiver Zuschreibungen. Ihre persönlichen Deutungen verlieren dadurch aber freilich nicht an Wert. Diskurse werden von Menschen geführt und in ihren alltäglichen Lebensvollzügen aktualisiert und verändert. Insofern ist auch unter diskursanalytischem Vorzeichen der Prozess der Aneignung oder Veränderung diskursiver Muster von Interesse.

Ein Letztes: Eine kritische Dekonstruktion von diskursvermittelten Deutungsangeboten schafft noch keine Alternativen. Sie macht die Formbarkeit von vermeintlich ewigen Tatbeständen sichtbar, kann aus dem eigenen Kritikverständnis heraus aber selbst keine neuen Tatsachen anbieten (vgl. dazu Schnabel 2018). Anders ausgedrückt erzeugt die Relativierung des biomedizinischen Ansatzes noch keine Lösung der demenzbezogenen Herausforderungen. Nicht zuletzt deshalb muss man die Frage stellen, was ggf. verloren geht, wenn sicheres Wissen relativiert und die davon gespeisten Routinen und Praktiken irritiert werden. Dies war eine zentrale Frage an die geladenen Expertinnen. Unter Berücksichtigung des stattgefundenen Meinungsaustausches lässt sich festhalten, dass ein Ertrag der Dekonstruktion darin zu sehen ist, dass scheinbar unantastbare Sachverhalte verhandelbar werden und dadurch erst der Weg zu neuen Konzepten frei wird. Diese zu entwickeln, muss dann allerdings in einem zweiten Schritt erfolgen.

Reflexionen zur Kritik an den Konzepten zur Versorgung und Betreuung von Menschen mit Demenz

Hatte das Kapitel zur Kritischen Ontologie der Demenz sich mit der wechselhaften Konjunktur ihrer theoretischen Deutungen beschäftigt, ging es im darauffolgenden Kapitel um handlungsleitende Konzepte für die Praxis. Da diese Konzepte theoretisch fundiert sind, sind sie auch im Zusammenhang mit der antagonistischen Logik zu betrachten, die der Produktion der unterschiedlichen Deutungen der Demenz zu Grunde liegt, wie sie Manfred Schnabel in seinem Beitrag aufgedeckt hatte.

Person-zentrierte Konzepte lassen sich demzufolge als ein Gegenentwurf zur biomedizinischen Deutung der Demenz verstehen, in der die Betroffenen aus einer Defizit-Perspektive wahrgenommen werden. Sie halten dieser Deutung das Bild eines durch degenerative Prozesse unantastbaren Wesenskern des Menschen entgegen, den es in der persönlichen Begegnung und im sozialen Zusammenleben zu bewahren gilt. Das Kapitel zu den Konzepten zur Pflege und Betreuung von Menschen mit Demenz ging daher der Frage nach, wie dieser Gegenentwurf zur Biomedizin konkret ausbuchstabiert werden kann. Validation und person-zentrierte Pflege versuchen dabei durch authentische Empathie und Nähe ein Gegengewicht zum distanzierten Blick der Medizin zu schaffen. Dabei laufen sie jedoch Gefahr, Pflegekräfte einer zu großen Nähe zu den Bewohnern auszuliefern und sie durch ein unrealistisches Ideal-Bild von zwischenmenschlichen Beziehungen zu überfordern. »Beziehung ist Gegenseitigkeit.«, schreibt Martin Buber, auf den sich Kitwood beruft. Es stellt sich jedoch die Frage, wie eine solche Beziehung möglich sein soll, wenn laut Buber Momente echter Begegnung eher die Ausnahme als die Regel sind und wenn Pflegende in einer sorgenden Beziehung ohnehin ihre eigenen Bedürfnisse als nachrangig behandeln und gegebenenfalls zurückstellen müssen, um auf die Bedürfnisse der von ihnen betreuten Menschen mit Demenz einzugehen. Hier wird Reziprozität gefordert und zugleich ausgeschlossen. Der Widerspruch ist in den theoretischen Annahmen von Validation und person-zentrierter Pflege enthalten und entsteht dadurch, dass sich beide Konzepte einseitig gegen die distanzierte Haltung des klinischen Blicks auf Demenz positionieren. Er ergibt sich mit anderen Worten aus der antagonistischen Logik, die es Deutungsansätzen erlaubt, sich voneinander abzugrenzen: Nähe versus Distanz, Gefühl versus Verstand, Empathie versus Kontrolle.

Die Beziehung zum Du soll ferner unmittelbar sein: »Zwischen Ich und Du steht keine Begrifflichkeit« (ebd., S. 12) Das funktionalistische Menschenbild, das implizit dem psychobiographischen Modell von Böhm (2018) zugrunde liegt und die Möglichkeit einer exakten Bestimmbarkeit psychischer Leistungen suggeriert, ist mit dieser Vorstellung natürlich nicht vereinbar. Streng genommen dürfte unter der Buberschen Prämisse gar keine Planung der Pflege möglich sein, denn die Begrifflichkeit, die sie zwangsläufig verwenden muss, verhindert die Unmittelbarkeit und Spontanität der Begegnung. Es überrascht daher nicht, dass die von Dammert et al. (2016) befragten Pflegenden solche authentischen Beziehungen für unmöglich hielten und Validation als eine Art von Schauspielerei wahrnahmen, die – durchaus im Sinne Feils – als Kommunikationstechnik zur Erreichung sozial erwünschter Verhaltensmuster eingesetzt werden kann – wobei ihnen allerdings die Effektivität dieser Methode als zweifelhaft erschien. Die Anwendung von Validation erfordert – entgegen der grundlegenden Forderung des Konzepts – Berechnung und damit Authentizitätsverzicht. Auch dies ein konzeptimmanenter Widerspruch, der zu dessen Nichtwendung führte.

Der Studie von Erdmann & Schnepp (2014) zufolge waren jedoch einige Praktikerinnen in der Lage, diesen Widerspruch zu lösen. Zumindest in der von ihnen untersuchten Einrichtung gelang die Validation. Eine mögliche Erklärung wäre, dass die dort tätigen Pflegekräfte das Konzept bei seiner Anwendung von seiner theoretischen Schlacke befreiten und es ganz pragmatisch als Kommunikationstechnik anwandten. Da sie ein regelmäßiges Coaching in Form von Fallbesprechungen erhielten, hatten sie Zeit und Gelegenheit, diese Kommunikationstechnik einzuüben und eine entsprechende Routine zu entwickeln, die dann auch zu spürbaren Erfolgen führte. Eine andere Erklärung bestünde darin, dass ihnen eine dialektische Synthese zwischen Authentizität und Schauspielerei gelang. Um auf die Menschen mit Demenz und deren Welt einzugehen, nahmen sie eine Rolle in deren Welt ein, gingen aber zugleich wie ein Schauspieler in dieser Rolle auf und konnten so authentisch sein. Derartiges tun Eltern auch, wenn sie mit ihren Kindern spielen.

Wenn Erwachsene sich untereinander so verhalten wollen, müssen sie allerdings das Schauspielern üben. Die Studie von Erdmann und Schnepp legt nahe, dass hierzu seitens des Managements den Pflegenden eine ausgiebige Lern- und Übungszeit zugestanden werden muss. Dies scheint allerdings in der Praxis eher selten der Fall zu sein. Wie Cornelia Schneider berichtete, genügt es vielen Einrichtungen, Pflegekräfte in eine Fortbildung zu schicken in der Erwartung, dass sie das dort Gelernte nachher selbst umsetzen können. Die Konzepte scheinen, so Matthias Dammert, bei der Schulung auch einfach verständlich und damit gut umsetzbar zu sein – die realen Fälle, denen die Pflegenden dann in der Praxis begegnen, entsprechen nur nicht den Modellbeispielen, anhand derer man in der Schulung den Umgang mit Menschen mit Demenz übt. Die Modellbeispiele sind schließlich Abstraktionen, die zum Zweck der didaktischen Vereinfachung entwickelt wurden. In der Praxis treffen die Pflegenden jedoch auf eine Vielfalt von individuellen Fällen, die vom Modellbeispiel abweichen. Sie müssen das in der Schulung erlernte Verhalten stets modifizieren, um dem Einzelfall gerecht zu werden. Wenn der hierzu erforderliche Theorie-Praxis-Transfer den Pflegenden selbst überlassen bleibt, ist es absehbar, dass sie scheitern. Dass Einrichtungen auf ein zeitaufwendiges Coaching mit Fallbesprechungen verzichten und auf Fortbildungsangebote zurückgreifen, die einfach zu implementierende Konzepte versprechen, ist auf ökonomische Gründe zurückzuführen. Investitionen in langwierige Prozesse der Personalentwicklung sind kostspielig und werden von Pflegeeinrichtungen gescheut, wenn der Nutzen nicht unmittelbar abzusehen ist. Da die Nachfrage das Angebot regelt, bleibt den Fortbildungsanbietern nicht viel anderes übrig, als sich an die Erwartungen der Pflegeeinrichtungen anzupassen.

Reflexionen zu den Settings für die Pflege von Menschen mit Demenz

Der dritte Beitrag von Hermann Brandenburg und Kollegen befasste sich schließlich mit den Kontexten der pflegerischen Arbeit, die sich in den Settings (vor allem ambulant und stationär) manifestieren. Deutlich wurde, dass vor allem die Voraussetzungen und Bedingungen in den jeweiligen Settings beachtet werden müssen. Es kommt darauf an – auch vor einem systemtheoretischen Hintergrund – zu verstehen, wie diese Settings in ihrer Eigenlogik »ticken«. Und diesbezüglich spielt die organisationale Dynamik eine ganz wesentliche Rolle. Aber dieser analytische Blick allein reicht nicht aus. Um eine Option aufzuzeigen, müssen auch inhaltliche theoretische Perspektiven benannt werden, dazu wurde auf Vorarbeiten aus Großbritannien zurückgegriffen.

Wenn wir einmal das Spektrum der Themenfelder Revue passieren lassen, die in dem Setting-Beitrag adressiert wurden, dann sollte zunächst einmal klar benannt werden, dass die Pflege von Menschen mit Demenz in Deutschland ganz überwiegend als familiäre Herausforderung gesehen wird. Dabei übernehmen vor allem (ältere) Frauen die Rolle der Hauptpflegeperson. Damit sind nicht zuletzt Gerechtigkeitsfragen verbunden, die in der öffentlichen Diskussion hierzulande nach wie vor ausgeblendet werden. Deutschland gehört – bezogen auf die Pflege – in die Riege der konservativen Wohlfahrtsstaaten, dies verweist auf ungelöste sozial- und gesellschaftspolitische Fragen. Und hier reicht es nicht, an der einen oder anderen Stelle »zuzubuttern«, grundlegend müssen die Probleme diskutiert und angegangen werden. Das steht im Fokus der feministisch inspirierten Care-, wichtig ist die Notwendigkeit einer »Care Revolution«, die von Gabriele Winker propagiert wird – zu Recht! Unterstützung für das familiäre System allein reicht also nicht aus, die Konfiguration von Pflegelandschaften insgesamt muss hierzulande offensiver und systemvergleichend analysiert und diskutiert werden. Wenn dies als eine Konsequenz des Setting-Beitrags deutlich wurde, dann wäre eines unserer Anliegen erreicht worden.

Ein Desiderat in diesem Zusammenhang ist sicher die fehlende Berücksichtigung der Perspektive von Betroffenen selbst. Deren Anliegen, Bedürfnisse und Interessen sollen eigentlich in den »Mittelpunkt« gerückt werden. Aber ist dies wirklich der Fall? Nicht zuletzt Diskursanalysen haben deutlich gemacht, dass Versorgungs- und Belastungsaspekte (vor allem bei den pflegenden Angehörigen) im Zentrum der Fachdebatten stehen – weniger die subjektive Perspektive der Betroffenen selbst. Das muss selbstkritisch auch für den Setting-Beitrag selbst eingeräumt werden, das ist der blinde Fleck. Sicher lag das an dem eher analytischen und systemtheoretisch akzentuierten Blick, der stärker auf die Beschreibung und Funktionsweise der Settings und weniger auf das Erleben der involvierten Personen fokussierte. Wir wollen aber nicht verkennen, dass uns zumindest ansatzweise Erkenntnisse zur subjektiven Einschätzung der Lebensqualität bei Menschen mit Demenz in der Forschung vorliegen – vor allem bei Betroffenen mit leichten Formen der Demenz oder im Frühstadium (Brandenburg & Dichter 2020). Zentrales Ergebnis ist, dass sich die Dimensionen der Lebensqualität von Menschen mit Demenz nicht wesentlich von der sog. »Normalbevölkerung« unterscheiden. Es geht um das soziale Eingebundensein, sinnvolle Aktivitäten, das Gefühl gebraucht zu werden.

Und noch ein Aspekt ist wichtig, auf den uns kritische Leserinnen[57] aufmerksam gemacht haben. Es geht um den Hinweis von Erwing Goffman, dessen Analyse der Situation der Psychiatrie im Kontext von »totalen Institutionen« auch auf die stationäre Langzeitpflege übertragen wurde. Im Zentrum seines Interesses stand vor allem die Identitätsfrage, d. h. die damit verbundenen Anpassungszwänge an die Regeln der Institution. Dies mag nach wie vor *ein* wesentlicher Aspekt sein, warum Innovationen in der Langzeitpflege so schwer nachhaltig zu gestalten sind. Aber eine systemische Perspektive, vor allem wenn sie durch die Neuere Systemtheorie radikalisiert wird, gibt im Grunde nur *eine* Logik vor. Aber was ist, wenn es eine doppelte Handlungslogik in den Heimen gibt, etwa die institutionelle und die professionelle Logik? Dann werden interne Widersprüche deutlich, die aufzubrechen sind. Und

---

57 Wir danken Heike Kautz, Leonie Göcke und Kathrin Kürsten für substantielle Hinweise, die berücksichtigt wurden.

daraus entsteht ein Potential für Veränderungen. Und die müssen m. E. mindestens an drei Stellen ansetzen: an der Qualifikation und dem Habitus der Pflegeverantwortlichen vor Ort, an der Erweiterung der organisationalen Spielräume in den Heimen sowie an der Reduzierung einer zu weit getriebenen externen Überwachungslogik. Dies wäre aber ein erster Schritt, um Dynamiken in den Heimen – auch mit Blick auf De-Institutionalisierung und Quartiersentwicklung – zu verflüssigen.

Aber das wird nur gelingen, wenn die Ökonomisierung innerhalb der Pflegebranche grundlegend problematisiert wird. Denn auch wenn von Markwirtschaft im engeren Sinne in diesem Feld keine Rede sein kann, die Verwandlung der Pflege alter Menschen in ein Geschäftsmodell war der politische Kardinalfehler der 1990er Jahre – absurder- und fatalerweise zu verantworten durch eine damals Rot-Grün geführte Bundesregierung. Diese Entwicklung muss jetzt (2022) unbedingt wieder korrigiert werden, sonst wird die (stationäre) Altenpflege mehr oder weniger vollständig international operierenden Hedge-Fonds überantwortet, erste Hinweise auf Qualitätsunterschiede in Abhängigkeit zur Trägerschaft liegen international, auch in Deutschland bereits vor.

Substanzielle Änderungen in puncto Lebensqualität werden aber nur eine Chance haben, wenn es gelingt, die Eigenlogik der Systemwelt Pflegeheim zu durchbrechen. Die Professionalisierung der Altenpflegearbeit (auch im Sinne der Akademisierung) ist letztlich Dreh- und Angelpunkt für alle Veränderungen, die nicht nur den Status quo bestätigen. Denn wenn Professionalität – frei nach Oevermann – gerade darin besteht, klug zwischen den Antinomien von Systemwelt und Lebenswelt zu vermitteln, dann muss hier eine zentrale Herausforderung erkannt werden. Am Ende geht es um die Erweiterung des Bewusstseinskontexts (nicht nur von Führungskräften), für den der Setting-Beitrag, gerade durch die Sensibilisierung von organisationalen Dynamiken, mit beitragen möchte.

Und klar ist auch: Die fachliche Expertise darf sich nicht in einer reinen Machbarkeitslogik erschöpfen! Ein wesentliches Ziel unsers Buches liegt ja gerade darin, auf die (noch) fehlende Kritikperspektive der Praxis zu verweisen. Und um hier echte Perspektiven vorantreiben zu können, sind Wissenschaft und Forschung notwendig. Aber nicht als »angewandte Forschung«, die ganz überwiegend die Interessen der Auftraggeber bedient, sondern als unabhängige Stimme, welche im öffentlichen Raum einen Unterschied macht. Aber wie soll das gelingen – ohne eine einzige universitäre pflegewissenschaftliche Fakultät? Im Vergleich hierzu beläuft sich die Zahl der medizinischen Fakultäten auf 38 – nur an den staatlichen Universitäten. Diese Ungleichheit muss beseitigt werden, wenn der Stimme der Pflege im Diskurs zur Demenz mehr Gewicht zukommen soll. Notwendig wäre ein nationales Zentrum – das Deutsche Zentrum für Pflegewissenschaft! Im Hinblick auf das Alter(n) gibt es das, warum nicht auch für die Pflege? Gerade jetzt (und nach) der Corona-Pandemie.

Kommen wir zum Schluss. Eine unserer kritischen Leserinnen hat es genau auf den Punkt gebracht: Es ging um die Frage, in welchen Settings – von der Familienpflege bis hin zum Heim – welche Innovationen möglich sind (oder möglich gemacht werden sollten) um letztlich die Situation der Betroffenen und der Pflegenden zu verbessern. Wir haben uns dazu auch am Ende unseres Textes noch einmal explizit geäußert. Die aus unserer Sicht zentralen Kandidaten für eine gute Pflege müssen miteinander abgewogen werden – die eigene Haltung, das Setting, die theoretische Perspektive. Bitte beurteilen Sie selbst, ob unsere Antwort im Setting-Beitrag ausreichend belastbar formuliert wurde.

Wir als Autoren und Herausgeber dieses Buches möchten nach dem Abschluss der Textbeiträge und der Auswertung der Online-Expertengespräche als letztes Fazit feststellen: Die ganze Arbeit war lehrreich und hat viel Freude gemacht. Wir denken, dass diese Form der hochschulübergreifen Kooperation – erst recht in der Post-Coronazeit – Schule machen sollte. Vor allem der Dialog zwischen Wissenschaft und Praxis, und zwar auf niederschwelliger Ebene, ist aus unserer Sicht sehr fruchtbar. Es braucht dazu natürlich Interesse, Engagement und die Bereitschaft, sich auf einen Dialog einzulassen. Setzen wir also dieses Experiment fort – es wird am Ende nur Gewinner geben!